全国高等医药院校临床实习指南系列教材
全国高等医药院校规划教材

案例版™

神经与精神病学临床实习指南

主 编 孙兴元
副主编 刘宏斌 赵玉环*
编 委 (以姓氏汉语拼音为序)
韩宇辉* 潘云志 王 澍 张艳蕉
(齐齐哈尔医学院附属第三医院
*齐齐哈尔医学院附属第四医院)

科学出版社
北 京

内 容 简 介

本书分为神经病学临床实习指南和精神病学临床实习指南两个部分，严格按照两门课程普通五年制本科教材章节进行设置。

神经病学部分包括:神经系统疾病的常见症状;周围神经疾病;脊髓疾病;脑血管疾病;中枢神经系统感染;中枢神经系统脱髓鞘疾病;运动障碍疾病;癫痫;头痛;神经-肌肉接头疾病;肌肉疾病共计11章的临床实习指导和10章的诊疗常规。精神病学部分包括:精神病症状学;精神科常见疾病病例分析共计2章的临床实习指导和3章的诊疗常规。

每种疾病中均由典型病例分析讨论、临床思维和诊疗常规组成，并在每章节最后附有适量的课后习题供广大读者复习、理解和记忆。

图书在版编目(CIP)数据

神经与精神病学临床实习指南 / 孙兴元主编 .—北京:科学出版社,2013.2

全国高等医药院校临床实习指南系列教材·全国高等医药院校规划教材

ISBN 978-7-03-036622-1

Ⅰ.神… Ⅱ.孙… Ⅲ.①神经病学-实习-医学院校-教学参考资料 ②精神病学-实习-医学院校-教学参考资料 Ⅳ.R74-45

中国版本图书馆CIP数据核字(2013)第020946号

责任编辑:杨鹏远 周万灏 / 责任校对:刘亚琦
责任印制:肖 兴 / 封面设计:范璧合

科学出版社 出版
北京东黄城根北街16号
邮政编码:100717
http://www.sciencep.com
北京市文林印务有限公司印刷
科学出版社发行 各地新华书店经销
*
2013年2月第 一 版 开本:787×1092 1/16
2013年2月第一次印刷 印张:15
字数:348 000
定价:34.80元
(如有印装质量问题，我社负责调换)

《全国高等医药院校临床实习指南系列教材》
编写委员会

序

医学是复杂的实践科学，医学实践教学在整个医学教育中占有极为重要的地位，提高医学实践教学质量将有助于提高医学教育的整体水平。临床实习是培养医学生综合运用所学的基础理论、专业知识、基本技能等处理临床实际问题的重要环节，对医学生临床综合思维能力的培养起着关键作用。近年来，由于诸多原因，致使部分住院医师不注重临床技能的提高，分析问题、解决问题的能力得不到有效提升，严重影响未来医疗事业的发展和为广大群众服务的质量。国内很多院校对传统的实践教学进行积极改革和有益的尝试，积累了非常宝贵的经验。目前虽有诸多高等医药院校临床实习教材，但适用于医学生临床实习的案例版实习指南系列教材却较为少见。2011年国家教育部下发的《关于全面提高高等教育质量的若干意见》，对教育教学改革和提高教学质量提出了更高的要求。

在上述背景下，齐齐哈尔医学院成立了以附属第三医院为主的《全国高等医药院校临床实习指南系列教材》编写委员会，组织具有丰富临床和教学经验的专家、教授共同编写了这套教材。全套教材吸收了临床教学专家多年医学教学的改革经验，在总结临床实习教学经验，不断积累典型案例的基础上编写而成，涵盖了内科学，外科学，妇产科学、儿科学，眼科学、耳鼻咽喉-头颈外科学，医学影像学，神经与精神病学等六册十个学科。其内容除包括丰富的临床典型案例及分析外，还配备了大量灵活多变的临床综合思考题。

该套临床实习指南系列教材具有创新性，其特点是构思新颖、视角独特。以临床思维为抓手，激发学生积极参与临床实习的兴趣，培养学生自主学习的能力；以典型案例为切入点，深入浅出，立足多角度、多视野、多途径锻炼医学生的临床综合分析能力；以国家执业医师考试为准绳，培养学生理论与实践相结合的能力。本套教材不仅适用于各专业医学生的临床实习，也是住院医师规范化培训不可多得的教材。

本套教材的编写与应用已经被批准为黑龙江省新世纪教改工程项目，部分成果已经应用于临床实习并取得较好的成果。

本套教材的编写出版，得到了齐齐哈尔医学院有关部门领导、专家的支持和指导，同时出版社给予了总体策划、严格审校，更凝聚了众多临床一线教师的心血与智慧。谨在此一并表示衷心地感谢。

虽然编写组在编写过程中不断总结、修改并反复完善，但仍难免存在缺陷和不足，衷心希望使用该套教材的广大教师、学生及临床医生提出宝贵的意见，以便我们进一步修订完善，亦敬请同行不吝赐教。

《全国高等医药院校临床实习指南系列教材》编写委员会

2012年7月

前　言

在临床医学领域，新的医疗设备的开发和利用，新的诊疗手段的应用和推广，为人类健康保健提供了可靠的保障，同时也对临床医生提出了更高的要求。

在目前的医学研究中，大脑的结构最为复杂，其包含的1000亿个神经细胞和神经胶质细胞相互联系，相互作用，构成了我们人类各种复杂的神经系统运动和精神心理活动。神经病学与精神病学作为以脑部结构为基础的两个学科既相互独立，又相互密不可分。两者的疾病表现形式均变化多样，病因繁多，发病机制复杂，尽管有较多的现代化检查技术，但不像其他临床学科那样，能通过直观，准确地取出病理组织进行病理检查继而做出明确诊断。因此，神经系统与精神系统疾病的诊治应该是一个比较复杂的系统工程，即不仅需要现代化的辅助检查技术，而且需要基本的临床技能，以及严谨的综合分析能力，这样才可能及时、准确地诊断疾病。因此，这对临床医生提出了很高的要求。由于疾病的复杂性和抽象性，在临床教学中，医学生广泛反映对以上两门课程的讲授内容理解困难，对疾病的认识不知从何下手，对各种疾病很难理顺出比较系统清晰的临床思维，逐渐对两门课程失去兴趣，给临床教学带来很多困难。我院的神经内科和精神科作为重点科室，有着雄厚的医疗队伍，资深专家长期深入临床一线，院内各种高精尖的医疗设备(如MR，256排CT等)能够很好地完成神经系统疾病的检查，长期以来诊治了大量的各种神经系统和精神系统疾病，不论其病情简单或复杂，急性或慢性，常见或少见，轻症或重症，均得到了及时诊治。在此过程中，我们储存了较多的各种典型病例，获得了许多宝贵的临床经验，并总结了一整套系统的各种疾病的临床思维及诊疗常规。现将两门课程教学大纲中要求掌握的各种疾病的典型病例、临床思维和诊疗常规编写成书，并在每章节后配备一定数量的习题，供临床实习医学生及广大年轻医生参考，给实际的临床工作提供一些帮助。

由于编者水平有限，书中难免存在不足之处，希望广大读者批评指正。

编　委

2012年12月

目 录

第一部分 神经病学临床实习指南

第二部分 精神病学临床实习指南

第一部分

神经病学临床实习指南

临床实习指导

第一章　神经系统疾病的常见症状

第一节　意识障碍

病例 1-1-1

患者，男性，64 岁，1 小时前情绪激动后突发意识欠清，于门诊行头颅 CT 检查，结果显示左侧基底核区大片状高密度影。查体：体温 36.5℃，血压 180/100mmHg，脉搏 80 次/分，呼吸 24 次/分，患者能被唤醒，醒后能简单回答问题及勉强配合检查，停止刺激后即又入睡，入院第 2 日患者问话无应答，压眶反射、角膜反射存在，双眼向左侧凝视，双瞳孔等大同圆，直径约 3.0mm，四肢无自主运动，Babinski 征（－，＋）。

问题：

1. 本患者发病当时及入院第 2 日的意识障碍分别属于哪种类型?

2. 嗜睡、昏睡及昏迷如何鉴别?

参考答案和提示：

1. 昏睡，浅昏迷。

2. 嗜睡为持续睡眠状态，可唤醒，醒后基本上能正常交谈，配合检查，停止刺激后又进入睡眠状态。

昏睡为较深睡眠状态，较重的疼痛或言语刺激方可唤醒，醒后对问话作简单模糊的回答，即又入睡。

昏迷为意识丧失，对言语刺激无应答反应，可分为浅、中、深昏迷。

(1) 浅昏迷：对疼痛刺激有躲避反应及痛苦表情，存在无意识自发动作，各种生理反射存在，生命体征平稳。

(2) 中昏迷：对重的疼痛刺激稍有反应，很少无意识自发动作，各种生理反射减弱，生命体征轻度改变。

(3) 深昏迷：对疼痛无反应，无意识自发动作、各种生理反射均消失，生命体征异常。

临床思维：意识障碍

以觉醒度改变为主的意识障碍，临床上表现为嗜睡、昏睡、浅昏迷、中昏迷、深昏迷。

以意识内容变化为主的意识障碍，临床分为意识模糊和谵妄。意识模糊表现为注意力减退，情感反应淡漠，定向力障碍，活动减少，语言缺乏连贯性，对外界刺激可有反应，但低于正常水平。谵妄是一种急性的脑高级功能障碍，患者对周围环境的认识及反应能力均有下降，表现为认知、注意力、定向、记忆功能受损，思维推理迟钝，语言功能障碍，错觉、幻觉、睡眠觉醒周期紊乱等，表现为紧张、恐惧和兴奋不安，甚至可有冲动和攻击行为，昼轻夜重，持续数小时或数天，常见于脑炎、脑血管病、脑外伤、代谢性脑病、酸碱平衡及水电解质紊乱、营养物质缺乏、高热、中毒等。

【特殊类型的意识障碍】 包括去皮质综合征、无动性缄默症、植物状态等。

1. 去皮质综合征　能无意识睁眼闭眼、咀嚼、吞咽，瞳孔对光反射、角膜反射存在，对刺激无反应，呈上肢屈曲、下肢伸直姿势(去皮质强直)，尿便失禁，可有病理征，保持觉醒-睡眠周期，为大脑皮质广泛损害而脑干上行网状激活系统正常，见于缺氧性脑病、脑炎、中毒、脑外伤和严重脑卒中等大脑皮质广泛损害等。

2. 无动性缄默症　对刺激无意识反应，四肢不能活动，可无目的睁眼或眼球运动，有觉醒-睡眠周期，呈过度睡眠状态；体温高、心律或呼吸节律不规则、尿便潴留或失禁，无锥体束征，为脑干上部、丘脑网状激活系统及前额叶-边缘系统损害所致。

3. 植物状态　指大脑半球严重受损而脑干功能相对保留的一种状态。患者表现对自身和外界的认知功能完全丧失，呼之不应，不能与外界交流，有自发性或反射性睁眼，偶可发生视觉追踪，可有无意义哭笑，存在吮吸、咀嚼和吞咽等原始反射，大小便失禁，存在觉醒-睡眠周期。

【鉴别诊断】 闭锁综合征、意识缺乏症、木僵。

1. 闭锁综合征　指患者意识清醒，四肢及大部分脑神经瘫，只能以睁闭眼及眼球上下活动与外界联系，为桥脑基底部病变，双侧皮质脊髓束及桥脑以下皮质延髓束受损所致。

2. 意识缺乏症　双侧额叶病变所致，缺乏始动性而不语少动，对刺激无反应，无欲望，呈严重淡漠状态，运动感觉功能存在，记忆功能尚好，可有额叶释放反射，如掌颏反射、吸吮反射等。

3. 木僵　见于精神分裂症的紧张性木僵、严重抑郁症的抑郁性木僵、反应性精神障碍的反应性木僵等。

第二节　失　语　症

病例 1-1-2

患者，老年男性，6 小时前出现右侧肢体无力，行走不稳，并有言语笨拙，表达障碍，能理解他人讲话内容。医院就诊后查头颅 MRI，结果显示脑栓塞。

问题：

1. 患者失语的类型是什么？
2. 脑栓塞的定位在什么部位？

参考答案和提示：

1. Broca 失语　Broca 失语为典型非流利型失语，表达障碍最突出，语量少，找词困难，口语理解较好，复述、命名、阅读及书写不同程度受损。
2. 优势半球　Broca 区(额下回后部)或相应皮质下白质病变。

病例 1-1-3

患者，老年女性，晨醒后出现讲话让他人难以理解，空话连篇，错语多，答非所问，但发音清晰，并伴有右侧肢体活动失灵，由家属急送医院，行头颅 MRI，结果显示脑栓塞。

问题：

1. 患者失语的类型是什么？
2. 脑栓塞的定位在什么部位？

参考答案和提示：

1. Wernicke 失语　口语理解严重障碍，流利型口语，语量多，发音清晰，但错语多，空话连篇，难以理解，答非所问，复述及听写障碍。

2. 优势侧颞上回后部病变。

临床思维：失语症

失语症是后天脑损害所致的语言交流能力（主要是语言理解、语言表达能力）的障碍。

【临床分型】

1. 外侧裂周围失语综合征　共同特点是均有复述障碍。

(1) Broca 失语：典型非流利型口语，表达障碍最突出，语量少，找词困难，口语理解较好，复述、命名、阅读及书写不同程度受损。优势半球 Broca 区（额下回后部）或 相应皮质下白质病变。

(2) Wernicke 失语：口语理解严重障碍，流利型口语，语量多，发音清晰，但错语多，空话连篇，难以理解，答非所问，复述及听写障碍。优势侧颞上回后部病变。

(3) 传导性失语：口语清晰，听力、理解力正常，自发语言正常，复述不成比例受损是最大特点，自发讲话能说出的词也不能复述，为优势半球缘上回皮质、Wernicke 区病变。

2. 经皮质性失语　共同特点为复述相对保留；可为运动性、感觉性或混合性失语；为分水岭区病变所致。

3. 完全性失语　所有的语言功能明显障碍，口语近于哑，只能发出“吗”“吧”等声音（刻板性语言），听理解、复述、命名、阅读和书写均严重障碍，预后差；优势半球大范围病变所致。

4. 命名性失语　不能命名，但能描述物品功能，口语表达表现找词困难、赘语和空话，听理解和复述正常；优势侧颞中回后部病变。

5. 皮质下失语综合征　指丘脑、基底核、内囊、皮质下深部白质等部位病损所致的失语；常由脑血管病、脑炎引起。

【鉴别诊断】　构音障碍，是发音器官的神经肌肉病变使发音器官肌无力及运动不协调所致的口语语音障碍。

第三节　视觉障碍和视野缺损

病例 1-1-4

患者，男性，46 岁，有家族性高血压病史 14 年，且有吸烟史 20 余年，看电视时突发双眼视物不清，5～10 分钟后缓解，恢复至正常。

问题：

1. 患者的症状最常见于何种疾病？

2. 需与何种疾病鉴别？

参考答案和提示：

1. 双侧枕叶视中枢短暂性脑缺血发作。

2. 本病需与以下疾病相鉴别　①眼动脉或视网膜中央动脉闭塞及颈内动脉系统短暂性脑缺血发作，均表现为单眼视力障碍。②原发性视神经萎缩，表现为进行性视力障碍。

病例 1-1-5

患者，男性，58岁，有冠心病心律失常-房颤病史3年。突发看书时仅看清书页的左半部分，右半部分发黑，并出现右侧肢体无力，行CT扫描后，临床诊断为脑栓塞。

问题：

1. 患者的症状称为什么？

2. 病变部位在何处？

参考答案和提示：

1. 双眼同向性偏盲。

2. 病变定位在视束、外侧膝状体、视辐射或视中枢。

临床思维：视觉障碍和视野缺损

【视觉障碍】

1. 突发单眼视力丧失　见于眼动脉或视网膜中央动脉闭塞；颈内动脉系统TIA或典型偏头痛先兆可导致一过性黑矇。

2. 进行性单眼视力障碍　数小时或数日达到高峰，见于球后视神经炎、脱髓鞘疾病；先有视野缺损，逐渐出现视力障碍和失明，为视神经压迫性病变。

3. 一过性双眼视力障碍　见于双侧枕叶视中枢短暂性缺血发作。

4. 进行性双眼视力障碍　见于原发性视神经萎缩、慢性视乳头水肿、中毒或营养缺乏性神经病。

【视野缺损】

1. 双眼颞侧偏盲　视交叉中部病变如垂体瘤、颅咽管瘤等导致，使来自双眼鼻侧视网膜纤维受损。

2. 双眼对侧同向性偏盲　视束、外侧膝状体、视辐射及视中枢病变导致病灶对侧视野同向性偏盲。视中枢病变中心视野常保留（黄斑回避），可能因黄斑区纤维投射至双侧枕叶视皮质所致。

3. 双眼对侧同向上象限盲　为视辐射下部受损，颞叶后部病变引起。

4. 双眼对侧同向下象限盲　为视辐射上部受损，顶叶病变引起。

第四节　眼球运动障碍

病例 1-1-6

患者，女性，72岁，有糖尿病史，因"视物双影3天"就诊。查体：右眼球外斜视，向上、向内及向下运动受限。左瞳孔直径3.0mm，右瞳孔直径4.0mm，右侧瞳孔对光反射及调节反射消失。

问题：

1. 患者的症状称为什么？

2. 如何区分周围性眼肌麻痹、核性眼肌麻痹、核间性眼肌麻痹、核上性眼肌麻痹？

参考答案和提示：

1. 右侧动眼神经麻痹。

2. 区分如下：①周围性眼肌麻痹见于动眼神经麻痹，滑车神经麻痹，外展神经麻痹。②核性眼肌麻痹系脑干病变导致眼球运动神经核受损，病变常累及邻近结构，如外展神经核损害累及面神经和锥体束，出现外展、面神经交叉瘫；动眼神经亚核多而分散，病变仅累及部分核团可引起某一眼肌受累，常累及双侧。③核间性眼肌麻痹病变主要损害脑干的内侧纵束。内侧纵束连接一侧动眼神经内直肌核与对侧外展神经核，使眼球水平同向运动，病变时引起眼球协同运动障碍，见于脑干腔隙性梗死或多发性硬化。④中枢性（核上性）眼肌麻痹为皮质侧视中枢（额中回后部）病变（如脑血管疾病）所致，出现向病灶对侧（偏瘫侧）凝视麻痹，表现为两眼凝视病灶；刺激性病灶使两眼向病灶对侧凝视。

临床思维：眼球运动障碍

眼球运动神经包括：动眼神经支配提上睑肌、上直肌、下直肌、内直肌、下斜肌、瞳孔括约肌和睫状肌；滑车神经支配上斜肌；外展神经支配外直肌。

【眼肌麻痹】

1. 周围性眼肌麻痹 眼球运动神经损害所致。

(1) 动眼神经麻痹：眼外肌麻痹表现为上睑下垂、外斜视、眼球向上、向内及向下运动受限，出现复视；眼内肌麻痹如瞳孔散大、光反射及调节反射消失。

复视是眼外肌麻痹时眼球不能向麻痹肌收缩方向运动或运动受限，出现视物双影，轻微眼肌麻痹时可仅有复视，眼球运动受限和斜视不明显；复视总是出现在眼外肌作用方向上。

(2) 滑车神经麻痹：眼球向外下方运动受限，有复视。

(3) 外展神经麻痹：眼球不能向外方转动，呈内斜视，有复视。

2. 核性眼肌麻痹 脑干病变导致眼球运动神经核受损，病变常累及邻近结构。

3. 核间性眼肌麻痹

(1) 前核间性眼肌麻痹：水平侧视时病侧眼不能内收，对侧眼外展时出现单眼震颤（内侧纵束上行纤维受损），但双眼能会聚运动。

(2) 后核间性眼肌麻痹：水平侧视时病侧眼不能外展，对侧眼内收时出现单眼震颤（内侧纵束下行纤维受损）。

(3) 一个半综合征：桥脑尾端一侧被盖部病变侵犯桥脑旁正中网状结构（PPRF），引起向病灶侧凝视麻痹（同侧眼不能外展、对侧眼不能内收），同时累及同侧内侧纵束（MLF），使同侧眼球也不能内收，仅对侧眼球可外展，外展时出现眼球震颤。见于多发性硬化、脑干梗死及脑干肿瘤。

4. 中枢性（核上性）眼肌麻痹

(1) 水平注视麻痹：①皮质侧视中枢（额中回后部）受损：可产生两眼侧视麻痹。②脑桥侧视中枢受损。

(2) 垂直注视麻痹：上丘是眼球垂直同向运动的皮质下中枢，上丘的上半司眼球的向上运动，上丘的下半司眼球的向下运动。帕里诺（Parinaud）综合征：双眼向上垂直运动不能，是眼球垂直运动皮质下中枢上丘损害所致，如松果体瘤。

【瞳孔调节障碍】

1. 瞳孔支配 动眼神经副交感纤维支配瞳孔括约肌使瞳孔缩小，颈上交感神经节发出纤维支配瞳孔散大肌使瞳孔扩大。普通光线下瞳孔直径 3～4mm。

2. 辐辏及调节反射 注视近物时双眼球会聚及瞳孔缩小的反射。

3. 阿罗（Argyll-Robertson）瞳孔 瞳孔对光反射消失，调节反射存在。顶盖前区病变，多见于神经梅毒。

4. 霍纳征 一侧瞳孔缩小、眼裂变小（睑板肌麻痹）、眼球内陷（眼眶肌麻痹），可伴同侧面部少汗。颈上交感神经径路及脑干网状结构中交感纤维损害。

5. 瞳孔散大　见于动眼神经麻痹，如钩回疝早期。视神经病变失明及阿托品类药物中毒时瞳孔也可散大。

第五节　眩晕与听觉障碍

病例 1-1-7

患者，女性，27 岁，突发视物旋转、恶心、呕吐、出汗，伴耳鸣，转头时加重，站立不稳，左右摇晃。查体有水平及旋转性眼震，持续约 30 分钟缓解。

问题：

1. 患者为何种眩晕？

2. 如何区分周围性眩晕和中枢性眩晕？

参考答案和提示：

1. 周围性眩晕。

2. 周围性眩晕　突发，持续时间短，头位和体位改变时可加重，有水平或旋转性眼震，站立不稳，左右摇摆，伴恶心、呕吐、出汗、耳鸣，无脑损害改变。

中枢性眩晕　持续时间长，与头位和体位改变无关，眼震粗大、持续，站立不稳，向一侧倾斜，恶心、呕吐、出汗不明显，无耳鸣及听力下降，可有脑损害改变。

临床思维：眩晕与听觉障碍

【系统性眩晕】　系统性眩晕是由前庭系统病变引起，是眩晕的主要病因，可分为以下两类。

1. 周围性眩晕　前庭器官病变所致。

2. 中枢性眩晕　前庭核及中枢联络径路病变所致。

【非系统性眩晕】　非系统性眩晕临床表现为头晕眼花、站立不稳，通常无外界环境或自身旋转感或摇摆感，很少伴有恶心、呕吐，为假性眩晕。常由眼部疾病（眼外肌麻痹、屈光不正、先天性视力障碍），心血管系统疾病（高血压、低血压、心律不齐、心力衰竭），内分泌代谢疾病（低血糖、糖尿病、尿毒症），中毒，感染和贫血等疾病引起。

【听觉障碍】

1. 耳聋　耳聋包括传导性、神经性及混合性耳聋。

2. 耳鸣　耳鸣指无声音刺激时患者主观听到持续声响，是听感受器及传导路病理性刺激所致，多伴有耳聋。高音性耳鸣提示感音器病变，低音性耳鸣提示传导路病变。

3. 听觉过敏　听觉过敏指患者感受到的声音较实际的强。

第六节　晕厥与癫痫发作

病例 1-1-8

患者，女性，28 岁，排尿后出现头晕、出汗、全身无力，随即眼前发黑、站立不稳而倒地，意识不清，呼之不应，面色苍白，无抽搐，数分钟后意识转清，仍有恶心、周身无力。

问题：

1. 患者为何种症状？

2. 该疾病与癫痫如何鉴别？

参考答案和提示：

1. 晕厥。

2. 晕厥多在站立时发作，白天较多，有先兆，发作时面色苍白，少见抽搐、尿失禁、舌咬伤，无神经系统定位体征，发作后无头痛，无意识模糊，罕见发作间期脑电图异常，常有心血管异常。

癫痫发作与体位无关，多发生在睡眠时，多无先兆，发作时皮肤青紫，常见抽搐、尿失禁、舌咬伤，可有神经系统定位体征，发作后常有头痛、意识模糊，发作间期常有脑电图异常。

临床思维：晕厥与癫痫发作

晕厥与癫痫发作是引起短暂的可逆性意识丧失的主要原因。

【晕厥】 晕厥是全脑血流量突然减少导致发作性短暂意识丧失，并因姿势性张力丧失而倒地，可很快恢复。脑血流突然减少的原因包括：血压急剧下降、心脏输出量突然减少、脑动脉急性广泛供血不足等，依据病因及发病机制可分为四类。

1. 反射性晕厥 调节血压和心率反射弧的神经功能障碍所致，如血管减压性（普通）晕厥、直立性低血压性晕厥、颈动脉窦性晕厥、排尿性晕厥等。

2. 心源性晕厥 各种心脏疾病引起，如严重心律失常、急性心腔排出受阻和肺血流受阻等。

3. 脑源性晕厥 包括全脑供血不足、短暂性脑缺血发作、高血压脑病、基底动脉型偏头痛等。

4. 其他晕厥 如哭泣性晕厥、低血糖性晕厥、严重贫血性晕厥等。

【临床特点】

（1）晕厥发病突然，持续时间短暂，典型的晕厥可分为以下三期。

1）发作前期：明显的自主神经症状，如头晕、面色苍白、出汗、恶心、视物模糊、耳鸣、全身无力、上腹部不适等，此期持续数秒至数十秒。

2）发作期：表现为眼前发黑、站立不稳、短暂意识丧失倒地，可迅速恢复，可伴血压下降、脉弱、瞳孔散大、肌张力减低和尿失禁，无神经系统体征。

3）恢复期：意识转清，仍有面色苍白、恶心、出汗、周身无力等，不遗留后遗症。

（2）反射性晕厥最常见，恐惧、疼痛、疲劳、看见流血等是常见诱因，年轻体弱女性多见；心源性晕厥发生迅速，无任何预感，与直立体位无关，有相应心脏病症状、体征。

【癫痫发作】 癫痫发作是脑神经元过度异常放电导致短暂神经功能异常，可表现为意识障碍、运动性或感觉性异常发作及情绪、内脏、行为改变等。

【晕厥与癫痫发作的鉴别】

1. 晕厥 晕厥多在站立时发作，白天较多，有先兆，发作时面色苍白，少见抽搐、尿失禁、舌咬伤，无神经系统定位体征，发作后无头痛，无意识模糊，罕见发作间期脑电图异常，常有心血管异常。

2. 癫痫发作 癫痫发作与体位无关，多发生在睡眠时，多无先兆，发作时皮肤青紫，常见抽搐、尿失禁、舌咬伤，可有神经系统定位体征，发作后常有头痛、意识模糊，发作间期常有脑电图异常。

第七节 躯体感觉障碍

病例 1-1-9

患者右下肢无力 3 个月，左下半身麻木，检查左乳头水平以下痛温觉减退，右膝腱反射亢进，右侧 Babinski 征（＋），右髂前上棘以下音叉振动觉减退，右足趾位置觉减退。

问题：

1. 病变定位在何处？

2. 该患者感觉障碍的类型是什么？

3. 此种感觉障碍的解剖学基础是什么？

参考答案和提示：

1. 右侧 T_4水平脊髓半侧损害。

2. 分离性感觉障碍。

3. 深浅感觉传导通路均由三个向心的感觉神经元相连而成，Ⅱ级神经元纤维均交叉，痛、温觉Ⅱ级神经元为脊髓后角细胞，换元后即交叉至对侧；深感觉、精细触觉纤维进入脊髓后先在同侧脊髓后索上行至延髓薄束核、楔束核，换元后交叉至对侧。二者传导路径不同是分离性感觉障碍（痛、温觉受损而触觉保留）的解剖学基础。

临床思维：躯体感觉障碍

【感觉】 感觉是各种形式的刺激作用于感受器在人脑中的反映，分为以下两类。

1. 普通感觉 包括浅感觉（痛、温度觉和触觉）、深感觉（运动觉、位置觉和振动觉）、复合觉或皮质觉（实体觉、图形觉、两点辨别觉、皮肤定位觉和重量觉等）。

2. 特殊感觉 如嗅觉、视觉、味觉和听觉。

【脊髓内感觉传导束排列顺序】 后索内侧为来自躯体下部（腰骶）纤维（薄束），外侧为上部（颈胸）纤维（楔束）。脊髓丘脑束与之相反，外侧传导来自下部节段感觉，内侧传导来自上部节段感觉。这对髓内与髓外病变有定位意义。

【感觉的节段性支配】 皮节是一个脊髓后根（脊髓节段）支配的皮肤区域。人体有 31 个皮节，与神经根节段数相同。胸部皮节的节段性最明显，体表标志如乳头为 T_4，脐为 T_{10}，腹股沟为 T_{12} 和 L_1。每一皮节均由 3 个神经根重叠支配，因而，脊髓损伤的上界应比感觉障碍平面高 1 个节段。

【三叉神经周围性支配】 三叉神经包括眼支、上颌支、下颌支；核性支配是由于脊束核仅接受痛、温觉纤维，口周纤维止于核上部，耳周纤维止于核下部，脊束核部分损害可产生面部葱皮样分离性感觉障碍。

【临床分类】 感觉障碍可分为两类。

1. 刺激性症状 感觉径路刺激性病变引起，包括以下五种类型。

（1）感觉过敏：轻微刺激引起强烈感觉如疼痛。

（2）感觉倒错：非疼痛性刺激诱发疼痛。

（3）感觉过度：感觉刺激阈增高，不立即产生疼痛（潜伏期），达到阈值时出现强烈的不适感，定位不明确，持续一段时间后消失（后作用）；见于丘脑和周围神经损害。

（4）感觉异常：无外界刺激出现麻木感、痒感、蚁走感、针刺感、电击感、束带感和冷热感等。

（5）疼痛：依据病变部位及疼痛特点分为以下类型。

1）局部性疼痛：如神经炎的局部神经痛。

2）放射性疼痛：神经干、神经根刺激性病变，如肿瘤或椎间盘突出压迫脊神经根。疼痛不仅发生在局部，而且扩散到受累神经的支配区。

3）扩散性疼痛：疼痛由一个神经分支扩散到另一分支，如手指远端挫伤可扩散到整个上肢疼痛。

4）牵涉性疼痛：内脏病变疼痛扩散到相应体表节段，如胆囊病变引起右肩痛。

2. 抑制性症状 感觉径路破坏性病变引起感觉减退或缺失。

(1) 完全性感觉缺失:同一部位各种感觉均缺失。

(2) 分离性感觉障碍:同一部位仅痛温觉缺失而触觉(及深感觉)保存。

【临床表现】

1. 末梢型 肢体远端对称性(手套袜子形)完全性感觉缺失,如多发性神经病。

2. 周围神经型 某一周围神经支配区感觉障碍,如尺神经损伤时累及前臂尺侧及 4、5 指区;神经干或神经丛损伤使一肢体多数周围神经各种感觉障碍。

3. 节段型

(1) 后根型:单侧节段性完全性感觉障碍,如髓外肿瘤压迫脊神经根,可伴后根放射性疼痛(根性痛)。

(2) 后角型:单侧节段性分离性感觉障碍,一侧后角病变,如脊髓空洞症。

(3) 前连合型:双侧对称性节段性分离性感觉障碍,脊髓中央部病变,如髓内肿瘤早期、脊髓空洞症等。

4. 传导束型

(1) 脊髓半切(Brown-Sequard) 综合征:病变平面以下对侧痛、温觉丧失,同侧深感觉丧失,如髓外肿瘤早期。

(2) 脊髓横贯性损害:病变平面以下完全性传导束性感觉障碍,如急性脊髓炎、脊髓压迫症后期。

5. 交叉型 同侧面部、对侧躯体痛温觉减退或缺失,如延髓背外侧(Wallenberg)综合征,病变累及三叉神经脊束、脊束核及交叉的脊髓丘脑侧束。

6. 偏身型 对侧偏身(包括面部) 感觉减退或缺失,见于桥脑、中脑、丘脑及内囊等处病变,内囊受损可引起三偏。

7. 单肢型 对侧上肢或下肢感觉缺失,可伴复合感觉障碍,为大脑皮质感觉区病变所致。刺激性病灶可引起对侧局灶性感觉性癫痫。

第八节 瘫 痪

病例 1-1-10

患者,男性,60 岁,突然视物双影,口角歪斜,右侧肢体活动不灵 1 周来诊。查体:左眼内斜视,外展不能,左鼻唇沟浅,左口角下垂,伸舌右偏,右侧肢体肌力 2 级,右侧 Babinski 征(+)。

问题:

1. 该疾病最可能的定位诊断是什么?
2. 该疾病的解剖学基础是什么?
3. 该疾病与 Weber 综合征、Foville 综合征、Jackson 综合征如何鉴别?

参考答案和提示:

1. 诊断 Millard-Gubler 综合征。

2. 一侧脑干病损产生交叉性瘫痪综合征,因病变累及同侧脑神经运动核和未交叉的皮质脊髓束和皮质核束,出现病灶同侧脑神经瘫,对侧肢体瘫及病变水平以下脑神经上运动神经元瘫。

3. Weber 综合征 病灶侧动眼神经瘫,对侧面神经、舌下神经及肢体上运动神经元瘫。

Foville 综合征　病灶侧外展神经瘫，双眼向病灶凝视麻痹，对侧偏瘫；为桥脑基底部内侧病损，常见于基底动脉旁正中支闭塞。

Jackson 综合征　病灶侧周围性舌下神经瘫（伸舌偏向病灶侧、舌肌萎缩），对侧偏瘫，延髓前部橄榄体内侧病损，多因脊髓前动脉闭塞所致。

病例 1-1-11

患者，男性，40 岁，扛重物时突然出现颈部疼痛，继之四肢瘫痪，尿便障碍。查体：神清，脑神经正常，双上肢弛缓性瘫痪，双下肢痉挛性瘫痪。

问题：

1. 该疾病最可能的病变部位在何处？

2. 该疾病的解剖学基础是什么？

参考答案和提示：

1. 颈膨大。

2. 脊髓横贯性损害表现为受损平面以下两侧肢体痉挛性瘫痪、完全性感觉障碍、括约肌功能障碍。病变在颈膨大水平以上出现四肢上运动神经元瘫；颈膨大病变导致双上肢下运动神经元瘫，双下肢上运动神经元瘫；胸髓病变导致痉挛性截瘫；腰膨大病变导致双下肢下运动神经元瘫。

临床思维：瘫痪

【瘫痪】　瘫痪是随意运动功能减低或丧失，是运动神经元及传导纤维（锥体束）、周围神经病变所致。痉挛性瘫痪（上运动神经元瘫、中枢性瘫痪）是中央前回运动区大锥体细胞及下行锥体束（皮质脊髓束、皮质核束）病变所致。弛缓性瘫痪（下运动神经元瘫、周围性瘫痪）是脊髓前角细胞或脑干脑神经运动核及其轴突病变所致。

【上、下运动神经元瘫痪定位诊断】　皮质脊髓束在延髓交叉至对侧，并陆续终止于脊髓前角细胞，皮质核束也交叉并终止于对侧各脑神经运动核，因肢体肌、下部面肌、舌肌仅受对侧锥体束支配，故锥体束损害可导致对侧肢体及中枢性面瘫（眼裂以下）、舌瘫。眼肌、面上部肌肉（额肌、眼轮匝肌、皱眉肌）、咀嚼肌、咽喉声带肌、颈肌和躯干肌受双侧锥体束支配，故一侧锥体束损害不出现瘫痪。

延髓（球）麻痹表现为声音嘶哑、饮水发呛、吞咽困难等；真性延髓性麻痹伴咽部感觉缺失、咽反射消失、舌肌萎缩及震颤，为舌咽、迷走神经核及神经病变；假性延髓性麻痹常有强哭、强笑，下颌反射等，咽反射保留，无舌肌萎缩及震颤，为双侧皮质核束损害。

1. 皮质运动区　局限性病损导致对侧单瘫，如上肢瘫合并中枢性面瘫；刺激性病灶可引起对侧躯体相应部位局灶性抽动发作，若抽动沿运动区排列顺序扩散称 Jackson 癫痫。

2. 皮质下白质　为皮质与内囊间投射纤维形成的放射冠，越接近皮质，神经纤维分布越分散，越深部纤维分布越集中，皮质下白质损害可导致偏瘫。

3. 内囊　运动纤维最集中，内囊损害可引起三偏征，即对侧均等性偏瘫（中枢性面瘫、舌瘫和肢体瘫），偏身感觉障碍和同向性偏盲。

4. 脑干　一侧脑干病损产生交叉性瘫痪综合征，因病变累及同侧脑神经运动核、未交叉的皮质脊髓束和皮质延髓束，出现病灶同侧脑神经瘫，对侧肢体瘫及病变水平以下脑神经上运动神经元瘫，例如：①Weber 综合征：病灶侧动眼神经瘫，对侧面神经、舌下神经及肢体上运动神经元瘫；②Millard-Gubler 综合征：病灶侧展神经、面神经瘫，对侧肢体上运动神经元瘫、舌下神经瘫，为桥脑基底部外侧病损；③Foville 综合征：病灶侧外展神经瘫，双眼向病灶凝视麻痹，对侧偏瘫；为桥脑基底部内侧病损，常见于基底动脉旁正中支闭塞；④Jackson 综合征：病灶侧周围性舌下神经瘫（伸舌偏向病灶侧、舌肌萎缩），对侧偏瘫，延髓前部橄榄体内侧病损，多因脊髓前动脉闭塞所致。

5. 脊髓 ①脊髓半切损害：病变损伤平面以下同侧痉挛性瘫痪及深感觉障碍，对侧痛温觉障碍；②横贯性损害：受损平面以下两侧肢体痉挛性瘫痪、完全性感觉障碍、括约肌功能障碍。病变在颈膨大水平以上出现四肢上运动神经元瘫；颈膨大病变导致双上肢下运动神经元瘫，双下肢上运动神经元瘫；胸髓病变导致痉挛性截瘫；腰膨大病变导致双下肢下运动神经元瘫。

6. 脊髓前角细胞损害 瘫痪呈节段性分布，无感觉障碍，如 C_5 前角细胞病变引起三角肌瘫痪和萎缩，C_8～T_1 病变可见手部小肌肉瘫痪和萎缩，L_3 病变股四头肌萎缩无力，L_5 病变踝关节及足趾背屈不能。急性起病多见于脊髓前角灰质炎；慢性者可见肌束震颤，常见于进行性脊肌萎缩症、肌萎缩侧索硬化症、脊髓空洞症等。

7. 前根损害 节段性弛缓性瘫痪，多为髓外肿瘤压迫，后根常同时受累，可伴根痛、节段性感觉障碍。

8. 神经丛损害 单肢多数周围神经瘫痪、感觉及自主神经功能障碍，如臂丛上丛损伤引起三角肌、股二头肌、肱肌、肱桡肌瘫痪，三角肌区、手及前臂桡侧感觉障碍。

9. 周围神经损害 每支周围神经支配区瘫痪，可伴相应区域感觉障碍，如桡神经受损使伸腕、伸指及拇伸肌瘫痪，手背拇指和第一、二掌骨间隙感觉缺失。

第九节 不自主运动

病例 1-1-12

患者，男性，50 岁，近半年左手活动不灵，静止出现节律性颤动，每秒 4～6 次，随意运动时减轻，入睡后完全消失。

问题：

1. 此症状为何种疾病的表现？
2. 该震颤与其他震颤如何鉴别？
3. 该震颤的定位诊断在什么部位？

参考答案和提示：

1. 静止性震颤。
2. 该震颤需与运动性震颤、姿势性震颤相鉴别。运动性震颤又称意向性震颤，指肢体有目的的接近某个目标时，在运动过程中出现的震颤，越接近目标震颤越明显，多见于小脑病变。姿势性震颤在随意运动时不出现，当运动完成，肢体和躯干主动保持在某种姿势时才出现，常见于特发性震颤、慢性乙醇中毒、肝性脑病、肝豆状核变性等。
3. 黑质。

临床思维：不自主运动

【不自主运动】 不自主运动是患者意识清醒时出现不能控制的骨骼肌不正常运动，表现形式多样，睡眠时停止，情绪激动时加重，为锥体外系病变所致。锥体外系症状通常是指基底核病变导致的姿势、运动异常。

【临床类型】

1. 静止性震颤 主动肌与拮抗肌交替收缩引起的节律性震颤，常见手指搓丸样动作，频率

4～6 次/秒，静止时出现，紧张时加重，随意运动时减轻，睡眠时消失，也可见于下颌、唇等，是帕金森病(PD) 的特征性体征。

2. 肌强直　伸肌和屈肌张力均增高，出现铅管样强直或齿轮样强直(伴震颤)；锥体系病变出现折刀样肌张力增高。

3. 舞蹈症　肢体迅速的不规则、无节律、粗大的不能随意控制的动作，如转颈、耸肩、手指间断性屈伸、摆手、伸臂等舞蹈样动作，上肢重，步态不稳或粗大的跳跃动作，肢体肌张力低，面部肌肉可见扮鬼脸等。常见于小舞蹈病、Huntington 舞蹈病及应用神经安定剂等。

4. 手足徐动症　肢体远端游走性肌张力增高与减低动作，出现缓慢的如蜓蚓爬行样扭转的蠕动，伴肢体远端过度伸展，表现为奇怪的姿势和动作，可伴怪相(异常舌动)、发音不清等，见于Huntington 舞蹈病、肝性脑病、酚噻嗪类慢性中毒等。

5. 偏身投掷运动　肢体近端粗大的无规律的投掷样运动。

6. 肌张力障碍　肌肉异常收缩导致缓慢扭转样不自主运动或姿势异常，如扭转痉挛表现为躯干和肢体近端扭曲，手过伸或过屈、头侧屈或后伸、躯干屈曲扭转和怪异表情，不能站立和行走，见于 Huntington 舞蹈病、肝性脑病、酚噻嗪类慢性中毒等。痉挛性斜颈表现为颈部肌肉痉挛性收缩，使头部缓慢不自主转动。

7. 抽动秽语综合征　多部位突发的快速无目的重复性肌肉抽动，常累及面肌，可伴不自主发声或秽语，多见于儿童。

第十节　共济运动

病例 1-1-13

患者，女性，34 岁，近 2 个月头痛、头昏、讲话缓慢，走路时两腿分开，步态不稳，向左侧倾斜。查体：吟诗样语言，眼球向左注视时出现粗大震颤，左指鼻试验、跟膝胫试验不准，轮替运动差，误指试验偏向左侧，睁、闭眼站立均向左倾倒。

问题：

1. 患者的病变可能在何处？
2. 共济失调有几种类型？
3. 该疾病与感觉性共济失调如何鉴别？

参考答案和提示：

1. 小脑。
2. 小脑性共济失调、大脑性共济失调、感觉性共济失调、前庭性共济失调。
3. 感觉性共济失调表现为患者振动觉、关节位置觉缺失，不能辨别肢体位置和运动方向，站立不稳、踩棉花感及闭目难立(Romberg) 征(＋)，为脊髓后索损害所致。

临床思维：共济运动

【共济失调】　共济失调是小脑、本体感觉及前庭功能障碍导致运动笨拙和不协调，累及四肢、躯干及咽喉肌可引起姿势、步态和语言障碍。小脑、脊髓、前庭和锥体外系共同参与完成精确、协调运动。

【小脑性共济失调】

1. 姿势和步态改变　蚓部病变引起躯干共济失调，站立不稳，步态蹒跚，行走时两脚分开，摇晃不定，严重者甚至难以坐稳；上蚓部受损向前倾倒，下蚓部受损向后倾倒。小脑半球病变行走时向患侧偏斜。

2. 随意运动协调障碍 表现为辨距不良和意向性震颤，上肢较重，接近目标时明显；轮替运动异常，字越写越大（大写症）。小脑半球损害所致。

3. 言语障碍 唇、舌、喉等发音肌共济失调，致说话缓慢，含糊不清，声音断续、顿挫或呈暴发式，表现为吟诗样或暴发性语言。

4. 眼运动障碍 眼球运动肌共济失调出现粗大眼震，如眼球来回摆动。

5. 肌张力减低 可见钟摆样腱反射，前臂抵抗外力收缩时若突然撤去外力会出现回弹现象，见于急性小脑病变。

【大脑性共济失调】 额桥束和颞枕桥束是大脑额、颞、枕叶与小脑半球的联系纤维，病损可引起共济失调，症状轻，较少伴发眼震。额叶性共济失调，可见对侧肢体共济失调，常伴额叶症状，如精神症状、强握反射、肌张力增高、腱反射亢进和病理征（+）等。

【感觉性共济失调】 患者振动觉、关节位置觉缺失，不能辨别肢体位置和运动方向。感觉性共济失调表现为站立不稳、踩棉花感及闭目难立（Romberg）征（+），为脊髓后索损害。

【前庭性共济失调】 前庭病变使空间定向障碍，以平衡障碍为主，表现为站立不稳，行走时向病侧倾倒，改变头位时症状加重，四肢共济运动正常，常伴眩晕、呕吐和眼震等。

复 习 题

一、名词解释

1. 意识　2. 去皮质综合征　3. 无动性缄默症　4. 闭锁综合征　5. 意识模糊　6. 谵妄状态
7. Broca 失语症　8. Wernicke 失语症　9. 传导性失语　10. 命名性失语　11. 霍纳征
12. 阿罗（Argyll-Robertson）瞳孔　13. 黄斑回避　14. 皮质盲　15. Weber 综合征
16. Millard-Gubler 综合征　17. 脊髓半切（Brown-Sequard）综合征　18. 神经休克期

二、简答题

1. 意识的解剖学基础是什么？
2. 如何区分失语与构音障碍？
3. 简述眩晕、晕厥的区别。
4. 什么是核间性眼肌麻痹？
5. 前核间性眼肌麻痹和后核间性眼肌麻痹的体征及病变部位有什么不同？
6. 何为瞳孔对光反射及瞳孔调节反射？
7. 癫痫发作与晕厥的主要临床鉴别点有哪些？
8. 如何区分感觉过敏、感觉倒错、感觉过度、感觉异常？
9. 何为放射性疼痛、牵涉性疼痛、扩散性疼痛？
10. 丘脑病变的感觉障碍表现有哪些？
11. 脊髓前角损害的表现有哪些？
12. 弛缓性瘫痪的表现有哪些？
13. 简述脊髓丘脑束的排列层次。
14. 一侧脑干病变的瘫痪特点有哪些？
15. 小脑病变的语言特点有哪些？
16. 小脑性共济失调的临床特点有哪些？
17. 视辐射损害引起的视野改变有哪些？

三、问答题

1. 简述意识障碍的分级。
2. 核间性眼肌麻痹的定义临床类型及特点有哪些？

3. 如何鉴别上、下运动神经元瘫痪？
4. 高颈髓、颈膨大、胸髓、腰膨大和脊髓圆锥的节段性及其横贯性损害的特点有哪些？
5. 患者，男性，62 岁，晨起后视物双影，肢体无力，无头痛。查体：神志清楚，左眼外斜视，左瞳孔大，光反应消失；双侧额纹对称，口角左偏，伸舌右偏；右侧肢体肌力 3 级，腱反射亢进，Babinski 征（＋）。请做出定位诊断，说明诊断依据，结合临床表现推测病变累及的结构。

参考答案

一、名词解释

1. 意识是指大脑的觉醒程度，是机体对自身和周围环境的感知和理解能力。
2. 能无意识睁眼闭眼、咀嚼、吞咽，瞳孔对光反射、角膜反射存在，对刺激无反应，呈上肢屈曲、下肢伸直姿势（去皮层强直），尿失禁，可有病理征，保持觉醒-睡眠周期。大脑皮质广泛损害而脑干上行网状激活系统正常，见于缺氧性脑病、脑外伤和严重脑卒中等大脑皮质广泛损害。
3. 对刺激无意识反应，四肢不能活动，可无目的睁眼或眼球运动，有睡眠-醒觉周期，呈过度睡眠状态；体温高、心律或呼吸节律不规则、尿便潴留或失禁，无锥体束征。为脑干上部或丘脑网状激活系统及前额叶-边缘系统损害所致。
4. 患者意识清醒，四肢及大部分脑神经瘫痪，只能以睁闭眼及眼球上下活动与外界联系。为桥脑基底部病变，双侧皮质脊髓束及桥脑以下皮质延髓束受损所致。
5. 轻度意识障碍伴定向力障碍，有错觉。
6. 较意识模糊严重，有丰富的错觉、幻觉，躁动不安，定向力障碍，与外界不能正常接触。急性谵妄状态常见于高热或中毒，慢性谵妄状态多见于慢性酒精中毒。
7. 非流利型口语（口语表达障碍），语量少，发音、语调障碍，找词困难，口语理解相对较好，复述障碍。优势半球 Broca 区（额下回后部）病变所致。
8. 流利型口语，语量多，发音、语调正常，口语理解严重障碍，错语多，答非所问，复述障碍。优势半球侧颞上回后部病变所致。
9. 口语清晰，听力、理解力正常，自发语言正常，复述受损是最大特点，自发讲话能说出的词也不能复述，为优势半球缘上回皮质或白质病变所致。
10. 不能命名，但能描述物品功能，口语表达表现为找词困难、赘语和空话，听力、理解力和复述能力正常，为优势半球侧颞中回后部或枕颞交界区病变所致。
11. 一侧瞳孔缩小、眼裂变小（睑板肌麻痹）、眼球内陷（眼眶肌麻痹），可伴同侧面部少汗，为颈上交感神经径路及脑干网状结构中交感纤维损害所致。
12. 瞳孔对光反射消失，调节反射存在，为顶盖前区病变所致，多见于神经梅毒。
13. 由于黄斑区纤维分布在双侧枕叶视皮质，枕叶视中枢病变出现对侧同向性偏盲，但视野中心部视力保存，称为黄斑回避。
14. 是双侧视中枢病变所致的视力障碍。
15. 病灶同侧动眼神经瘫，对侧面神经、舌下神经及肢体上运动神经元瘫。
16. 病灶同侧展神经、面神经周围性瘫，对侧肢体、舌下神经的中枢性瘫。
17. 病变侧损害水平以下痉挛性瘫痪、深感觉障碍，对侧损伤水平以下痛温觉障碍。
18. 急性病损导致锥体束突然中断，使肌肉牵张反射被抑制而呈现软瘫。

二、简答题

1. 大脑皮层及脑干上行网状激活系统的完整性是维持意识或觉醒状态的基础。
2. 失语症是后天脑损害所致的语言交流能力（主要是语言理解、语言表达能力）障碍。构音障碍是发音器官的神经肌肉病变使发音器官肌无力及运动不协调所致的口语语音障碍。
3. 眩晕是一种自身或外界物体的运动性幻觉，主观感觉自身或外界物体旋转、升降、倾斜等感觉。晕厥是全脑血流量突然减少导致短暂意识丧失，因姿势性张力丧失倒地，可很快恢复。

4. 由于内侧纵束病变引起眼球水平性同向运动(凝视)障碍,表现为单眼侧视运动不能,可合并分离性水平眼震。
5. 略。
6. 瞳孔对光反射为光线刺激瞳孔引起的缩瞳反射。瞳孔调节反射是注视近物时引起的两眼球内聚(内直肌收缩)及瞳孔缩小的反应。

7～9. 略。

10. 对侧偏身感觉减退或消失,深感觉障碍较痛温觉显著,可伴偏身自发性疼痛和感觉过度。
11. 略。
12. 瘫痪肌肉肌张力降低或消失,腱反射减弱或消失,较早发生肌萎缩;肌电图可见失神经电位,神经传导速度减慢。
13. 脊髓丘脑束外侧部传导来自下部(腰骶)节段感觉,内侧部传导来自上部(颈胸)节段感觉,自外向内依次为骶、腰、胸、颈。

14～16. 略。

17. 视辐射下部损害引起双眼对侧视野同向上象限盲;视辐射上部损害引起双眼对侧视野同向下象限盲;视辐射完全受损引起双眼对侧视野同向性偏盲;接近枕叶视中枢的视辐射完全受损,偏盲侧光反射保存,视野中心视力保存(黄斑回避)。

三、问答题

1～2. 略。

3. 上运动神经元瘫痪分布范围广,如偏瘫、单瘫和截瘫,肌张力增高、腱反射亢进、病理征(+),无肌萎缩(晚期可见失用性肌萎缩),无肌束震颤,无皮肤营养障碍,肌电图正常。下运动神经元瘫痪分布局限,以肌群为主,肌张力减退、腱反射减弱或消失、病理征(-),肌萎缩早期出现,可见肌束震颤,皮肤营养障碍,肌电图有失神经电位,神经传导速度减慢。
4. 各节段损害均出现损害平面以下各种感觉缺失。①高颈髓($C_{1\sim4}$):中枢性四肢瘫,括约肌障碍,枕及颈后部痛,$C_{3\sim5}$ 节段损害出现膈肌瘫痪,腹式呼吸减弱或消失,呼吸困难,副神经核受累可见同侧胸锁乳突肌及斜方肌无力和萎缩;②颈膨大($C_5\sim T_2$):双上肢周围性瘫,双下肢中枢性瘫,尿便障碍,肩部及上肢放射痛,$C_8\sim T_1$侧角受损可见同侧 Horner 征;③胸髓($T_{3\sim12}$):双下肢中枢性瘫、括约肌障碍,相应胸腹部根痛或束带感,$T_{9\sim10}$病变出现 Beevor 征,$T_{7\sim12}$损害出现相应节段腹壁反射消失;④腰膨大($L_1\sim S_2$):双下肢周围性瘫、括约肌障碍,双下肢及会阴部感觉消失,$L_{2\sim4}$损害膝反射消失,$S_{1\sim2}$踝反射消失,$S_{1\sim3}$出现阳痿;根痛区位于腹股沟或下背部(腰膨大上段受损)或坐骨神经痛(下段受损);⑤脊髓圆锥($S_{3\sim5}$,尾节):无下肢瘫,鞍区感觉缺失,髓内病变出现分离性感觉障碍、肛门反射消失、性功能障碍和真性尿失禁。
5. 定位:病变在左侧中脑上丘水平。

   诊断依据:患者表现为交叉瘫,左侧动眼神经麻痹及右侧肢体中枢性瘫痪,提示脑干病变,受累脑神经核所在侧代表病变侧,故在左侧中脑上丘水平。患者右侧中枢性面瘫、舌瘫和肢体偏瘫在同一侧,提示上运动神经元受累,不代表病变水平。患者神清、无头痛及轻偏瘫等,可除外左侧大脑半球病变发生脑疝所致。

   推测病变累及结构:左动眼神经核,导致左眼外斜视、复视;左 E-W 核,导致左侧瞳孔变大、光反应消失;左侧皮质核束,导致患者右侧中枢性面瘫及舌瘫;左侧皮质脊髓束,导致右侧中枢性轻偏瘫。

(刘宏斌)

第二章　周围神经疾病

第一节　概　述

【解剖】 周围神经系统包括脊神经和脑神经。周围神经包括感觉传入神经和运动传出神经。有髓神经纤维由轴索和髓鞘组成，髓鞘由 Schwann 细胞及细胞膜构成，起保护轴索及绝缘作用；Ranvier 结是髓鞘形成的节段性结构，不同类型神经 Ranvier 结长度不等，神经冲动在 Ranvier 结呈跳跃性传布。

【发病机制及病理改变】

1. 发病机制

(1) 前角细胞和运动神经根病变导致运动轴索 Wallerian 变性，后根破坏可致后索变性。

(2) 结缔组织病变压迫周围神经或其滋养血管可使之受损。

(3) 自身免疫性周围神经病引起小静脉周围炎性细胞浸润及神经脱髓鞘。

(4) 中毒性和营养缺乏性神经病变选择性损害神经轴索或髓鞘。

(5) 遗传代谢性疾病因酶系统障碍，导致构成髓鞘或轴索的必需成分缺乏。

2. 病理改变

(1) 华勒变性：轴突外伤断裂，远侧轴突和髓鞘变性、解体，被巨噬细胞吞噬，向近端发展。

(2) 轴突变性：常见于中毒代谢性和营养障碍性神经病，轴突变性和继发性脱髓鞘自远端向近端发展。

(3) 神经元变性：神经元胞体变性坏死，继发轴突及髓鞘破坏，如癌性感觉神经元病、运动神经元病等。

(4) 节段性脱髓鞘：髓鞘破坏，轴突相对完整，如 Guillain-Barre 综合征。

【症状学】

1. 感觉障碍　①感觉缺失，如多发性神经病肢体远端对称性各种感觉缺失，下肢较重，逐渐向近端发展。遗传性感觉神经病可有分离性感觉障碍；②感觉异常，如多发性神经病的手足远端针刺、麻木感等；③疼痛，如神经痛、放射痛等。

2. 运动障碍

(1) 刺激性症状

1) 肌束震颤：下运动神经元损伤体征，表现为静息时肌肉颤动，多数运动单位自发性放电所致。

2) 肌痉挛(肌纤维颤搐)：一个或多个运动单位短暂自发性痉挛收缩，较肌束震颤缓慢，持续时间长，见于放射性损伤、周围神经局限压迫和代谢性疾病等，多为良性，睑肌痉挛临床常见。

3) 痛性痉挛：一块肌肉或一个肌群短暂的痛性收缩，为正常生理现象，多见于腓肠肌，在许多神经疾病中出现率增加。

(2) 麻痹性症状

1) 肌力减退或丧失：如多发性神经病、GBS 等。

2) 肌萎缩。

3. 腱反射减低或消失　如多发性神经病、GBS。

4. 自主神经障碍　如无汗、竖毛障碍和直立性低血压，多见于糖尿病性神经病。

5. 其他

1）周围神经增大：如麻风、神经纤维瘤病。

2）马蹄足、脊柱侧弯畸形：如发育期前发生的慢性周围神经病。

3）营养障碍：失神经支配所致，出现褥疮，手足指（趾）无痛性溃疡。

【辅助检查】 神经传导速度（NCV）和肌电图（EMG）对周围神经病诊断颇有价值，可发现及早期诊断亚临床神经病；NCV有助于病变定位，可鉴别轴突变性与脱髓鞘、神经源性与肌源性肌萎缩。

第二节　三叉神经痛

病例 1-2-1

患者，女性，46岁，左面部发作性电击样剧痛2年，疼痛自上唇始，延至外眦下方，每次持续数秒钟，讲话、进食和洗脸均可诱发，无神经系统体征。

问题：

1. 该疾病最可能的诊断是什么？
2. 该疾病需与何疾病相鉴别？
3. 该疾病如何治疗？

参考答案和提示：

1. 诊断　三叉神经痛。
2. 本病需与以下疾病相鉴别　牙痛、蝶腭神经痛、非典型面痛、鼻窦炎、偏头痛。
3. 治疗　①抗癫痫药；②药物无效，可用无水酒精封闭，破坏半月神经节或神经分支；经皮半月神经节射频电凝疗法；三叉神经感觉根部分切断术；三叉神经显微血管减压术。

临床思维：三叉神经痛

三叉神经痛是原因不明的三叉神经分布区短暂反复发作性剧痛。

【病因及发病机制】 特发性病因不明，可能因三叉神经脱髓鞘产生异位冲动或伪突触传递所致。

【临床表现】

1. 发病年龄　以中老年多见，70%～80%在40岁以上，女性略多于男性。

2. 疼痛分布　多发于单侧，以第三支受累最多见，其次是第二支，第一支受累最少见。

3. 症状　三叉神经分布区内突发的、剧烈的放射样、电击样、撕裂样或刀割样疼痛，无任何先兆，突然出现和停止。口角、鼻翼、颊部和舌等部位最敏感，轻触即可诱发，故称为“扳机点”。严重者洗脸、刷牙、说话、咀嚼等均可诱发，以致不敢做以上动作，导致面部不洁和疼痛侧皮肤粗糙。发作持续时间数秒至2分钟，每天可发作数次，持续数天、数周或数月不等。间歇期完全正常，很少自愈。

4. 神经系统检查一般无局灶性定位体征。

第三节　特发性面神经麻痹

病例 1-2-2

患者，女性，59岁，高血压史6年，日前感觉右耳后疼痛，翌日晨洗脸、漱口时发现右口角流口水，口角偏左，右额纹消失，右眼闭合不全。

问题：

1. 该疾病最可能的诊断是什么？

2. 该疾病需与何疾病相鉴别？

3. 该疾病如何治疗？

参考答案和提示：

1. 诊断 右侧面神经炎。

2. 该疾病需与中枢性面瘫、Guillain-Barre 综合征、耳源性面神经麻痹、颅后窝肿瘤、右耳大神经痛鉴别。

3. 治疗 急性期尽早应用激素如地塞米松或泼尼松，以减轻面神经水肿，促进功能恢复。Hunt 综合征可口服阿昔洛韦。可用 B 族维生素促进神经髓鞘恢复，巴氯芬减低肌张力，改善局部血循环。急性期可用超短波透热疗法，恢复期可用碘离子透入、针刺疗法、面部按摩等，可使用眼药水、眼罩防护，预防眼部合并症。后遗症患者可行面神经-副神经吻合术。

临床思维：特发性面神经麻痹

特发性面神经麻痹（面神经炎、Bell 麻痹）是茎乳孔内面神经非特异性炎症所致。病因未明，风寒、病毒感染（如带状疱疹）使局部神经的营养血管发生痉挛，导致神经缺血水肿。

【病因及发病机制】 面神经炎的病因未完全阐明。由于骨性面神经管仅能容纳面神经通过，面神经一旦发生炎性水肿，必然导致面神经受压。风寒、病毒感染（如带状疱疹）和自主神经功能不稳等均可引起局部神经的营养血管发生痉挛，导致神经缺血水肿。

【临床表现】

1. 发病年龄 任何年龄均可发病，男性多于女性。绝大多数为单侧受累。

2. 病程 急性发病，一般在 1～3 日内病情进展达高峰；大多数患者在数周内恢复，少数患者遗留轻微面瘫或不能恢复。有受凉史者预后较好，发病时伴乳突疼痛及老年、糖尿病患者预后较差。

3. 症状 病前常有病毒感染的前驱症状，部分患者伴同侧耳后或乳突区疼痛。患侧面部无表情、额纹消失、眼裂扩大、闭目露白、鼻唇沟变浅，口角下垂、口角流涎。膝状神经节病变，可伴发同侧舌前 2/3 味觉障碍、听觉过敏、患侧乳突疼痛、耳廓和外耳道感觉减退，外耳道或鼓膜疱疹（Hunt 综合征）；发出镫骨肌支以上受损出现舌前 2/3 味觉丧失和听觉过敏；鼓索与面神经分离前病变，可有舌前 2/3 味觉丧失。部分患者可出现连带动作、面肌痉挛、耳鸣、鳄鱼泪等后遗症。

4. 体征 患侧不能做皱额、蹙眉、闭目、露齿、鼓气和吹口哨动作。同侧额纹和鼻沟变浅，口角低垂。

第四节 坐骨神经痛

病例 1-2-3

患者，男性，20 岁，受寒后出现右臀部向大腿后部、小腿外侧放射痛，阵发性加剧；查体：右 Lasegue 征（＋），臀点、腘点及外踝点压痛（＋），小腿外侧和足背痛觉减低，踝反射减弱。

问题：

1. 该疾病可能的诊断是什么？

2. 该疾病需与何种疾病相鉴别？

3. 该疾病如何治疗？

参考答案和提示：

1. 诊断　坐骨神经痛。

2. 本病需与以下疾病相鉴别　急性腰肌扭伤、腰肌劳损、髋关节炎、臀部纤维组织炎。

3. 治疗　口服非甾体抗炎药及病因治疗。

临床思维：坐骨神经痛

坐骨神经痛是沿坐骨神经通路及分布区的疼痛综合征。

【病因及发病机制】　可分为根性和干性。根性多见，主要因椎管内和脊椎病变，如腰间盘脱出；干性主要因椎管外病变，如骶髂关节炎、臀部肌内注射不当等。

【临床表现】

1. 发病年龄　常见于青壮年，多为急性或亚急性起病。

2. 主要症状　有腰背部酸痛和病侧放射性疼痛（由一侧腰部向一侧臀部、大腿后、腘窝、小腿外侧、足背放射，也可出现不典型的放射）。患者常采取减少疼痛的姿势，如站立时脊柱侧弯，重心移向健侧；行走时膝关节呈持续轻微弯曲以减少神经牵拉；卧位时喜向健侧卧，患侧膝部屈曲。部分患者咳嗽、喷嚏、用力排便时疼痛加重。病情轻重不等，轻者可仅有腰背部和腿后下部的不适感，重者疼痛剧烈以致丧失劳动能力。

3. 主要体征　神经走行通路上有压痛点。牵拉神经的腿部运动可诱发疼痛，如直腿抬高试验阳性。有时可有坐骨神经支配肌肉的轻微无力，可有跟腱反射减低。

【辅助检查】　电生理检查在坐骨神经的定位中有帮助；脊柱CT和（或）MRI检查有助于病因的鉴别。

第五节　急性炎症性脱髓鞘性多发性神经病

病例 1-2-4

患者，男性，34岁，进行性四肢乏力3周，加重4天入院。患者于入院前3周出现鼻塞、流涕及发热症状，体温波动于38℃左右，口服退热片后体温于5天后恢复正常，但患者一直自觉四肢乏力，尚未影响生活、工作，入院前4天患者症状加重，上楼梯、解衣扣都有困难，并出现右上肢麻木感、胸闷、声音嘶哑、吞咽困难、进食呛咳，遂来本院诊治。体格检查：神清，呼吸平稳，声音嘶哑，双眼闭合差，眼球活动好，双侧额纹消失，双侧鼻唇沟浅，伸舌居中，四肢肌力Ⅳ级，肌张力降低，腱反射迟钝，四肢呈手套袜套样感觉减退，双下肢病理征（−），眼底（−）。辅助检查：①EEG：正常。②ECG：窦性心律不齐。③血Rt：WBC 11.2×10^9/L，N 85%。④血清钾、钠、氯正常。⑤腰穿（入院后3天）：CSF压力100mmH_2O，蛋白1.9g/L，糖3.6mmol/L，氯化物125mmol/L，潘氏试验（+），细胞总数42×10^6/L，白细胞计数2×10^7/L。

问题：

1. 请作出诊断并提出诊断依据。

2. 该疾病需与何种疾病鉴别？如何鉴别？

3. 请提出主要治疗方案。

参考答案和提示：

1. 诊断　吉兰-巴雷综合征。诊断依据：①发病前 3 周患者有上呼吸道感染症状。②患者起病呈亚急性对称性四肢乏力，四肢腱反射减低，症状进行性加重。③四肢远端手套袜套样感觉减退。④颅神经症状主要表现为双侧面瘫及迷走、舌咽神经麻痹症状。⑤起病后 3 周，腰穿 CSF 呈现典型的蛋白-细胞分离现象。

2. 鉴别诊断　①急性脊髓灰质炎：表现为肢体弛缓性瘫痪，但起病时多有发热，肌肉瘫痪呈节段性，可不对称，无感觉障碍及颅神经损害症状，脑脊液蛋白、细胞均增高。②周期性麻痹：表现为肢体对称性弛缓性瘫痪，但过去常有发作史，无感觉障碍及颅神经损害症状，脑脊液正常，发作时常有血钾降低及低钾性心电图改变，补钾后症状较快缓解。③全身型重症肌无力：四肢乏力，但起病较慢，有晨轻暮重的特点，疲劳试验及新斯的明试验阳性，脑脊液正常。

3. 治疗　血浆置换和免疫球蛋白静脉滴注为一线治疗，保持呼吸道通畅，预防及控制肺部感染。呼吸肌麻痹为本病最危险症状，一旦出现呼吸肌麻痹，应及时行气管插管或气管切开，使用人工呼吸机支持呼吸。

病例 1-2-5

患者，19 岁，咽痛、咳嗽、发热，体温 38.6 ℃，5 天后好转，2 周后出现四肢末端麻木、无力，逐渐加重，3 日后四肢完全性下运动神经元瘫，呼吸困难，双眼闭不严，面无表情，不能吞咽，构音障碍。

问题：

1. 该疾病可能的诊断是什么？
2. 该疾病需与何种疾病鉴别？
3. 该疾病如何治疗？

参考答案和提示：

1. 诊断　吉兰-巴雷综合征。

2. 本病需与以下疾病相鉴别　急性脊髓炎、周期性瘫痪、急性脊髓灰质炎。

3. 治疗

(1) 辅助呼吸：抢救呼吸肌麻痹是治疗重症病例的关键，可先行气管插管，如 24 小时后无好转可行气管切开，及早使用呼吸器，加强护理及呼吸器管理。

(2) 预防长期卧床并发症：抗生素预防和控制坠积性肺炎、尿路感染；预防褥疮、深静脉血栓及肺栓塞；早期肢体被动活动防止挛缩，夹板防止足下垂畸形；尿潴留可行下腹部按摩，无效时需留置导尿。

(3) 抑制免疫反应，促进神经再生。

(4) 血浆交换(PE)：轻度、中度和重度患者每周可分别做 2、4、6 次。PE 需在有特殊设备和经验的医疗中心进行。

(5) 静脉注射免疫球蛋白(IVIG)：出现呼吸肌麻痹前尽早使用效果明显，成人剂量为 0.4g/(kg · d)，连用 5 天。IVIG 可在任何医院进行，适合于各类患者。

(6) 病程早期或后期用皮质激素治疗均无效，并有不良反应。

(7) 康复治疗可行被动或主动运动，针灸、按摩、理疗和步态训练等康复治疗应尽早开始。

病例 1-2-6

患者，男性，44 岁，主因进行性四肢无力，麻木 2 天，呼吸费力 1 天入院，入院 2 天前晚饭后自感双手、双足肿胀感，10 分钟后出现轻度无力伴麻木，遂行按摩，症状无缓解，未在意，次日患者上诉症状继续加重，并由远端向近端发展，于洗手时不能感知水温。患者当时尚可自行走路，急到某医院就诊，考虑不除外吉兰-巴雷综合征，嘱其继续观察病情演变。晚饭后上述症状加重，不能自行站立、行走。就诊于当地医院，给予口服药治疗(具体用药不详)，症状继续加重，并出现呼吸及排尿费力，遂来我院就诊，门诊收入院。患者病前 4 周有不太明确的上呼吸道感染史，当时周身不适，未测体温，口服抗感冒药物，次日好转。

查体：神志清楚，言语尚流利，记忆力、计算力正常，四肢肌容积正常，肌张力减低，双上肢近端肌力 4 级，远端肌力 3 级，双下肢肌力 2 级，膈肌及肋间肌肌力减弱，共济运动检查不能合作，双上肢肩关节以下痛、温触觉减退，双下肢膝关节以下呈长袜套样，痛、温、触觉减退，双侧音叉振动觉对称存在，双侧腹壁反射减弱，双侧肱二头肌、肱三头肌反射，桡骨膜反射及膝腱反射未引出，双侧 Babinski 征(—)。

问题：

1. 此疾病的定位诊断、定性诊断及其诊断依据是什么？
2. 吉兰-巴雷综合征的主要病因及发病机制是什么？
3. 吉兰-巴雷综合征的并发症有哪些？针对这些并发症如何予以对症治疗及预防？

参考答案和提示：

1. 定位诊断及依据　四肢肌张力减低，腱反射未引出，双侧病理反射阴性，定位下运动神经系统受损，即前角，神经根，周围神经，神经-肌肉接头或肌肉。患者病程中无肌肉疼痛、肌肉萎缩，不支持肌肉病变；四肢无力，无晨轻暮重，活动后加重，神经-肌肉接头病变的可能性小；四肢远端肢体无力，无肌肉萎缩、肉跳，无尿便障碍，前角病变可能性小；考虑定位在神经根，周围神经。

定性诊断及依据　发病前 4 周有上呼吸道感染史，目前表现为广泛的运动、感觉损害，脑神经、脊神经对称多发病变支持吉兰-巴雷综合征的诊断。

2. 病因　约 70%的 GBS 患者发病前 4 周有前驱感染史，通常见于病前 1～2 周，空肠弯曲菌感染最常见，约占 30%。有较多的报道指出，白血病、淋巴瘤和器官移植后应用免疫抑制剂患者可发生 GBS。发病机制：分子模拟学说认为，病原体某些成分的结构与周围神经的组分相似，机体发生错误的免疫识别，自身免疫性 T 细胞及自身抗体对周围神经组分进行免疫攻击，导致周围神经脱髓鞘。

3. 本病并发症及相应治疗、预防措施如下：

(1) GBS 患者常见窦性心动过速，通常不需要治疗，亦可出现心动过缓，严重心脏传导阻滞和窦性停搏少见，如若发生需立即植入临时性心内起搏器。GBS 患者应持续心电监护，及时发现心律失常。

(2) 高血压：可能与失神经支配后 β 受体上调有关，可小剂量 β 受体阻断剂治疗。

(3) 尿潴留：可加压按摩下腹部，无效时留置导尿。胃肠自主神经损害可出现便秘，可给予缓泻剂和润肠剂。

(4) 坠积性肺炎、尿路感染：应用抗生素预防和控制。

(5) 深静脉血栓形成、肺栓塞：可穿弹力长袜，低分子肝素抗凝预防及治疗。

(6) 预防压疮，早期进行肢体被动活动防止挛缩，下肢瘫痪足下垂需用夹板防止畸形。

(7) 延髓麻痹不能吞咽的患者应尽早鼻饲，进食时及进食后 30 分钟宜取坐位，以免误入气管导致窒息。

(8) 肢体疼痛常见，可应用非阿片类镇痛药镇痛治疗。

(9) 呼吸机麻痹可使患者精神高度紧张；长期卧床、球麻痹及进食不足使患者身体逐渐衰弱；言语表达困难；肢体难以耐受的疼痛和不适使患者焦躁不安、抑郁，需高度重视，应及早识别和适当处理，可适当应用抗抑郁药治疗。

(10) 康复治疗应及早开始，如被动或主动运动、针灸、按摩、理疗及步态训练等。

临床思维：急性炎症性脱髓鞘性多发性神经病

急性炎症性脱髓鞘性多发性神经病(AIDP) 也称吉兰-巴雷综合征(GBS)，是周围神经自身免疫病。

【病因及发病机制】 GBS 的确切病因不清，可发生于感染性疾病，疫苗接种或外科手术后，也可无明显诱因。临床及流行病学证据显示，与先期空肠弯曲菌感染有关，以腹泻为前驱感染的 GBS 患者空肠弯曲菌感染率高达 85%，本病还可能与巨细胞病毒，EB 病毒，肺炎支原体，乙型肝炎病毒和人类免疫缺陷病毒等感染有关。

【临床表现】 多数患者发病前 1～4 周有胃肠道或呼吸道感染症状或疫苗接种史。急性或亚急性起病，出现四肢完全性瘫痪及呼吸肌麻痹。瘫痪可始于下肢、上肢或四肢同时发生，下肢常较早出现，可自肢体近端或远端开始，呈弛缓性瘫痪，腱反射减低或消失。部分患者在 1～2 天内迅速加重，多于数日至 2 周达到高峰。发病时多有肢体感觉异常，如烧灼感、麻木、刺痛和不适感，可先于瘫痪或同时出现，呈手套、袜套样分布，震动觉和关节运动觉障碍少见，约 30%患者有肌肉痛，可有 Kernig 征和 Lasegue 征等神经根刺激症状。

颅神经麻痹可为首发症状，双侧周围性面瘫最常见，其次是延髓麻痹，眼肌及舌肌瘫痪较少见。可有皮肤潮红、出汗增多、手足肿胀及营养障碍，以及窦性心动过速、体位性低血压、高血压、暂时性尿潴留。

单相病程，多于发病后 4 周左右肌力开始恢复，恢复中可有短暂波动，但无复发缓解。

【实验室及其他检查】

(1) 脑脊液蛋白细胞分离是特征性表现，病后第 3 周蛋白增高最明显。

(2) GBS 电生理检查可发现运动肌感觉神经传导速度(NCV)明显减慢、失神经或轴索变性的证据。发病早期可能仅有 F 波或 H 反射延迟或消失，F 波异常代表神经近端或神经根损害，对 GBS 诊断颇有意义。脱髓鞘可见 NCV 减慢，远端潜伏期延长，波幅正常或轻度异常，轴索损害表现为远端波幅降低。由于脱髓鞘病变节段性和斑点状特点，可能某一神经 NCV 正常，另一神经异常，因此早期应检查多根神经。

(3) 腓肠神经活检发现脱髓鞘及炎性细胞浸润可提示 GBS。

复　习　题

一、名词解释

1. 三叉神经痛　2. 坐骨神经痛　3. Hunt 综合征　4. 痛性抽搐　5. Fisher 综合征

二、简答题

1. 急性炎症性脱髓鞘性多发性神经病的病理特点有哪些?
2. 急性炎症性脱髓鞘性多发性神经病的瘫痪特点有哪些?
3. 特发性面神经麻痹如何与脑卒中的面瘫相鉴别?

4. 坐骨神经痛的临床表现有哪些？
5. 三叉神经痛的诊断依据有哪些？
6. 原发性三叉神经痛的治疗原则有哪些？

三、问答题

1. 三叉神经痛的临床表现特点有哪些？应如何治疗？
2. 特发性面神经麻痹的临床特点有哪些？应如何治疗？
3. 急性炎症性脱髓鞘性多发性神经病的临床表现特点有哪些？

参考答案

一、名词解释

1. 三叉神经痛是一种原因未明的面部三叉神经分布区反复发作的短暂的阵发性剧痛。
2. 坐骨神经痛是沿坐骨神经通路及分布区的疼痛综合征。
3. 膝状神经节病变，可伴发同侧舌前 2/3 味觉障碍、听觉过敏、患侧乳突疼痛、耳廓和外耳道感觉减退，外耳道或鼓膜疱疹。
4. 三叉神经痛严重病例伴有面部肌肉反射性抽搐，口角牵向患侧，称为痛性抽搐，可伴面红，皮温高，结膜充血和流泪等。
5. Fisher 综合征被认为是 GBS 变异型，表现为眼外肌麻痹，共济失调和腱反射消失三联征。

二、简答题

1～2. 略。

3. 特发性面神经麻痹病变部位在面神经管内，表现单纯周围性面瘫，不伴其他脑神经麻痹锥体束症状；脑卒中病变如位于大脑半球，表现中枢性面瘫及同侧偏瘫，如位于脑干，除有周围性面瘫外，可同时伴有其他脑神经麻痹及对侧偏瘫等。

4～6. 略。

三、问答题　略。

（刘宏斌）

第三章 脊髓疾病

第一节 概 述

【脊髓解剖】

1. 外部结构 脊髓分为31个节段，脊髓各节段位置比相应脊椎高，颈髓节段较颈椎高1节椎骨，上、中段胸髓节段较相应胸椎高2节，下胸髓则高3节，腰髓相当于第10～12胸椎水平，骶髓相当于12胸椎和第1腰椎水平。脊髓有颈膨大(C_5～T_2)和腰膨大(L_1～S_2)，腰膨大以下细削为脊髓圆锥，马尾由L_2至尾节10对神经根组成。

2. 内部结构 前角细胞为下运动神经元，发出前根支配相应肌肉；后角细胞为感觉神经元。侧角C_8～L_2为脊髓交感中枢，支配及调节内脏、腺体；$S_{2\sim4}$侧角为脊髓副交感中枢，支配膀胱、直肠和性腺。

3. 脊髓的血液供应

(1) 脊髓前动脉：起自椎动脉颅内部分，沿脊髓前正中裂下行，供应脊髓前2/3区域。其为终末动脉，T_4与L_1是相邻两支根动脉交界处，易发生缺血性病变(脊髓前动脉综合征)。

(2) 脊髓后动脉：起自同侧椎动脉颅内部分，左右各一，沿脊髓后外侧沟下行，供应脊髓后1/3区域。该动脉呈网状，并非连续纵行血管，分支间吻合好，极少发生缺血。

(3) 根动脉：脊髓各段接受颈部椎动脉、甲状腺下动脉、肋间动脉、腰动脉、髂腰动脉等分支的血供。分支(即根动脉)沿脊神经根进入椎管，与脊髓前动脉、脊髓后动脉吻合，围绕脊髓构成冠状动脉环。

【脊髓损害的临床表现】

1. 运动障碍损害 皮质脊髓束损害产生上运动神经元瘫痪，脊髓灰质前角或前根病变产生下运动神经元瘫痪，两者均受损导致混合性瘫痪。

2. 感觉障碍损害

(1) 后根：节段性完全性感觉障碍。

(2) 后角：节段性分离性感觉障碍(同侧痛温觉缺失，深感觉及部分触觉保留)，病变累及两侧，常有束带感。

(3) 后索：病变平面以下深感觉、部分触觉缺失及感觉性共济失调。

(4) 脊髓丘脑束：传导束型感觉障碍(对侧损害节段平面以下痛温觉缺失)。

(5) 白质前连合：感觉分离现象(对称性节段性痛温觉缺失，触觉保留)。

3. 脊髓半侧损害 出现脊髓半切(Brown-Sequard)综合征，表现为损害节段以下同侧上运动神经元瘫、深感觉障碍，病变对侧痛温觉缺失，血管舒缩功能障碍。由于后角细胞发出纤维先上升2～3个节段再经前连合交叉至对侧组成脊髓丘脑束，故对侧传导束型感觉障碍平面较脊髓受损节段的水平低。

4. 脊髓横贯性损害 受损节段以下双侧完全性感觉障碍、运动障碍、尿便障碍及自主神经功能障碍。急性损害早期出现脊髓休克，表现为双侧弛缓性瘫、腱反射消失、病理征(－)、尿潴留等，持续1～6周；以后逐渐出现肌张力增高、腱反射亢进、病理征(＋)和反射性排尿等。

5. 脊髓各节段横贯性损害

(1) 高颈段($C_{1\sim4}$)：损害平面以下各种感觉缺失，四肢上运动神经元瘫，尿便障碍，四肢躯干无汗，枕及颈后部根痛。$C_{3\sim5}$损害可见膈肌瘫痪、呼吸困难，同侧面外侧痛温觉缺失(三叉神经脊束核受损)，同侧胸锁乳突肌及斜方肌瘫痪(副神经核受累)。

(2) 颈膨大($C_5\sim T_2$)：双上肢周围性瘫痪，双下肢中枢性瘫痪，病变平面以下各种感觉缺失，尿便障碍，上肢节段性感觉缺失，根痛向肩部及上肢放射。$C_8\sim T_1$侧角受损产生同侧Horner 征。

(3) 胸髓($T_{3\sim12}$)：双下肢上运动神经元瘫，病变平面以下各种感觉缺失，出汗异常，尿便障碍，相应胸腹部根痛或束带感。$T_{4\sim5}$ 血供较差是易发病部位。

(4) 腰膨大($L_1\sim S_2$)：双下肢下运动神经元瘫，双下肢及会阴部感觉缺失，尿便障碍，$L_{2\sim4}$ 受损时膝反射消失，$S_{1\sim2}$ 受损时踝反射消失，$S_{1\sim3}$ 受损时出现阳痿。腰膨大上段受损神经根痛区在腹股沟或下背部，下段受损根痛表现为坐骨神经痛。

(5) 脊髓圆锥($S_{3\sim5}$ 和尾节)：无下肢瘫痪及锥体束征，肛门周围及会阴部(鞍区)感觉缺失，髓内病变可有分离性感觉障碍，肛门反射消失和性功能障碍，脊髓圆锥是括约肌功能的副交感中枢，可出现真性尿失禁。

(6) 马尾：临床表现与脊髓圆锥病变相似，但损害症状及体征为单侧或不对称，会阴部、股部或小腿有严重根痛，下肢可有下运动神经元瘫，尿便障碍出现较晚。

第二节 急性脊髓炎

病例 1-3-1

患者，男性，28 岁，1 周前头痛、鼻塞、流涕和全身酸痛。3 天前出现颈背疼痛，伴四肢无力，肌张力低，腱反射消失，病理征(—)，C_4平面以下痛觉减退，尿潴留。

问题：

1. 该疾病应考虑的诊断是什么？
2. 该疾病需与何种疾病相鉴别？
3. 该疾病应如何治疗？

参考答案和提示：

1. 诊断　急性脊髓炎休克期。
2. 本病需与以下疾病相鉴别　急性硬脊膜外脓肿、脊柱结核及转移性肿瘤、脊髓出血。
3. 治疗

(1) 药物治疗：①急性期大剂量(500～1000mg) 甲基泼尼松龙短程冲击疗法，或用地塞米松、泼尼松；②免疫球蛋白 15～20g，静脉滴注，3～5 次；③抗生素防治呼吸、泌尿系感染。

(2) 加强护理，预防坠积性肺炎、褥疮。肢体被动活动和康复训练。

病例 1-3-2

患者，女性，29 岁。入院前 4 天开始发热、鼻塞、流涕、咽痛，白细胞 8.0×10^9/L，中性粒细胞 80%，当地医院拟诊“上呼吸道感染”，给予青霉素剂 640 万单位/日治疗，入院前一天晚 11 时许，突然双下肢乏力，不能行走，排尿困难，急诊转来我院。体格检查：体温 39℃，脉搏 110 次/分，呼吸 24 次/分，血压 125/80mmHg，颅神经(—)，双上肢肌力正常，双下肢肌力减退，肌力 1 级，腱反射减弱，针刺觉存在，病理征(—，—)，3 小时以后 T_{10} 以下针刺觉减退，并出现尿潴留。辅助检查：白细胞 7.8×10^9/L，中性粒细胞 72%，血钾 4.2mmol/L。腰穿：脑脊液细胞总数 295×10^6/L，白细胞 20×10^6/L，蛋白 1.2g/L，糖、氯化物正常。

问题：

1. 请作出诊断并提出诊断依据。

2. 患者当时的病情必须与何种疾病进行鉴别，如何鉴别？

3. 该疾病的治疗措施是什么？

参考答案和提示：

1. 诊断　急性脊髓炎。诊断依据：①多发生在青壮年，起病前1～2周常有上呼吸道感染等病史。②急性起病，多于数小时或1～3天内病情达到高峰。③临床表现为急性横贯性脊髓损害的急性期表现，如双下肢肌张力低，腱反射消失，下肢无力，病理征引不出，出现感觉障碍平面，尿潴留等。④腰椎穿刺：白细胞数正常或稍增多，蛋白含量可轻度增高，糖和氯化物正常。

2. 本病需与以下疾病相鉴别

(1) 吉兰-巴雷综合征：也可表现为肢体的弛缓性瘫痪，起病前也多有上呼吸道感染病史，但吉兰-巴雷综合征多为四肢受累，无感觉障碍平面，多为手套袜子型感觉障碍，可伴有颅神经受累，无尿潴留或极少见，脑脊液检查呈蛋白细胞分离现象。

(2) 周期性低钾麻痹：常有反复发作史，病前多无感染史，可有暴饮暴食史，可表现为四肢瘫痪，近端重于远端，无呼吸肌麻痹，无感觉障碍及颅神经受累，无尿潴留，脑脊液正常，血钾降低，补钾治疗有效。

(3) 急性脊髓前角灰质炎：发病前多有感染史，可有高热，肢体瘫痪多为单侧，不对称，无感觉障碍，较少累及后组颅神经运动核，脑脊液细胞数增高，蛋白轻度增高。

(4) 脊髓压迫症：急性脊髓压迫症通常由外伤引起，立即发生，表现为截瘫或四肢瘫，慢性脊髓压迫症可由脊髓肿瘤、椎间盘突出等引起，病灶从一侧开始，可出现受压节段的神经根痛，下肢不对称的轻瘫，感觉障碍，以后逐渐演变到脊髓的横贯性损伤，腰椎穿刺压颈试验不通畅，脑脊液蛋白细胞分离。

3. 治疗措施　目前无特殊治疗主要是对症治疗和支持疗法。

(1) 激素治疗：甲基强的松龙0.5～1g/d，静脉滴注，随病情好转逐渐减量。

(2) 预防感染，尤其是尿路感染，对尿潴留者应留置导尿管，可进行膀胱冲洗。

(3) 加强护理，预防并发症。为预防肺部感染及褥疮，应定时翻身拍背，每2小时一次，使用气垫床，如有褥疮应积极治疗，经常活动瘫痪肢体，以防肢体挛缩。

病例 1-3-3

患者，男性，24岁，5天前感冒，2天前出现双下肢无力，并逐渐加重，第2天完全不能活动入院。查体：双下肢远近端肌力0级，肌张力低，腱反射减弱，病理反射未引出，剑突以下痛，温触觉和深感觉消失，腹壁反射和提睾反射消失，小便潴留，脊柱无压痛。

问题：

1. 该患者的定位诊断是什么？

2. 该患者的病因诊断是什么？

3. 进一步的检查措施有哪些？

4. 该疾病的治疗措施是什么？

参考答案和提示：

1. 定位诊断　T_6平面髓内横贯性损害。

2. 病因诊断　脊髓炎。

3. 腰穿，脊椎照片。

4. 治疗措施　使用激素，预防感染，应用抗生素，设置导尿管，防止褥疮及肺部感染，恢复期加强肢体锻炼，促进肌力恢复。

临床思维：急性脊髓炎

急性脊髓炎是脊髓白质脱髓鞘或坏死所致的急性横贯性损害，包括感染后脊髓炎、疫苗接种后脊髓炎、脱髓鞘性脊髓炎、坏死性脊髓炎等。

【病因及发病机制】 病因不清，可能为病毒感染后的异常免疫应答，并非感染因素的直接作用，故也称非感染性炎症性脊髓炎。胸段（$T_{3\sim5}$）常见，受损脊髓肿胀、变软、灰白质界限不清。软脊膜充血及炎性渗出，血管周围淋巴细胞、浆细胞浸润，可见神经细胞变性、白质脱髓鞘、轴突变性和胶质细胞增生等。

【临床表现】

（1）青壮年常见，无性别差异，多为散发，病前数日或1～2周有前驱症状及诱因。

（2）急性起病，首发症状为双下肢麻木无力、病变节段根痛或束带感，数小时至2～3天内发展为完全性截瘫及脊髓横贯性损害，胸髓最常受累。

1）运动障碍：早期出现脊髓休克，休克期2～4周，之后肌张力逐渐增高，腱反射活跃，出现病理反射，肢体肌力由远端开始逐渐恢复。

2）感觉障碍：病变节段以下所有感觉缺失，在感觉缺失平面上缘有一感觉过敏区或有束带感，感觉恢复较慢。

3）自主神经功能障碍：早期尿便潴留和充盈性尿失禁（无张力性神经源性膀胱），随着脊髓功能恢复，尿液充盈300～400ml即自主排尿（反射性神经源性膀胱）。损害平面以下无汗、皮肤营养障碍等。

（3）上升性脊髓炎起病急骤，1～2天甚至数小时瘫痪由下肢波及上肢或延髓支配肌群，引起呼吸肌麻痹可致死亡。

（4）脱髓鞘性脊髓炎（急性多发性硬化脊髓型）颇似感染后脊髓炎，出现下肢瘫痪、感觉障碍平面和膀胱受累；进展较缓慢，持续1～3周或更长时间。

【实验室及其他检查】

（1）脑脊液无色透明，细胞数正常或增高（$10\times10^6/L\sim100\times10^6/L$），淋巴细胞为主，蛋白正常或轻度增高（0.5～1.25g/L），糖、氯正常。

（2）MRI可见病变节段脊髓增粗，髓内斑点状或片状长T_1、长T_2信号。

（3）电生理检查：①视觉诱发电位正常，可与视神经脊髓炎及MS鉴别；②下肢体感诱发电位波幅可明显降低；运动诱发电位异常，可作为判断疗效和预后的指标；③肌电图呈失神经改变。

第三节　脊髓压迫症

病例 1-3-4

患者，男性，43岁，逐渐出现右上肢放射性疼痛5个月，伴右胸部疼痛。查体：右上肢肌力4级弱，左上肢5级，双下肢4级，排尿困难，双膝、踝反射活跃，脑电图正常，腰穿压颈试验不通畅。

问题：

1. 最可能的诊断是什么？
2. 该疾病需与何种疾病相鉴别？
3. 该疾病如何治疗？

参考答案和提示：

1. 脊髓压迫症。
2. 本病需与以下疾病相鉴别　急性脊髓炎、脊髓空洞症。
3. 治疗　①解除脊髓受压病因，如手术切除椎管内占位病变、椎板减压术等。急性压迫需尽快手术，硬脊膜外脓肿需用足量抗生素，脊柱结核需同时抗结核治疗，恶性肿瘤或转移瘤可酌情手术、放疗或化疗。②瘫痪肢体须行康复训练，防治肺炎、褥疮、泌尿系感染和肢体挛缩等。

病例 1-3-5

患者，男性，40 岁，农民。右上肢疼痛 4 个月，右下肢无力 1 个月，逐渐加重。既往无特殊病史。检查：双眼瞳孔直径，右瞳＜左瞳，光反射好。右手小鱼际肌萎缩并有束颤。右上肢腱反射减弱，右手尺侧面痛觉消失，左上肢正常。右下肢肌力 3 级，肌张力高，腱反射亢进，病理反射阳性。左下肢肌力、张力、反射正常。右上下肢深感觉明显减退，左侧第二肋骨平面以下痛觉消失。双侧触觉正常。

问题：

1. 该患者受损的神经结构有哪些？
2. 病变部位在什么地方？（横、纵定位）
3. 最好应首先对该患者作什么检查？
4. 该患者应首先考虑什么疾病？尚需考虑的疾病有哪些？
5. 如果做脑脊液检查，是否有异常发现？如果有，可能是什么改变？

参考答案和提示：

1. 右侧颈交感神经，右侧颈脊髓前角细胞，右侧皮质脊髓束，右侧薄束、楔束，右侧脊髓丘脑束。
2. 横定位　$L_5 \sim T_1$ 平面；纵定位：右侧髓外。
3. 颈段 MRI。
4. 首先考虑脊髓外肿瘤，脊髓炎、脊髓蛛网膜炎。
5. 脑脊液检查应该有异常发现，主要表现为脊椎管阻塞，CSF 蛋白含量增高。

病例 1-3-6

患者，男性，40 岁，因左肋缘疼痛 6 个月，左下肢无力 1 个月入院。查体：左肋缘区痛觉减退，右脐以下痛觉减退，左趾部位觉减退，左下肢肌力 2 级，伴肌张力增高，腱反射亢进，左侧 Babinski 征（＋）。

问题：

定位诊断及进一步检查的方法是什么？

参考答案和提示：

定位在左侧 T_8 脊髓节段的脊髓半切损害，髓外硬膜下的可能性较大。依据：①左肋缘疼痛，左肋缘区痛觉减退，右脐以下痛觉减退，定位在左侧 T_8。②有 Broun-Sequard 综合征表现，左下肢中枢性瘫痪，左下肢深感觉减退，右下肢浅感觉减退，故为髓外。

进一步检查方法：①脊柱以 T_5、T_6 为中心照片，了解骨质改变；②腰穿并作 Queckenstedt 试验了解有无椎管梗阻，脑脊液有无蛋白增加；③椎管造影或 MRI，了解病变的准确部位和可能的性质。

临床思维：脊髓压迫症

脊髓压迫症是椎管内占位性病变导致进行性脊髓横贯性损害和椎管阻塞综合征。

【病因及发病机制】 脊髓压迫症的病因包括肿瘤（约 1/3）、炎症、脊柱外伤和退行性变、颅底凹陷症、脊髓血管畸形等。

脊髓急性受压时损伤重，慢性受压代偿充分，病情较轻。髓内病变直接损伤脊髓，症状出现早；髓外硬膜外病变较硬膜内病变压迫脊髓轻。

【临床表现】 急性脊髓压迫症在数小时至数日内出现脊髓横贯性损害，常有脊髓休克；慢性患者病情进展缓慢，可分为根痛期、脊髓部分受压期（脊髓半切综合征）、脊髓完全受压期（脊髓横贯性损害）。

1. 神经根症状 病变刺激后根出现根痛，刺激前根可见局限性运动障碍，有利于判定病变水平。

2. 感觉障碍 髓内病变早期病变节段出现分离性感觉障碍，自病变节段向下发展；髓外病变感觉障碍自下肢远端向上发展至受压节段；晚期病变水平以下各种感觉缺失。

3. 运动障碍 一侧或双侧锥体束受压引起病变以下同侧或双侧肢体痉挛性瘫，脊髓前角及前根受压导致病变节段支配肌弛缓性瘫，伴束颤和肌萎缩。急性期表现为脊髓休克，为弛缓性瘫。

4. 反射异常 病变节段腱反射减弱或消失，受损水平以下腱反射亢进、病理反射（+）、浅反射消失，但休克期各种反射均不能引出。

5. 自主神经症状 髓内病变较早出现尿便障碍，圆锥以上病变早期出现尿潴留，晚期出现反射性膀胱；马尾、圆锥病变出现尿便失禁。病变水平以下无汗、皮肤营养障碍。

6. 脊膜刺激症状 脊柱局部自发痛、叩击痛，见于硬膜外病变。髓内外肿瘤临床特点见表 1-3-1。

表 1-3-1 髓内外肿瘤临床特点的比较

临床特点	髓内	髓外硬膜内	硬膜外
起病形式	慢，病程长	慢，病程长	慢，病程长
根痛	少	多见	多见
脊柱压痛	少	多见	多见
感觉与运动障碍	由病灶向下发展	自下往上发展，常有脊髓半切症状	自下往上发展常两侧对称受压
括约肌功能障碍	早期出现	晚期出现	较晚期出现

【实验室及其他检查】

(1) 压颈试验可有椎管梗阻,严重梗阻可见蛋白-细胞分离(蛋白含量增高)。

(2) 脊柱 X 线摄片发现脊柱病变。MRI 可显示脊髓受压。

腰穿脑脊液与神经影像学检查是主要的辅助检查,其特点见表 1-3-2。

表 1-3-2 髓内外肿瘤辅助检查特点的比较

检查要点	髓内	髓外	硬膜外
椎管梗阻	晚期出现且轻	较早出现	较早出现
脑脊液蛋白增高	轻	明显	明显
脊椎 X 线改变	较少出现	较多见	多见
MRI	髓内病变	髓外病变	髓外病变
椎管造影	梗阻不完全	深杯口状,脊髓移位	锯齿状不全梗阻

复 习 题

一、名词解释

1. 脊髓休克 2. 上升性脊髓炎

二、简答题

1. 急性脊髓炎的辅助检查有哪些?
2. 急性脊髓炎恢复期的处理原则是什么?
3. 髓内与髓外压迫性病变感觉障碍的特点有哪些?
4. 脊髓节段与脊椎的关系如何?
5. 急性脊髓炎的临床表现有哪些?

三、问答题

1. 脊髓的髓内与髓外硬膜内病变如何鉴别?
2. 髓外硬脊膜内肿瘤有何临床特点?
3. 髓外硬脊膜外肿瘤有何临床特点?

参考答案

一、名词解释

1. 脊髓休克是脊髓急性严重的横贯性损害早期,表现为瘫痪肢体肌张力低、腱反射消失、病理反射阴性和尿潴留。
2. 上升性脊髓炎是重症急性脊髓炎,起病急骤,1～2 天或数小时升至高颈髓,瘫痪及感觉障碍平面由下肢波及上肢或延髓支配肌群,出现吞咽困难、呼吸肌麻痹,可导致死亡。

二、简答题

1. 略。
2. 急性脊髓炎恢复期的处理原则:及早进行康复治疗,加强肢体锻炼,促进瘫痪肢体功能恢复,注意纠正足下垂,防止肢体痉挛及关节挛缩。
3. 髓外压迫性病变痛温觉障碍常自下肢远端开始,逐渐向上发展到受压节段;髓内压迫性病变则自病变节段向下发展,鞍区($S_{3\sim5}$)感觉保留到最后才受累。

4～5. 略。

三、问答题

1. 鉴别如下:①髓内病变早期症状多为双侧,髓外(硬膜内)病变自一侧开始;②髓内病变根痛症状少见,髓外病变早期出现且剧烈;③髓内病变出现分离性感觉障碍,痛温觉障碍自上向下发展,髓外病变为传导束性，自下向上发展；④髓内病变脊髓半切综合征少见，髓外病变多见；⑤髓内病变锥体束征不明显，髓外病变早期出现；⑥髓内病变括约肌功能障碍早期出现，髓外病变晚期出现；⑦髓内病变椎管梗阻、脑脊液蛋白增高不明显，MRI 检查脊髓梭形膨大；髓外病变椎管梗阻早期出现，脑脊液蛋白增高明显，MRI 检查可见髓外肿块及脊髓移位。

2. 临床特点如下：①髓外硬脊膜内肿瘤多为神经鞘瘤和脊膜瘤，病程长，进展缓慢；②明显的神经根痛常为首发症状；③脊髓损害症状自一侧开始，可表现脊髓半切损害综合征，感觉障碍呈上行性进展，尿便障碍出现较晚；④椎管梗阻出现早，程度较重，脑脊液蛋白含量明显增高；⑤脊椎 X 线平片可见椎弓根间距增宽，椎弓根变形或模糊等改变，脊髓造影可见边缘锐利的杯口状充盈缺损，脊髓向对侧明显移位；⑥脊髓 MRI 可清楚显示髓外硬脊膜内肿物。

3. 临床特点如下：①髓外硬脊膜外肿瘤多为恶性肿瘤，病程较短、进展较快；②可有神经根痛，不明显；③感觉障碍为上行性，脊髓损害症状发生较晚，多为双侧性，尿便障碍出现较晚；④椎管梗阻出现早，但程度较轻，脑脊液蛋白增高不显著；⑤脊椎 X 线平片常有骨质破坏，脊髓造影可见梗阻平面但边缘不锐利，脊髓轻度移位；⑥脊髓 MRI 可清楚显示髓外肿瘤。

（潘云志）

第四章 脑血管疾病

第一节 概 述

脑血管疾病(CVD)是各种脑血管病变所致的脑部病变。脑卒中(stroke)是脑血管病变引起的急性脑功能缺失的临床事件。

【脑血管疾病分类】 CVD通常根据病理性质分为:缺血性卒中(脑梗死),包括脑血栓形成和脑栓塞;出血性卒中,包括脑出血和蛛网膜下腔出血。

【脑的血液供应】

1. 脑动脉系统 包括颈内动脉系统、椎-基底动脉系统。

(1) 颈内动脉系统:起自颈总动脉,主要分支:眼动脉、脉络膜前动脉、后交通动脉、大脑前动脉、大脑中动脉。供应眼部及大脑半球前3/5(额叶、颞叶、顶叶和基底核)。

大脑前动脉是颈内动脉的终支,皮层支供应大脑半球内侧面前3/4及额顶叶背侧面上1/4皮质、皮质下白质,深穿支供应内囊前肢、部分膝部、尾状核、豆状核前部等。

大脑中动脉是颈内动脉的直接延续,皮层支供应大脑半球背外侧面2/3(额叶、顶叶、颞叶和岛叶),主要分支:眶额动脉、中央沟动脉、中央沟前动脉、中央沟后动脉、角回动脉等。深穿支供应内囊膝部及后肢前2/3,壳核、苍白球、尾状核。

(2) 椎-基底动脉系统:供应大脑半球后2/5部分,丘脑、脑干和小脑的血液。两侧椎动脉均由锁骨下动脉发出,在脑桥下缘合成基底动脉。椎动脉分支:脊髓后动脉、脊髓前动脉、延髓动脉、小脑后下动脉;基底动脉分支:小脑前下动脉、桥脑支。大脑后动脉是基底动脉终末支,包括皮层支(颞下动脉、距状动脉、顶枕动脉),深穿支(丘脑穿通动脉、丘脑膝状体动脉和中脑支)及后脉络膜动脉。

颈内动脉与椎-基底动脉通过吻合支形成丰富的侧支循环,最重要为脑底动脉(Willis)环,由双侧大脑前动脉、颈内动脉、大脑后动脉、前交通动脉和后交通动脉组成,使两侧大脑半球、一侧大脑半球前、后部形成充足的侧支循环。

2. 脑静脉系统 由脑静脉和静脉窦组成。

(1) 大脑浅静脉分为三组:大脑上静脉、大脑中静脉、大脑下静脉。大脑深静脉主要是大脑大静脉(Galen静脉),包括大脑内静脉和基底静脉两部分,汇集大脑半球白质、基底核、间脑及脑室脉络丛静脉血注入直窦。

(2) 颅内静脉窦包括上矢状窦、下矢状窦、直窦、海绵窦、横窦和乙状窦,深浅两组静脉血经乙状窦由颈内静脉出颅。

【脑血液循环调节及病理生理】 脑组织能量来源主要依赖糖有氧代谢。正常情况下脑血流量具有自动调节作用,在缺血或缺氧病理状态下,脑血管自动调节机制紊乱,血管扩张可出现缺血区过度灌注或脑内盗血现象。

不同部位脑组织对缺血、缺氧损害敏感性不同,大脑皮质(第3、4层)、海马神经元对缺血、缺氧损害最敏感,其次是纹状体和小脑Purkinje细胞,脑干运动神经核耐受性较高。

【病因及危险因素】

1. 病因 可为单一或多种因素所致。

(1) 血管壁病变:最常见为高血压性动脉硬化和动脉粥样硬化,其次为各种动脉炎、血管损伤等。

（2）心脏病：如心功能障碍、风湿性瓣膜病、心肌病、心房纤颤等；血流动力学改变：如高血压、低血压或血压急骤波动等。

（3）血液成分及血液流变学改变：如高黏血症、高纤维蛋白原血症和凝血机制异常等。

（4）其他：空气、脂肪、癌细胞等栓子，部分 CVD 患者的病因不明。

2. 危险因素 高血压是最重要和独立的脑卒中危险因素，其他如心脏病、糖尿病、TIA 及脑卒中史、吸烟和酗酒、高脂血症等，以及体力活动减少、超重、口服避孕药、感染、无症状性颈动脉杂音、血液病及血液流变学异常等。

【脑卒中预防】 一级预防和二级预防。一级预防是对有脑卒中倾向但无 CVD 病史的个体预防发生脑卒中；二级预防是对已有脑卒中或 TIA 病史的个体预防脑卒中复发。

第二节 短暂性脑缺血发作

病例 1-4-1

患者，男性，58 岁，发作性右侧肢体无力伴言语笨拙 1 天，每次持续数分钟，可自行缓解，完全恢复正常。反复发作，共发作 3 次，每次发作特点类似，无意识障碍，无抽搐及尿便障碍。既往高血压病史 2 年，有烟酒嗜好。查体：体温 36.2℃，脉搏 80 次/分，呼吸 20 次/分，血压 160/100mmHg，身高 165cm，体重 85kg。神清语利，口唇无发绀，双肺呼吸音清，心律齐，心率 88 次/分，各瓣膜听诊区未闻及病理性杂音。腹软，无压痛，肝脾肋下未及，肠鸣音正常。神经系统查体：双眼球活动自如，视野完整，瞳孔等大，直径 3.5mm，光反射灵敏。鼻唇沟对称，示齿鼓腮良好，伸舌居中，咽反射存在。四肢肌力 5 级，肌张力正常，腱反射对称存在，痛温觉正常，Babinski 征（－，－），头颅 CT 检查未见异常。

问题：

1. 本患者的诊断及诊断依据是什么？

2. 应进一步进行何种检查以确诊？

3. 本病应与何种疾病相鉴别？

4. 血生化示空腹血糖 7.2mmol/L，甘油三酯 3.71mmol/L，胆固醇 8.54mmol/L，低密度脂蛋白 5.2mmol/L，高密度脂蛋白 2.21mmol/L，同型半胱氨酸 35.2mmol/L。凝血四项正常。CTA 检查回报：左侧大脑中动脉狭窄 70%。结合该病例，分析该患者的危险因素有哪些？应如何处理，怎样实行个体化治疗。

参考答案和提示：

1. 诊断 颈内动脉系统短暂性脑缺血发作（TIA）。诊断依据：男性，既往高血压病史，发作性右侧肢体无力伴言语笨拙，每次持续数分钟，可自行缓解，完全恢复正常。反复发作，共发作 3 次，每次发作特点类似，头颅 CT 检查未见明显异常。

2. 可进一步行 DSA/MRA 或颈动脉超声及 TCD 检查明确血管狭窄、动脉粥样硬化情况。血常规、生化检查是必要的。

3. 主要与癫痫的部分性发作相鉴别。癫痫的部分性发作表现为发作性肢体抽搐或感觉异常，持续时间仅数秒至数分钟，脑电图多有典型改变。

4. 该患者危险因素有高血糖、高血脂、高血压、高同型半胱氨酸血症、超重、烟酒嗜好。针对危险因素予以摒除，戒烟酒，低盐低脂糖尿病饮食，调节血压、血脂，降低同型半胱氨酸，抗血小板聚集、抗凝、改善循环治疗。

口服非洛地平片 2.5mg,2 次/d;阿托伐他汀钙片 10mg,1 次/d;叶酸片 10mg,3 次/d;甲钴胺片 0.5mg,3 次/d;拜阿司匹林片 0.1g,1 次/d。静点奥扎格雷钠注射剂、血塞通注射剂等。低分子肝素钠剂 5000IU,1 次/12 小时腹壁皮下注射。查餐后两小时血糖明确糖尿病。

颈动脉粥样硬化斑明显,狭窄>70% 或血栓形成,反复发生 TIA 者,可行颈动脉内膜剥离术等。

病例 1-4-2

患者,男性,61 岁,发作性恶心、呕吐 1 周,伴双下肢一过性无力,患者既往糖尿病史,入院查体:神清语利,双眼无水平方向眼震,四肢肌力 5 级,Babinski 征(－,－),头颅 CT 检查未见明显异常。

问题:

1. 该患者可能的诊断(定位、定性)是什么?
2. 诊断依据是什么?
3. 简述该病的病因及发病机制。
4. 该病的预后如何?

参考答案和提示:

1. 诊断　定性:短暂性脑缺血发作;定位:椎基底动脉。

2. 诊断依据　患者老年男性,既往糖尿病史,发作性恶心、呕吐 1 周,伴双下肢一过性无力,入院后无明显阳性体征,头颅 CT 检查见明显异常。

3. 病因及发病机制　①来源于动脉粥样硬化斑块及附壁血栓等微栓子脱落,阻塞小动脉出现缺血症状,当栓子破碎或溶解移向远端,血流恢复,症状消失。②还可因脑血管痉挛,血液成分及血流动力学改变,颈椎病所致椎动脉受压等引起。

4. 预后　未治疗或治疗无效病例,1/3 发展为脑梗死,1/3 继续发作,1/3 自行缓解。

临床思维:短暂性脑缺血发作

短暂性脑缺血发作(TIA)是短暂的反复发作的脑局部供血障碍导致局限性神经功能缺失,每次发作持续数分钟至 1 小时以内,24 小时内完全恢复。TIA 被公认为缺血性卒中最重要的危险因素。

【病因及发病机制】 TIA 病因尚不完全清楚,主要的学说有 Fisher(1954 年)提出的微栓子学说。微栓子学说认为,血流分层平流现象可使某一来源微栓子反复地带到同一血管分支,形成微栓塞并反射性刺激小动脉痉挛,导致脑部区域性缺血,反复出现刻板样雷同症状,栓塞血管内皮细胞受到刺激可分泌大量溶栓酶,使小栓子溶解,血管再通,临床症状缓解。脑血管痉挛学说认为,脑动脉硬化狭窄可形成血流漩涡,刺激血管壁发生痉挛,钙拮抗剂治疗 TIA 有效支持此学说。此外,血液成分改变,如真性红细胞增多症,血小板增多症,白血病,异常蛋白血症,高凝状态和镰状细胞贫血,低血压和心率失常所致血流动力学改变,脑外盗血综合征和颈椎病导致椎动脉受压等均可引起 TIA。

【临床表现】 TIA 多发于中老年人(50～70 岁),男性较多,发病突然,迅速出现局限性神经功能缺失的症状和体征,数分钟达到高峰,持续数分钟或十余分钟缓解,不遗留后遗症。反复发作,每次发作症状相似。常合并高血压、糖尿病、心脏病和高脂血症等。患者因患病部位不同临床表现也各有不同。

1. 颈内动脉系统 TIA

(1) 常见症状:对侧单肢无力或轻偏瘫,可伴对侧面部轻瘫(大脑中动脉区或大脑中、大脑前动脉皮层支分水岭区缺血)。

(2) 特征性症状:①眼动脉交叉瘫(病侧单眼一过性黑矇、对侧偏瘫);Horner 征交叉瘫(病侧 Horner 征、对侧偏瘫);②主侧半球受累可有失语症。

(3) 可能的症状:①对侧单肢或半身感觉异常;②对侧同向性偏盲。

2. 椎-基底动脉系统 TIA

(1) 常见症状:眩晕、平衡失调,伴或不伴耳鸣(前庭及内听动脉缺血)

(2) 特征性症状:①跌倒发作(脑干下部网状结构缺血);②短暂性全面性遗忘症(大脑后动脉颞支缺血累及颞叶海马等);③双眼视力障碍发作(双侧大脑后动脉距状支缺血)。

(3) 可能的症状:①吞咽障碍、构音不清;②共济失调;③意识障碍伴或不伴瞳孔缩小;④一侧或双侧面、口周麻木或交叉性感觉障碍;⑤眼外肌麻痹和复视;⑥交叉性瘫痪。

【实验室及其他检查】 血常规及生化检查是必要的。EEG、CT 或 MRI 检查大多正常,部分病例(发作时间>20min)在 MRI 弥散加权(DWI)可显示片状缺血灶。数字减影血管造影(DSA)可见颈内动脉粥样硬化斑块,狭窄等。

彩色经颅多普勒脑血流检查可显示血管狭窄,动脉粥样硬化斑,发作频繁的 TIA 患者可行微栓子监测。

第三节 脑 梗 死

一、脑血栓形成

病例 1-4-3

患者,女性,59 岁,左侧肢体活动不灵 2 天,伴右侧单眼一过性黑矇,否认高血压、糖尿病史,入院查体:神清语利,左侧肢体肌力 4 级,左侧肢体痛温觉减退,Babinski 征(+,−)。

问题:

1. 该患者可能的诊断(定位、定性)是什么?
2. 诊断依据是什么?
3. 应进一步行何种检查?

参考答案和提示:

1. 定位诊断 颈内动脉;定性诊断:脑血栓形成(颈内动脉闭塞综合征)。

2. 诊断依据 颈内动脉血栓形成的临床表现可有病灶侧单眼一过性黑矇或 Horner 征,颈动脉搏动减弱,眼或颈部血管杂音;对侧偏瘫、偏身感觉障碍和偏盲等;主侧半球受累可有失语症,非主侧半球可有体象障碍。

3. 可进一步行 CT 检查,在 24 小时后可见低密度梗死灶,MRI 早(数小时) 显示病灶,DSA 或 MRA 可检出血管狭窄及闭塞部位,发现病因(动脉炎、动脉瘤和血管畸形)。彩色多普勒超声(TCD)及超声心动图检查有助于病因诊断。

病例 1-4-4

患者，老年男性，既往高血压病史，右侧肢体无力伴言语不清 3 天。查体：神志清，言语笨拙，双眼右侧同向性偏盲，右侧肢体肌力 2 级，右侧上下肢痛温觉减退，Babinski 征（－，＋），头颅 CT 检查提示脑梗死。

问题：

1. 患者的定位及定性诊断是什么？

2. 简述该种疾病的病因及发病机制。

参考答案和提示：

1. 定位诊断　大脑中动脉主干；定性诊断：脑梗死。

2. 该疾病的病因及发病机制如下　①动脉粥样硬化是最常见的血管病变，其次为动脉炎、脑淀粉样血管病、肌纤维发育不良等，上述疾病导致动脉管腔狭窄和血栓形成。②血管痉挛，来源不明的微栓子，高凝状态等。

病例 1-4-5

患者，老年男性，晨起后家属发现其言语困难，右下肢无力伴尿失禁。入院查体：神志清，运动性失语，右上肢肌力 5 级弱，右下肢肌力 4 级，右侧强握反射阳性，Babinski 征（－，＋），头颅 CT 检查提示脑梗死。

问题：

1. 疾病的定位诊断是什么？依据是什么？

2. 简述急性脑梗死的病理生理。

3. 患者尿失禁，神经功能缺损的定位在哪里？

参考答案和提示：

1. 定位诊断　大脑前动脉远段。

诊断依据：大脑前动脉闭塞综合征。

（1）主干闭塞：前交通动脉前病变无任何症状。前交通动脉后病变可见：①对侧中枢性面舌瘫及偏瘫，“扁担样”（面舌瘫、下肢瘫重），可伴轻度感觉障碍；②尿潴留或尿急（损及旁中央小叶）；③淡漠、迟钝、欣快等（损及额极与胼胝体），强握、吸吮反射（损及额叶）；④主侧半球可见上肢失用，可有 Broca 失语。

（2）皮质支闭塞：①对侧偏瘫，下肢远端重，可伴感觉障碍（胼周、胼缘动脉闭塞）；②对侧肢体短暂共济失调、强握反射及精神症状（眶动脉及额极动脉闭塞）。

（3）深穿支闭塞：对侧中枢性面舌瘫及上肢近端（面舌、肩）轻瘫（累及内囊膝部）。

2. 急性脑梗死病灶中心坏死区由于完全性缺血导致脑细胞死亡，周围的缺血半暗带仍有侧支循环和大量可存活的神经元，如迅速恢复血流，神经细胞可恢复功能。但缺血脑组织损伤的恢复必须在有效时间即再灌注时间窗内完成，如脑血流再通超过这一时间窗时限可出现再灌注损伤。目前认为，再灌注损伤是由于自由基过度形成及“瀑布式”自由基连锁反应、神经细胞内钙超载、兴奋性氨基酸细胞毒性作用和酸中毒等。缺血半暗带及再灌注损伤概念的提出，更新了急性脑梗死的治疗观念，超早期治疗的关键是保护和抢救缺血半暗带神经元，采取超早期（6 小时内）溶栓治疗恢复血液供应，脑保护治疗减轻再灌注损伤。

3. 定位　旁中央小叶。

病例 1-4-6

患者，男性，62 岁，2 天前早餐时出现头昏，半小时后不能讲话，继之右上肢无力，并逐渐加重，来院急诊。检查：神志清楚，说不出话，也听不懂别人讲话，口角歪向左侧，伸舌偏右，右上肢肌力 0 级，肌张力增高、腱反射活跃，右下肢肌力 4 级。双侧痛觉存在，Babinski 征（－，＋），颈软。发病当天 CT 检查未见异常。

问题：

该患者的定位诊断和定性诊断及诊断依据是什么？

参考答案和提示：

定位诊断　左额叶后部。诊断依据：①完全性失语。②右侧偏瘫，上肢重于下肢，右侧中枢性面舌瘫，右侧病理征阳性。

定性诊断　脑血栓形成。诊断依据：①早晨安静发病，且比较急。②神经系统阳性体征。③无头痛、呕吐和意识障碍，无高颅压表现。④发病当天 CT 检查未见异常可排除出血。⑤2 天未恢复可排除 TIA。

病例 1-4-7

患者，老年男性，晨起后自觉视物不清，既往高血压病史，查体神志清，命名性失语，双眼右侧同向性偏盲，四肢肌力 5 级，Babinski 征（－，－），头颅 CT 检查示左枕叶片状低密度影。

问题：

1. 该患者的定位诊断是什么？
2. 简述脑底动脉（Willis）环的组成。

参考答案和提示：

1. 定位诊断　大脑后动脉皮质支闭塞。
2. 颈内动脉与椎-基底动脉通过吻合支形成丰富的侧支循环，最重要为脑底动脉（Willis）环，由双侧大脑前动脉、颈内动脉、大脑后动脉、前交通动脉和后交通动脉组成，使两侧大脑半球、一侧大脑半球前、后部形成充足的侧支循环。

病例 1-4-8

患者，老年男性，72 岁，看电视时出现恶心、呕吐，言语不清，流涎，四肢活动不灵。由家属急送来我院。入院查体：体温 36.2℃，脉搏 90 次/分，呼吸 20 次/分，血压 160/100mmHg，身高 165cm，体重 85kg。神清，言语不清，口唇无发绀，双肺呼吸音清，心律齐，心率 90 次/分，各瓣膜听诊区未闻及病理性杂音。腹软，无压痛，肝脾肋下未及，肠鸣音正常。神经系统查体：双眼球活动自如，视野完整，瞳孔等大，直径 3.5mm，光反射灵敏。右鼻唇沟浅，右侧示齿鼓腮差，伸舌右偏，咽反射消失，吞咽困难，软腭抬举不良，悬雍垂左偏。左侧肢体肌力 3 级，右侧肢体肌力 4～5 级，肌张力正常，腱反射对称存在，痛温觉正常，Babinski 征（＋，＋），发病 1 小时头颅 CT 检查未见异常。

问题：

1. 患者的诊断是什么？
2. 应进一步行何种检查？
3. 请制定合理的治疗方案。

4. 静脉溶栓的适应证与禁忌证是什么?

5. 予该患者尿激酶注射剂100万IU静点溶栓,患者病情好转,肢体无力减轻。查体:神清,言语流利,双眼球活动自如,视野完整,瞳孔等大,直径3.5mm,光反射灵敏,鼻唇沟对称,伸舌居中,咽反射存在。肢体肌力5级,肌张力正常,腱反射正常,痛温觉基本对称,Babinski征(—,—),如何继续治疗。

参考答案和提示:

1. 诊断　脑干梗死。

2. MRI检查可助诊。

3. 治疗方案　患者在发病1小时内就诊,并完善头颅CT、血常规、凝血四项检查,否认出血性疾病、肝肾疾病,近期无手术及外伤史。具有溶栓适应证,无禁忌证。如患者同意,可予溶栓治疗。可应用甘露醇注射剂减轻脑细胞水肿;静点依达拉奉注射剂抗自由基、脑保护治疗。

4. 溶栓的适应证:①年龄18～80岁。②临床明确诊断缺血性卒中,并且造成明确的神经功能障碍(NIHSS大于4分)。③症状开始出现至静脉干预时间小于3小时。④卒中症状至少持续30分钟,且治疗前无明显改善。⑤患者及家属对静脉溶栓的收益/风险知情同意。

溶栓的禁忌证:①CT证实颅内出血。②神经功能障碍非常轻微或迅速改善。③发病超过3小时或无法确定。④伴有明显癫痫发作。⑤既往有颅内出血、动静脉畸形或颅内动脉瘤病史。⑥最近3月内有颅内手术、头外伤或卒中史;最近21天内有消化道、泌尿系等内脏器官活动性出血史;最近14天内有外科手术史;最近7天内有腰穿或动脉穿刺史。⑦有明显出血倾向:血小板及凝血四项异常;48小时内接受肝素治疗。⑧血压高于180/100mmHg,血糖低于2.7mmol/L。⑨CT显示低密度灶大于1/3大脑中动脉供血区。

溶栓治疗有出血倾向副作用,如家属充分认识病情及副作用,衡量利弊后认为,收益大于风险带来的副反应,同意应用,须签字并承担用药的风险。

5. 治疗　①抗凝治疗:防止血栓扩展及新血栓形成,常用肝素、低分子肝素及华法林等。②脑保护治疗:如钙通道阻滞剂、镁离子、自由基清除剂等。③降纤治疗:降解血中纤维蛋白原,增强纤溶系统活性,抑制血栓形成。常用降纤酶、巴曲酶、安克洛酶和蚓激酶等。④抗血小板聚集治疗:急性脑梗死发病后48小时内应用阿司匹林可降低死亡率和复发率,但在溶栓时不要同时应用。⑤改善循环,活血化瘀。

临床思维:脑血栓形成

脑血管疾病(CVD)是各种脑血管病变所致的脑部病变。脑卒中(stroke)是脑血管病变引起的急性脑功能缺失的临床事件。脑梗死是指脑部血液供应障碍,缺血、缺氧导致局限性脑组织缺血性坏死或脑软化,约占全部脑卒中的80%。

脑血栓形成通常指动脉粥样硬化性脑梗死,是脑动脉主干或皮质支动脉粥样硬化(或动脉炎)等病变导致血管腔狭窄、闭塞和血栓形成,局部脑组织缺血、软化坏死产生神经系统症状和体征。

【病因及发病机制】　动脉粥样硬化是本病基本病因,导致动脉粥样硬化性脑梗死,常伴高血压病,与动脉粥样硬化互为因果,糖尿病和高脂血症也可加速动脉粥样硬化的进程。某些脑梗死病例虽经影像学检查证实，但很难找到确切病因，可能的病因包括脑血管痉挛，来源不明的微栓子，抗磷脂抗体综合征，蛋白 C 和蛋白 S 异常，抗凝血酶Ⅲ缺乏，纤溶酶原激活物不全释放伴发高凝状态等。

【临床表现】

1. 症状体征 依据症状体征演进过程分为：

(1) 完全性卒中：发病后数小时内（<6 小时）出现完全性神经功能缺失症状。

(2) 进展性卒中：发病后 3 日内神经功能缺失症状逐渐进展和加重。

(3) 可逆性缺血性神经功能缺失（RIND）：神经功能缺失症状较轻，持续 24 小时以上，但可于 3 周内恢复。

2. 临床表现 依据临床表现，特别是神经影像学检查证据分为：

(1) 大面积脑梗死：通常是颈内动脉主干，大脑中动脉主干或皮质支完全性卒中，表现为病灶对侧完全性偏瘫，偏身感觉障碍及向病灶对侧凝视麻痹。椎基底动脉主干梗死可见意识障碍、四肢瘫和多数脑神经麻痹等；呈进行性加重，出现明显的脑水肿和颅内压增高征象，甚至发生脑疝。

(2) 分水岭脑梗死：是相邻血管供血区分界处或分水岭区局部缺血，也称边缘带脑梗死。多因血流动力学障碍所致，典型发生于颈内动脉严重狭窄或闭塞伴全身血压降低时，亦可源于心源性或动脉源性脑栓塞。常呈卒中样发病，症状较轻，恢复较快。据 CT 检查结果可分为以下类型：

1) 皮质前型：病灶位于额中回，可沿前后中央回上部带状走形，直达顶上小叶，是大脑前、中动脉分水岭脑梗死，出现以上肢为主的偏瘫及偏身感觉障碍、情感障碍、强握反射和局灶性癫痫，主侧病变出现经皮质运动性失语。

2) 皮质后型：病灶位于顶、枕、颞交界区，是大脑中、后动脉或大脑前、中、后动脉皮质支分水岭区梗死，常以偏盲、下象限盲为主，可有皮质性感觉障碍，无偏瘫或较轻；约半数病例有情感淡漠，记忆力减退或 Gerstmann 综合征（角回受损），主侧病变出现经皮质感觉性失语，非主侧可见体象障碍。

3) 皮质下型：病灶位于大脑深部白质、壳核和尾状核等，是大脑中动脉豆纹动脉分水岭区梗死，出现纯运动性轻偏瘫或感觉障碍，不自主运动等。

3. 出血性脑梗死 出血性脑梗死是脑梗死灶的动脉坏死使血液漏出或继发出血，常见于大面积脑梗死后。

4. 多发性脑梗死 多发性脑梗死是两个或两个以上不同供血系统脑血管闭塞引起的梗死，是反复发生脑梗死所致。

【脑梗死常见的临床综合征】

1. 颈内动脉闭塞综合征 严重程度差异颇大，取决于侧支循环情况。颈内动脉卒中可无症状，症状性闭塞出现单眼一过性黑矇，偶见永久性失明（视网膜动脉缺血）或 Horner 征（颈上交感神经节节后纤维受损），伴对侧偏瘫、偏身感觉障碍或同向性偏盲等（大脑中动脉缺血），优势半球受累伴失语症，非优势半球可有体象障碍。颈动脉搏动减弱或血管杂音，亦可出现晕厥发作或痴呆。

2. 大脑中动脉闭塞综合征 主干闭塞导致病灶对侧中枢性面舌瘫和偏瘫（基本均等性）、偏身感觉障碍及偏盲；优势半球受累出现完全性失语症，非优势半球出现体象障碍。皮质支闭塞：①上部分支卒中：包括眶额、额部、中央前回及顶前部分支，导致病灶对侧面部、上下肢瘫痪和感觉缺失，但下肢瘫痪较上肢轻，而足部不受累，伴 Broca 失语（优势半球）和体象障碍（非优势半球），无同向性偏盲；②下部分支卒中：包括颞极、颞枕部和颞叶前中后部分支，较少单独出现，导致对侧同向性偏盲，下部视野受损严重；对侧皮质感觉如图形觉和实体辨别觉明显受损，穿衣失用和结构性失用等，无偏瘫；优势半球受累出现Wernicke失语，非优势半球出现急性意识模糊状态。深穿支闭塞：导致对侧中枢性均等性偏瘫，可伴面舌瘫，对侧偏身感觉障碍，可伴对侧同向性偏盲；优势半球病变出现皮质下失语。

3. 大脑前动脉闭塞综合征 分出前交通动脉前主干闭塞，可因对侧代偿不出现症状，分出前交通动脉后闭塞导致对侧中枢性面舌瘫和下肢瘫；尿潴留或尿急（旁中央小叶受损），淡漠、反应迟钝、欣快和缄默等（额极与胼胝体受损），强握及吸吮反射（额叶受损）；优势半球病变可出现Broca失语和上肢失用。皮质支闭塞导致对侧中枢性下肢瘫，可伴感觉障碍（胼周和胼缘动脉闭塞）；对侧肢体短暂性共济失调、强握反射及精神症状（眶动脉及额极动脉闭塞）。深穿支闭塞引起对侧中枢性面舌瘫，上肢近端轻瘫（累计内囊膝部及部分前肢）。

4. 大脑后动脉闭塞综合征 主干闭塞引起对侧同向性偏盲，上部视野损伤较重，黄斑视力可不受累（黄斑视觉皮质代表区为大脑中、后动脉双重血液供应）。中脑水平大脑后动脉起始处闭塞，可见垂直性凝视麻痹、动眼神经瘫、核间性眼肌麻痹、眼球垂直性歪扭斜视。优势半球枕叶受累可出现命名性失语、失读、不伴失写。双侧大脑后动脉闭塞导致皮质盲、记忆受损（累及颞叶），不能识别熟悉面孔（面容失认症），幻视和行为综合征。深穿支闭塞：丘脑穿通动脉产生红核丘脑综合征：病侧小脑性共济失调、意向性震颤、舞蹈样不自主运动，对侧感觉障碍；丘脑膝状体动脉出现丘脑综合征：对侧深感觉障碍、自发性疼痛、感觉过度、轻偏瘫、共济失调和舞蹈-手足徐动症等。

5. 椎-基底动脉闭塞综合征 基底动脉或双侧椎动脉闭塞是危及生命的严重脑血管事件，引起脑干梗死，出现眩晕、呕吐、四肢瘫、共济失调、昏迷和高热等。中脑受累出现中等大固定瞳孔，脑桥病变出现针尖样瞳孔。常见眼球垂直性歪扭斜视，娃娃头或冰水试验眼球水平运动缺如或不对称；眼球向偏瘫侧同向偏视，垂直性眼球运动可受损。中脑支闭塞出现Weber综合征（动眼神经交叉瘫）、Benedit综合征（同侧动眼神经瘫，对侧不自主运动）；脑桥支闭塞出现Millard-Gubler综合征（外展神经及面神经交叉瘫）、Foville综合征（同侧凝视麻痹和周围性面瘫，对侧偏瘫）。小脑上、小脑后下或小脑前下动脉闭塞可导致小脑梗死，常出现眩晕、呕吐、眼球震颤、共济失调、站立不稳和肌张力降低等，可出现脑干受压和颅内压增高症状。

6. 小脑后下动脉或椎动脉闭塞综合征 也称延髓背外侧综合征，是脑干梗死最常见类型，导致眩晕、呕吐、眼球震颤（前庭神经核）；交叉性感觉障碍（三叉神经脊束核及对侧交叉的脊髓丘脑束受损）；同侧Horner征（下行交感神经纤维受损）；饮水呛咳、吞咽困难和声音嘶哑（疑核受损）；同侧小脑性共济失调（绳状体或小脑受损）。小脑后下动脉解剖变异较多，常见不典型临床表现。

【实验室及其他检查】

（1）CT检查在24小时后可见低密度梗死灶，出血性脑梗死呈混杂密度。

（2）MRI可显示早期（数小时）病灶。

（3）DSA或MRA可检出血管狭窄及闭塞部位，发现病因（动脉炎、动脉瘤和血管畸形）。

（4）彩色多普勒超声（TCD）及超声心动图检查有助于病因诊断。

患者突然发病，迅速出现局限性神经功能缺失症状体征（持续24小时以上），可以用某一血管综合征解释，CT/MRI发现梗死灶，即可确诊。注意与脑出血及颅内占位性病变等进行鉴别。

二、腔隙性梗死

病例 1-4-9

患者，老年男性，既往高血压病史，一天前家人发现其右侧肢体活动不灵，右侧口角歪斜。入院查体：神志清，言语流利，右侧鼻唇沟浅，右侧肢体肌力 4～5 级，肌张力正常，Babinski 征（－，＋），头颅 CT 检查示左侧基底核、内囊区多个小的低密度病灶。

问题：

1. 患者的诊断及具体分类是什么？

2. 该病的鉴别诊断是什么？

参考答案和提示：

1. 诊断　脑腔隙性梗死；分类：纯运动性轻偏瘫。

2. 鉴别诊断应注意与非梗死性腔隙病变如小量脑出血、桥脑出血和脱髓鞘病等相鉴别，故应在发病 7 天内行 CT 检查，以除外小量出血。

临床思维：腔隙性梗死

腔隙性梗死是大脑半球深部白质及脑干的缺血性微梗死。

【病因及发病机制】 本病的病因及发病机制不完全清楚。①最常见为高血压导致小动脉及微小动脉壁脂质透明变性，管腔闭塞产生腔隙性病变；②大脑中动脉和基底动脉粥样硬化及形成小血栓阻塞深穿支动脉可导致腔隙性梗死；③血流动力学异常如血压突然下降使已严重狭窄动脉远端血流明显减少而形成微小梗死；④各类小栓子如红细胞，纤维蛋白，胆固醇，空气及动脉粥样硬化斑等阻塞小动脉；⑤血液异常如红细胞增多症，血小板增多症和高凝状态等也可能对发病起作用。

【临床表现】 临床上中老年人多见，男性较多，常伴高血压。急性发病，部分为渐进性，可发生 TIA，可在白天活动中发病，如果 TIA 持续数小时以上应考虑本病的可能。症状较轻、体征单一、预后好，无全脑症状是其临床特点。根据其不同的发病类型可分为 20 余种临床综合征。

1. 纯运动性轻偏瘫　常见，轻偏瘫伴同侧轻度面瘫，无感觉障碍等，多在 2 周开始恢复。见于内囊后肢、桥脑基底或大脑脚病灶。

2. 纯感觉性卒中　常见，偏身麻木、烧灼感、沉重感、刺痛等主观感觉障碍体验，较少感觉缺失体征。见于丘脑腹后核、内囊后肢、放射冠后部及脑干背外侧部病灶（丘脑穿通支闭塞）。

3. 共济失调性轻偏瘫　一侧纯运动性轻偏瘫伴小脑性共济失调，下肢重，足踝部尤明显。见于丘脑伴内囊后肢病灶、桥脑基底上 1/3 与下 2/3 交界处病灶。

4. 构音障碍-手笨拙综合征　构音障碍、吞咽困难，手无力及精细动作笨拙。见于桥脑基底上 1/3 与下 2/3 交界处（基底动脉旁中线支闭塞）、内囊膝部病变。

5. 感觉运动性卒中　相继出现偏身感觉障碍、轻偏瘫，见于丘脑腹后核及邻近内囊后肢病灶（丘脑膝状体动脉分支或脉络膜后动脉丘脑支闭塞）。

6. 腔隙状态　痴呆、假性延髓性麻痹、双侧锥体束征、类帕金森综合征和尿便失禁等（显著多发性腔隙累及双侧基底核和锥体束）。

【实验室及其他检查】 CT 可见基底核、内囊区单个或多个小的低密度病灶。MRI 可显示脑干、小脑等腔隙性病灶（Tl 等或低信号、T2 高信号），是最有效的检查手段。CSF 检查正常，脑电图也无阳性发现。

三、脑 栓 塞

病例 1-4-10

患者，女性，82 岁，于入院当天做家务时突然倒地，呼之不应，右侧肢体不能活动，无口吐白沫，无四肢抽搐及二便失禁，即来院急诊。追问病史，患者有冠心病、房颤史十余年。体格检查：体温 36.6℃，脉搏 76 次/分，呼吸 22 次/分，血压 165/105mmHg，两肺呼吸音略粗，未闻及干湿啰音。心浊音界向左侧扩大，心率 80 次/分，律不齐，第一心音强弱不等，各瓣膜未闻及杂音，腹平软，双下肢无浮肿。神经系统检查：神志朦胧，呼之能睁眼，双眼向左侧凝视，双瞳孔等大等圆，直径 3.0mm，对光反射存在。右侧鼻唇沟略浅，伸舌不合作。颈软，右侧肢体肌张力低于左侧，肌力检查不合作，左侧肢体见自主活动，右侧肢体未见自主活动，Babinski 征（－、＋）、Chaddock 征（－、＋）。辅助检查：头颅 CT 检查未见异常；ECG 检查示房颤，心率 82 次/分，ST-T 改变。

问题：

1. 该患者的诊断及诊断依据是什么？
2. 鉴别诊断有哪些？
3. 抢救和治疗措施是什么？

参考答案和提示：

1. 诊断　①脑栓塞。②冠心病（心律失常型）慢性心房纤维颤动。

诊断依据：①脑栓塞：患者起病快而突然，数秒内即发展到高峰，发病前无明显诱因及前驱症状，其发病特点符合脑血管意外中的脑栓塞。体检结果：患者突然意识障碍，双目向左凝视，右侧鼻唇沟变浅，右侧肢体偏瘫，右侧病理征（＋），病灶定位于左侧大脑半球，结合 CT 检查结果除外脑出血。另外，患者既往史中有多年冠心病房颤史，具备了栓子形成的条件。②冠心病（心律失常型）慢性房颤：结合患者既往病史及 ECG 检查结果可确诊。

2. 鉴别诊断

（1）脑血栓形成：起病较缓慢（以小时和天计算），呈进行性发展，多无意识障碍。既往可有 TIA 发作史，并有动脉硬化或血栓形成的基础，伴有脑外器官病变表现。该患者虽有动脉硬化的基础，但其他病程特点均不符合。

（2）脑出血：发病过程较急（以分钟和小时计算），有情绪激动、用力、血压骤升等诱发因素，伴明显头痛、呕吐，并有神经系统定位体征，脑脊液压力升高，含血，CT 上可见相应部位的高密度影，以上各点与本患者病情特点不符，基本可排除。

（3）蛛网膜下腔出血：发病较急（以分钟计算），头痛明显，常有剧烈呕吐，体检可见颈项强直，但无明确的神经系统定位体征，脑脊液检查为血性，压力升高；头颅 CT 检查：蛛网膜下腔出血，脑室、脑沟可见高密度影。该患者无以上特点，不予考虑。

3. 治疗措施

（1）抢救性治疗：①给予低右以降低血液黏度，改善微循环。②血管扩张剂如尼莫通（尼莫地平）应在急性期内使用（24 小时内）。③给予脱水药物以减轻病变周围脑水肿，降低颅内压。④改善循环，控制血压。⑤房颤或有再栓塞风险的心源性疾病、动脉夹层或高度狭窄的患者可用肝素预防再栓塞或栓塞频发、血栓形成。

（2）长期治疗：①加强患者患侧肢体活动，减轻后遗症。②防治心脏病是防治脑栓塞的重要环节，故患者病情稳定后仍需积极治疗冠心病、房颤。

病例 1-4-11

患者，女性，36 岁，体力劳动过程中，突发右侧肢体活动不灵。查体：意识清、失语，二尖瓣区可闻双期杂音，心律不齐，右侧偏瘫，上肢重于下肢，右偏身痛觉减退。

问题：

1. 患者的诊断是什么？
2. 诊断依据是什么？
3. 应进一步进行的检查有哪些？

参考答案和提示：

1. 诊断　脑栓塞。
2. 诊断依据　中年女性，急性起病，一侧偏瘫，有栓子来源，CT 和 MRI 可确诊。
3. CT 和(或)MRI。

病例 1-4-12

患者，女性，38 岁，入院前 2 小时进午饭时忽然出现右手抽动，继之意识丧失，双眼上翻，全身抽动，持续约 3～4 分钟，抽动停止，呼之不应。入院后查体：呼之不应，压眶时有痛苦表情，并有左上下肢乱动，双眼闭合，双瞳等大，眼底正常，右上下肢肌张力低，反射活跃，右下肢 Babinski 征(＋)，针刺右侧肢体无反应，左侧有躲避反应，颈软，Kernig 征(－)，心脏听诊有心房纤颤。

问题：

1. 该患者意识障碍属什么程度？
2. 定位诊断及其依据是什么？
3. 定性诊断及其依据是什么？
4. 应首先做什么检查证实你的诊断？

参考答案和提示：

1. 浅昏迷。
2. 定位诊断　左侧半球。诊断依据：右手抽动；右侧偏瘫；右偏身感觉障碍；右病理征阳性。
3. 定性诊断　脑栓塞。诊断依据：急性发病；中年人；有心脏病史，体检证实心房纤颤。
4. 头颅 CT 检查。

病例 1-4-13

患者，女性，41 岁，1 天前做家务事中突然左手抽搐，继之左口角，左上、下肢抽搐，2 分钟后抽搐终止，又出现左侧上、下肢无力。既往史有风湿性心脏病 25 年，曾出现心律不齐。查体：血压 130/70mmHg，神清，语言欠清晰，左口角力弱，伸舌偏左，左上肢肌力 0 级，左下肢肌力 0 级，左 Chaddock 征(＋)，左侧下肢病理反射阳性，左半身痛觉减退。心前区可闻及收缩期吹风样杂音，舒张期隆隆样杂音。心律不齐，双肺听诊清晰。辅助检查：ECG 示心房纤颤。

问题：

1. 该患者的诊断是什么？
2. 该患者的诊断依据是什么？

3. 鉴别诊断是什么?

4. 辅助检查有哪些?

5. 本病主要预防措施有哪些?

参考答案和提示:

1. 诊断 脑栓塞;症状性癫痫;风湿性心脏病;心房纤颤。

2. 诊断依据 ①定位:左侧中枢性面瘫、舌瘫、偏瘫,提示右侧大脑半球病变,为右侧颈内动脉系统供血分布区。②定性:有风心病、心房纤颤,突然发病,有神经系统定位体征,定性考虑脑栓塞。

3. 鉴别诊断 脑血栓形成;脑出血。

4. 辅助检查 头颅CT检查,MRI,脑脊液检查。

5. 主要预防措施 ①抗凝治疗。②抗血小板聚集治疗。③治疗原发病。

临床思维:脑栓塞

脑栓塞是栓子经血液循环流入而致脑动脉阻塞,引起相应供血区的脑功能障碍。

【病因及发病机制】 脑栓塞有心源性和动脉源性两种。心源性栓子产生的常见病因有:房颤、近期心肌梗死、人工瓣膜、心内膜炎、左房黏液瘤、卵圆孔未闭等;动脉源性栓子源有:主动脉弓、颈动脉、椎动脉和大脑中动脉粥样硬化斑块或狭窄表面形成的血栓和血小板聚集物。心脏源或动脉源栓子从心脏或血管壁脱落进入血液并阻塞远端血管造成脑栓塞。脑栓塞发病常很突然,病情在短时间内达高峰,头颅CT或MRI呈急性多发梗死,尤其是弥散加权核磁共振(DWI)所显示的急性多发脑梗死,是栓塞机制的一个标志。心源性栓塞易合并梗死后出血。心脏源性多发梗死可同时累及双侧颈内动脉和(或)前后循环分布区;颈内动脉狭窄栓子可累及同侧大脑中、前和脉络膜前动脉供血区;椎动脉狭窄的栓子可造成脑干和(或)双侧小脑多发梗死;来自狭窄大脑中动脉的栓子可以造成该供血区范围内的多发梗死。栓塞机制除了发现有潜在的栓塞源和影像学上的多发梗死外,微栓子监测技术可探测到部分脑栓塞患者脑血流中的微栓子信号。

【临床表现】

(1) 青壮年多见,活动中发病,无前驱症状,局限性神经功能缺失症状在数秒至数分钟内达到高峰,是发病最急骤的脑卒中。

(2) 意识清楚或轻度意识模糊,颈内动脉或大脑中动脉主干引起大面积梗死可发生严重脑水肿、昏迷及癫痫发作等,基底动脉主干栓塞也可发生昏迷。

(3) Willis环前部栓塞约占4/5,发生失语、偏瘫、偏身感觉障碍和局灶性癫痫发作等,多为完全性卒中;Willis环后部约占1/3,出现眩晕、复视、共济失调、交叉瘫、四肢瘫等椎基底动脉闭塞症状。累及单、双侧大脑后动脉导致同向性偏盲或皮质盲,基底动脉主干闭塞导致突然昏迷、四肢瘫(基底动脉尖综合征)。

(4) 大多数患者有栓子来源的原发病,以及心脏手术、长骨骨折等病史。

【实验室及其他检查】

(1) CT/MRI检查可显示缺血性梗死,继发出血性梗死更支持本病诊断。

(2) 腰穿脑压正常,脑压增高提示大面积脑梗死。

(3) 心电图应作为常规检查,确定心肌梗死,风心病,心律失常等证据。脑栓塞作为心肌梗死首发症状并不多见,更需注意无症状性心肌梗死。超声心动图检查可证实存在心源性栓子,颈动脉超声检查可评价颈动脉管腔狭窄程度及动脉斑块，对证实颈动脉源性栓塞有提示意义。

第四节 脑 出 血

病例 1-4-14

患者，男性，60 岁，中午做饭时突然感到头痛，继之跌倒，呕吐多次，不能说话，左侧肢体不能动，立即送来急诊。既往有高血压史多年。查体：血压 165/105mmHg，呼吸急促 24 次/分，心率 100 次/分，体温 39℃，意识不清，浅昏迷，左上下肢无自主活动，Babinski 征（+，-）。

问题：

1. 本病例的初步诊断是什么？
2. 进一步检查及治疗原则是什么？
3. 鉴别诊断有哪些？

参考答案和提示：

1. 定位诊断　右基底核区。诊断依据：①左侧偏瘫，左侧病理征阳性。②左半身痛觉减退。

定性诊断　脑出血。诊断依据：①活动时（做饭）发病。②起病急骤。③颅内压增高之全脑症状：呕吐、昏迷。④高血压史，起病时血压高。

2. 处理原则　①可作 CT 进一步明确诊断。②诊断明确后的治疗原则是防止进一步出血；降低颅内压，控制脑水肿；维持生命机能；防治并发症。

3. 鉴别诊断　脑梗死、脑栓塞、蛛网膜下腔出血及外伤性颅内血肿。

病例 1-4-15

患者，男性，47 岁，6 小时前患者正在做体力活动时突感左侧头痛，随即出现右侧肢体无力、麻木，站立不能，伴言语不清、口角流涎，无恶心、呕吐、抽搐和意识障碍。随即送入当地医院，测血压为 190/95mmHg，急诊颅脑 CT 检查提示“左侧基底核区出血”收入院。起病以来患者精神差，未进食，无大小便失禁。既往无类似病史，否认高血压病、糖尿病、高脂血症和心脏病史，有长期吸烟饮酒史。患者母亲有高血压病，6 年前死于脑出血。体格检查：体温 36.6℃，呼吸 20 次/分，脉搏 80 次/分，血压 190/95mmHg。发育正常，营养中等，自动体位，神志清楚，查体合作；双肺未闻及干湿啰音；心率 80 次/分，律齐，各瓣膜区未闻及杂音。专科体格检查：运动性失语，眼底未见视乳头水肿，双侧瞳孔等大等圆，直径 3mm，对光反射灵敏，眼球运动自如，无眼球震颤，双侧额纹对称，右侧鼻唇沟稍浅，口角左偏，伸舌向右偏斜；颈软；右侧肢体肌力 0～1 级、肌张力减低，腱反射消失，痛、温度觉较左侧减退，深感觉正常；左侧肢体肌力 5 级，肌张力、腱反射和痛、温度觉正常；病理反射未引出，克氏征、布氏征（-）。辅助检查结果：①实验室检查：WBC 8.7×10^9/L，N 0.80，血糖、血脂、肝肾功能、电解质均正常。②颅脑 CT：左侧基底核脑出血，内囊受累。

问题：

1. 该患者的诊断是什么？
2. 诊断依据是什么？
3. 鉴别诊断有哪些？
4. 该患者的治疗原则和治疗方案是什么？

参考答案和提示：

1. 诊断　①脑出血(左侧基底核区)；②高血压病3级极高危组。

2. 诊断依据

(1) 中年男性，活动中突然起病。

(2) 有高血压病、脑出血家族史。

(3) 突发头痛、右侧肢体麻木无力，伴言语不清、口角歪斜。

(4) 查体特点：①血压明显升高。②右侧偏瘫伴运动性失语。③右侧偏身感觉障碍。④神志清楚，脑膜刺激征(一)。该患者的体征提示病变位于左侧基底核区，结合病史，考虑脑出血可能性大，但是颅高压和意识障碍不明显，脑梗死不能除外，头颅CT可助鉴别。

(5) 颅脑CT显示：左侧基底核区出血，累及内囊。

3. 鉴别诊断

(1) 脑梗死：患者头痛、呕吐等颅内压增高症状不明显，无明显意识障碍，症状常在数小时至数天达高峰，典型者不难鉴别，不典型者颅脑CT可助鉴别。

(2) 肿瘤卒中：发病前可能有慢性头痛病史，颅脑CT可能发现血肿呈混杂密度，但有时需经动态观察才能最终确诊。

(3) 脑血管炎：常发生于年轻患者，血清免疫学检查可能有异常改变，DSA有助于该病的诊断。

(4) 全身性疾病：对发病突然、迅速昏迷且局灶体征不明显者，应注意与引起昏迷的全身性中毒(如酒精、药物、一氧化碳等)及代谢性疾病(如糖尿病、低血糖、肝性昏迷、尿毒症等)鉴别，病史及相关实验室检查可提供诊断线索。

4. 治疗原则　急性期应保持安静，防止继续出血；脱水降颅压，调整血压；加强护理，防治并发症。

治疗方案　①一般治疗：尽可能就近治疗，减少不必要的搬动；平卧休息，保持安静，减少探视；严密观察体温、脉搏、呼吸和血压等生命体征，注意瞳孔和意识变化。保持呼吸道通畅，必要时给氧。定时更换体位，防止褥疮。②维持水、电解质平衡。③脑水肿的治疗：常选用甘露醇或利尿剂，也可选用人血白蛋白。④调整血压。⑤防治并发症。⑥必要时手术治疗。⑦康复治疗。

病例 1-4-16

患者，女性，54岁，劳动中突感头晕，相继左半身失灵，右眼闭合不全，双眼向左侧凝视，10余分钟后昏睡，高热、双瞳孔小、四肢软瘫。

问题：

1. 患者可能的诊断是什么？

2. 应进一步进行的检查是什么？

参考答案和提示：

1. 诊断　脑桥出血。

2. 头颅CT检查。

病例 1-4-17

患者，女性，78岁，入院前4小时突然觉得头痛，并发现左侧肢体乏力，左上肢不能持物，左下肢不能行走，恶心伴呕吐胃内容物数次。无意识丧失，无四肢抽搐，无大小便失禁，即送医院急诊。体格检查：神清，血压 185/95mmHg，心率 80 次/分，对答切题，双眼向右凝视，双瞳孔等大等圆，对光反射存在，左鼻唇沟浅，伸舌略偏左。左侧肢体肌力 3 级，肌张力增高，腱反射略亢进，右侧肢体肌力 5 级，肌张力正常。Babinski 征（+，-）。颈软，Kernig 征（-）。辅助检查：头颅 CT 示右侧颞叶血肿。ECG 示窦性心律。既往史：患者原有高血压史十余年，平时不规则服药，不监测血压。

问题：

1. 请做出诊断并说明诊断依据。
2. 该疾病可与哪些疾病相鉴别？
3. 该疾病的治疗原则是什么？

参考答案和提示：

1. 诊断　脑出血（右侧颞叶）。诊断依据：①患者有十多年高血压史，发病时血压明显升高，故有脑出血的病理基础。②患者起病较突然，以头痛为先兆，发病时有头痛伴恶心呕吐，并出现左侧肢体肌力减退，伸舌左偏等症状，均与脑出血的发病表现相符合。③头颅 CT 见右侧颞叶血肿。

2. 可与以下 2 种疾病相鉴别：

（1）脑栓塞：一般为老年人好发，起病亦较急，但不似脑出血突然，发病前多有 TIA（短暂性脑缺血）发作，且起病多于睡眠后或休息时，发病时的血压可无明显的增高，症状常在几小时或较长时间内逐渐加重，意识清晰，而偏瘫失语等局灶性神经功能缺失则较明显。头颅 CT 无高密度出血影。

（2）蛛网膜下腔出血：患者多为青、中年人，多有先天性动脉瘤及血管畸形，发病突然，剧烈头痛伴恶心、呕吐，颈项强直，多无失语、偏瘫等局灶性神经功能缺失，可无高血压史，头颅 CT 蛛网膜下腔可见高密度影，脑脊液呈血性。该患者为老年女性，有高血压史多年，发病时有明显的左侧肢体偏瘫，无颈项强直，头颅 CT 亦未见蛛网膜下腔的出血影，故可排除。

3. 治疗原则　①控制脑水肿，降低颅压：可予降颅压药物（如甘露醇等），急性期内短期应用肾上腺皮质激素有助于减轻脑水肿，但对高血压、动脉粥样硬化、溃疡病有不利作用，故不可长期应用，且用药应审慎。②控制高血压：如有高血压，及时应用降压药物以控制高血压，使血压逐渐下降至脑出血前原有的水平或 150/90mmHg 左右，降压不可过快、过低。舒张压较低，脉压过大者不宜用降压药。③预防应激性溃疡。④预防继发性感染：每 2～3 小时翻身护理一次，防止褥疮发生。烦躁不安者，可给予镇静剂，但应避免给予巴比妥类药物，以免抑制呼吸。⑤营养、水分、电解质和酸碱平衡：如无应激性溃疡发生，发病第 2 日可进食或予鼻饲饮食，补充热能，水分及电解质，监测电解质，酸碱平衡并及时调整。

临床思维：脑出血

脑出血是指原发性非外伤性脑实质内出血。高血压是脑出血最常见的原因。70%的高血压性脑出血发生在基底核区（壳核及丘脑），脑叶、脑干及小脑齿状核各占约 10%，壳核出血常侵及内囊和破入侧脑室，丘脑出血破入三脑室或侧脑室，向外损伤内囊；桥脑或小脑出血直接破入蛛网膜下腔或四脑室。

【病因及发病机制】

1. 病因 高血压性脑出血是非创伤性颅内出血最常见的病因，是高血压伴发脑小动脉病，血压骤升使动脉破裂所致。其他病因包括：脑动脉粥样硬化、血液病、脑淀粉样血管病、动脉瘤、动静脉畸形、脑动脉炎、硬膜静脉窦血栓形成、夹层动脉瘤、原发性或转移性肿瘤、梗死后脑出血、抗凝或溶栓治疗等。

2. 发病机制 长期高血压可促使深穿支动脉血管壁结构变化，发生微小动脉瘤。目前普遍认为，微小动脉瘤或小阻力动脉 脂质透明样变性阶段破裂是脑出血的原因，然而，许多患者无高血压病史，也缺乏高血压终末器官病，如左心室肥厚，视网膜病或肾病等，提示急性高血压，血压突然升高也可引起脑出血。

【临床表现】 多在 50～70 岁发病，常见高血压病史，通常在活动和激动时起病，大多数病例无预兆，数分钟到数小时症状达到高峰，临床表现以出血部位及出血量不同而异。

1. 基底核区出血

(1) 壳核出血(豆纹动脉外侧支破裂)：突发对侧偏瘫、偏身感觉缺失和同向性偏盲，眼球向病灶对侧同向凝视不能，主侧半球可有失语，大量出血可有意识障碍。小量出血可仅有轻偏瘫和轻度感觉障碍。

(2) 丘脑出血(丘脑膝状动脉、丘脑穿通动脉破裂)：突发“三偏”(对侧偏瘫、偏身感觉障碍和偏盲)，特点是均等性瘫、明显感觉障碍和特征性眼征(凝视鼻尖、分离性斜视)、意识障碍较重等。出血波及丘脑下部或破入第三脑室出现昏迷加深、瞳孔缩小和去皮层强直等。

(3) 尾状核头出血：可仅有头痛，或伴轻度颈强、kernig 征等，无瘫痪或仅有对侧中枢性面舌瘫，临床易被忽略。

2. 桥脑出血(基底动脉桥脑支破裂) 出血灶多在桥脑基底与被盖部之间，大量出血破入第四脑室，患者迅即昏迷、双侧针尖样瞳孔、呕吐咖啡样物、中枢性高热、中枢性呼吸障碍、眼球浮动、四肢瘫、去大脑强直发作等，多在 48 小时内死亡。

3. 中脑出血 罕见，轻症表现 Weber 综合征，重症者深昏迷，四肢瘫，迅速死亡。

4. 小脑出血(齿状核动脉破裂) 病初意识清楚或轻度障碍，眩晕、频繁呕吐、枕部剧痛和平衡障碍等，无肢体瘫是其特点。晚期瞳孔散大，中枢性呼吸障碍(枕大孔疝)而死亡。

5. 脑叶出血 常由脑血管畸形、Moyamoya 病、血管淀粉样病变、肿瘤等所致，一般以顶叶最多见，常见癫痫发作。

6.(原发性)**脑室出血**(脑室脉络丛动脉、室管膜下动脉破裂) 小量出血常见头痛、呕吐、脑膜刺激征，酷似蛛网膜下腔出血，预后好。大量脑室出血起病急骤，迅速昏迷、呕吐、针尖样瞳孔、眼球分离斜视或浮动、四肢弛缓瘫、去脑强直发作等，迅速死亡。

【并发症】 并发症包括①感染；②应激性溃疡；③痫性发作；④中枢性高热。

【实验室及其他检查】

1. CT 检查 为首选检查，可显示新鲜血肿为圆形或卵圆形均匀高密度区，边界清楚，也可显示血肿部位、大小、形态、是否破入脑室、血肿周围有无低密度水肿带及占位效应。

2. MRI 检查 急性期对幕上及小脑出血的价值不如 CT，对脑干出血的检测优于 CT。

3. 数字减影脑血管造影 怀疑脑血管畸形、Moyamoya 病、血管炎等，尤其是血压正常的年轻患者应考虑行该项检查。

4. 脑脊液检查 颅内压升高，脑脊液多呈洗肉水样均匀血性。因有诱发脑疝的危险，仅在不能进行头颅 CT 检查，且临床无明显颅内压增高表现时进行。怀疑小脑出血时禁行腰穿。

5. 其他辅助检查 血、尿、便、肝肾功能、凝血功能、心电图等。

第五节 蛛网膜下腔出血

病例 1-4-18

患者，女性，41 岁，入院前做家务时突然出现刀劈样剧烈头痛，伴喷射样呕吐 2 次，即送我院急诊。体格检查：神志清，颈部抵抗，颅神经（－），眼底未见异常，四肢腱反射迟钝，四肢肌张力正常，肌力 5 级，双侧 Kernig 征（＋），双下肢病理征（－）。血压 140/80mmHg。辅助检查：①CSF：血性，细胞总数 270×10^6/L，WBC 5×10^6/L，其余均为 RBC，单核 34%，多形核 66%，糖 2.4mmol/L，蛋白 0.78g/L，氯化物 130mmol/L。②头颅 CT：各脑沟及双侧裂池见高密度影。

问题：

1. 诊断、诊断依据及可能的病因是什么？

2. 根据病情作出必要的鉴别诊断。

3. 治疗措施及进一步检查是什么？

参考答案和提示：

1. 诊断 蛛网膜下腔出血。诊断依据：①各年龄均可发病，颅内动脉瘤破裂多在青年以后。②绝大多数病例为突然起病，可有用力或情绪激动等诱因。③起病最常见症状为突然剧烈头痛、恶心、呕吐。④体征主要表现为脑膜刺激征。⑤辅助检查：CSF 检查，外观均匀血性，镜检可见大量红细胞，蛋白含量常增高，而糖、氯化物量正常。头颅 CT 检查，脑沟、脑室可见高密度影。

可能的病因是动脉瘤或血管畸形破裂，为蛛网膜下腔出血最常见的病因，约占 57%，尤其是中青年患者，更要考虑动脉瘤畸形或血管畸形破裂引起的出血。

2. 鉴别诊断

(1) 各种脑膜炎：均有头痛，呕吐，脑膜刺激征，但起病不似“蛛网膜下腔出血”急骤，开始时即有发热，脑脊液检查可明确鉴别。

(2) 高血压性脑出血引起继发性蛛网膜下腔出血：此类患者意识障碍症状较严重，有明显的脑实质受损的定位体征，且在起病时即出现，头颅 CT 可帮助鉴别。

3. 治疗措施

(1) 降颅压：绝对卧床 4～6 周，避免引起血压及颅内压增高因素，适当应用止痛剂及镇静剂。甘露醇及甘油果糖脱水降低颅内压，有抽搐发作可予抗癫痫药物，血压过高可予药物控制。

(2) 防止并发症：①防止继发性动脉痉挛（尼莫通）。②防止应激性溃疡。③防止继发感染，如肺部感染，褥疮等（若发生予抗感染治疗）。④注意水电解质平衡。

(3) 去除原发病因：病情稳定后，可作脑血管造影，以发现颅内动脉瘤或脑血管畸形，并积极争取外科手术或介入治疗，以防再次出血。

病例 1-4-19

患者,30 岁,2 周前出现头痛、呕吐,查体颈强、kernig 征(+),脑脊液黄变,白细胞增高。

问题:

1. 患者可能的诊断是什么?
2. 进一步的检查是什么?
3. 该病如何与结核性脑膜炎鉴别?

参考答案和提示:

1. 诊断 蛛网膜下腔出血。
2. 头颅 CT。
3. 结核性脑膜炎发病较慢,有结核病史或结核中毒症状,脑脊液细胞数增多、蛋白明显增高,糖、氯化物降低,PCR 检查脑脊液结核菌(+)。蛛网膜下腔出血急性起病,无发热,脑脊液糖、氯化物正常。PCR 检查结核菌(—),MRI 可见脑池 T_1、T_2高信号。

病例 1-4-20

患者,男性,30 岁,劳动中突感剧烈头痛、呕吐,一度意识不清,醒后颈枕部痛,右侧眼睑下垂,右瞳孔大、颈强,Kernig 征(+)。

问题:

1. 患者最可能的诊断是什么?
2. 诊断该病最可靠的诊断依据是什么?
3. 治疗原则是什么?

参考答案和提示:

1. 诊断 蛛网膜下腔出血。
2. 诊断依据 腰穿时发现血性脑脊液。
3. 治疗原则 制止继续出血,防治继发性血管痉挛,去除引起出血的病因,预防复发。

病例 1-4-21

患者,女性,50 岁。2 天前开始头痛,服止痛片可缓解,2 小时前打麻将时又忽然头痛加剧,并呕吐,继之倒地,呼之不应,急送医院就诊。查体:神志清楚,痛苦表情,对答切题;眼底正常,左睑下垂,瞳孔散大,光反射消失;无面瘫,伸舌居中;右上下肢轻瘫,感觉正常;颈反抗,Kernig 征(+)。

问题:

1. 可能的疾病是什么?依据是什么?
2. 病因诊断是什么?
3. 你预备做什么检查来确定诊断?
4. 做什么检查确定病因?

参考答案和提示:

1. 诊断 脑蛛网膜下腔出血。诊断依据:发病急;头痛呕吐,短暂意识障碍;脑膜刺激征阳性。

2. 病因诊断　动脉瘤。

3. CT；腰穿。

4. 血管造影。

临床思维：蛛网膜下腔出血

(自发性)蛛网膜下腔出血(SAH)是多种病因导致脑底部、脑和脊髓表面血管破裂，血液流入蛛网膜下腔。

【病因及发病机制】 原发性 SAH 是由于先天性动脉瘤、脑血管畸形、高血压动脉硬化性动脉瘤、脑底异常血管网病以及瘤卒中、抗凝治疗并发症等所致。85%～90% 的颅内动脉瘤位于前循环的 Willis 环血管上，特别是动脉分叉处，多为单发；后循环动脉瘤常见于基底动脉尖和小脑后下动脉。破裂的动脉瘤不规则或多囊状，破裂点常在动脉瘤穹隆处，脑底部各脑池可见血液沉积。

【临床表现】 SAH 任何年龄均可发病，动脉瘤好发于 30～60 岁，血管畸形多见于青少年。典型表现为：活动时或活动后(剧烈运动、激动、用力排便、咳嗽等)突发剧烈头痛、呕吐、颈强、Kernig 征和血性脑脊液等，头痛部位常与破裂的动脉瘤有关。玻璃体膜下片块状出血对本病有诊断意义。重者可伴短暂意识丧失，甚至短期内死亡；轻者可无明显的症状体征。动脉瘤扩张压迫邻近结构可出现头痛或脑神经瘫痪。1/3 的 SAH 患者动脉瘤破裂前有头痛、呕吐等"警告性渗漏"症状。后交通动脉瘤压迫可致动眼神经麻痹，颈内动脉海绵窦段动脉瘤易损伤 Ⅲ、Ⅳ、Ⅴ、Ⅵ 脑神经。脑血管畸形患者常有癫痫发作或无局灶性神经功能缺损症状等。60 岁以上老年患者 SAH 表现不典型，起病较慢，头痛、脑膜刺激征不显著，意识障碍和脑实质损害症状较重，如精神症状较明显。

【并发症】

1. 再出血　动脉瘤再次破裂，1 个月内风险最大，是 SAH 致命并发症；

2. 脑血管痉挛(CVS)　早发性 CVS 发生在出血后，表现为意识障碍、局灶神经体征如偏瘫(脑梗死)等，是死亡和致残的重要原因。

3. 脑积水　发生于病后 3 周，轻者嗜睡、上视受限、外展神经麻痹等，重者昏睡或昏迷，可因脑疝致死。

4. 扩展至脑实质内的出血　大脑前或大脑中动脉动脉瘤破裂，血液喷射到脑实质导致偏瘫，失语，有时出现小脑天幕疝。

【实验室及其他检查】

1. 脑脊液检查　常见均匀一致的血性脑脊液，压力增高，蛋白含量增高，糖和氯化物水平多正常。

2. 头颅 CT　CT 检查可见蛛网膜下腔高密度出血征象，多位于大脑外侧裂、前纵裂池、后纵裂池、鞍上池和环池等。可显示出血量、血液分布、有无再出血并进行动态观察。

3. 数字减影血管造影　是确定蛛网膜下腔出血病因的重要手段，可确定出血的原因、性质和部位，如可确定动脉瘤位置及其他病因如动静脉畸形、烟雾病等。数字减影血管造影宜在在发病 24 小时内或 4 周后进行。

4. 经颅多普勒超声　TCD 可以无创伤的测得颅底大血管的血流速度，对临床诊断蛛网膜下腔出血后血管痉挛有价值。

第六节 高血压脑病

病例 1-4-22

患者，男性，45 岁，头痛、呕吐 2 天，意识不清 1 小时，既往慢性肾小球肾炎史，高血压病史。入院查体：血压 190/130mmHg，神志呈嗜睡状态，四肢肌力 5 级，Babinski 征（－），眼底检查见视盘水肿，头颅 CT 提示顶枕叶水肿。

问题：

1. 患者的诊断是什么？
2. 诊断依据是什么？
3. 治疗措施有哪些？

参考答案和提示：

1. 诊断 高血压脑病。

2. 诊断依据 患者继发性高血压病史，舒张压升高（＞120mmHg），出现剧烈头痛、呕吐、意识障碍等神经系统体征，眼底可见高血压性视网膜病变，CT 或 MRI 显示特征性顶枕叶水肿。

3. 本病及时处理预后良好，处理不当可导致死亡，因此应力争早期确诊，卧床休息，尽快降血压，降低颅内压及减轻脑水肿，预防心力衰竭等。具体治疗及处理措施如下：

（1）高血压脑病发作时应在数分钟至 1 小时内使舒张压迅速降至 110mmHg（高血压患者）或 80mmHg 以下（血压正常者），恢复脑血管自动调节机制，但降压不要过快、过低，以防发生脑血流灌注不足，诱发脑梗死；老年人个体差异大，血压易波动，用药应从小量开始，逐渐加量，以免血压降得过快、过低，引起心肌梗死等不良后果，临床常用硝普钠、硝酸甘油、利舍平（利血平）、卡托普利、硝苯地平。

（2）降颅压及减轻脑水肿可用 20％甘露醇 250ml 快速静脉滴注，每 6～8 小时 1 次，心肾功能不全者慎用；可与速尿（呋塞米）40mg 静脉注射，10％人血白蛋白 50ml 静脉滴注或地塞米松 10～20mg 静脉滴注合用。

（3）癫痫频繁发作或癫痫持续状态首选安定 10～20mg 缓慢静脉注射，若不能控制可用安定 40～50mg 加于 10％葡萄糖溶液 500ml 中静脉滴注，应注意呼吸情况，也可用苯妥英（苯妥英钠），常与安定合用作为维持用药或用于出现呼吸抑制者，首剂 500mg 加入 5％葡萄糖 500ml 中，静脉滴注，300～500mg/d 维持疗效，随后成人可用苯巴比妥 0.2g 肌内注射，与 10％水合氯醛 30ml 灌肠；控制发作 1～2 天后改用苯妥英（苯妥英钠）或卡马西平口服，维持 2～3 个月以防复发。

临床思维：高血压脑病

高血压脑病是血压骤然急剧升高引起暂时性急性全面脑功能障碍综合征。

【病因及发病机制】 常见于急进型恶性高血压，如急性或慢性肾小球肾炎合并肾功能衰竭，以及子痫、原发性高血压、嗜铬细胞瘤等，原发性醛固酮增多症较少见。

【临床表现】

（1）发病年龄可因病因而异，起病急骤，进展迅速。主要表现为头痛、呕吐、黑矇、烦躁、意识模糊、嗜睡、视物模糊和癫痫发作等，神经系统体征不常见。降压治疗后症状可迅速消失，不遗留后遗症，否则可导致严重脑损害甚至死亡。

(2) 发作时舒张压通常在 140mmHg 以上，有些病例血压突然升至 180/120mmHg 即可发病，眼底检查可见视乳头水肿、视网膜出血等。

【实验室及其他检查】 头颅 CT 可见脑水肿所致弥漫性白质密度降低、脑室变小。MRI 显示脑水肿敏感，呈长 T_1 与长 T_2 信号，顶枕叶水肿是本病的特征。

第七节　其他动脉性疾病

病例 1-4-23

患者，男性，25 岁，1 月前无明显诱因突发左侧肢体无力伴左侧额纹变浅、口角歪斜，不伴头痛、头晕、恶心、呕吐及左侧肢体感觉异常，无意识不清，无视物不清等，15 分钟后自行缓解。于当地医院就诊，诊为低钾血症，予补钾治疗，后病情再次发作，行 MRA 示右侧大脑中动脉不显影。查体：神清，语利，左额纹变浅，左侧眼睑轻度下垂，双瞳等大等圆，对光反应灵敏，伸舌左偏，示齿口角右偏，颈软，左上肢肌力 1 级，左下肢肌力 4 级，右侧肢体肌力 5 级，双侧病理征(+)。

问题：

1. 患者可能的诊断是什么？
2. 应进一步行何种检查？

参考答案和提示：

1. 诊断　脑底异常血管网病。
2. DSA 或 MRA 可确诊。

临床思维：脑底异常血管网病

脑底异常血管网病又称烟雾病(Moyamoya disease)，是颈内动脉虹吸部及大脑前、中动脉起始部进行性狭窄或闭塞，颅底软脑膜、穿通动脉形成细小密集的吻合血管网。

【病因及发病机制】 本病的病因不清，可能为先天性血管畸形，某些病例有家族史，母子或同胞中有类似患者，有些病例合并其他先天性疾病，亦可因多种后天性炎症，外伤等引起，多数病例病前有上呼吸道感染或扁桃体炎，系统性红斑狼疮等。

【临床表现】 多在 10 岁前发病，常见 TIA、脑卒中、头痛和癫痫发作等。患儿多见缺血性卒中，成年患者出血性卒中常见，SAH 较多，可有反复的晕厥发作。

第八节　颅内静脉窦及脑静脉血栓形成

病例 1-4-24

患者，男性，60 岁，持续头晕、头痛 1 个月。入院查体：神志清，言语利，四肢肌力 5 级，Babinski 征(−)，颈软，kernig 征(−)。头颅 CT 示静脉窦内异常高密度灶，增强扫描示上矢状窦后可见一空的三角形影。

问题：

1. 该患者的诊断是什么？
2. 鉴别诊断有哪些？

参考答案和提示：

1. 诊断　颅内静脉窦血栓。

2. 鉴别诊断　动脉系统缺血或出血性卒中、脑脓肿、脑肿瘤、脑炎及良性颅内压增高症。

临床思维：颅内静脉窦及脑静脉血栓形成

颅内静脉窦及脑静脉血栓形成，是一组由多种病因导致脑静脉系统因血栓形成而阻塞，造成静脉回流障碍，产生脑组织淤血、水肿及颅压增高，从而出现一系列相关症状和体征。因血栓发生部位、病因不同而临床症状各异。

【病因及发病机制】　根据病因可分为原发性和继发性两类。原发性病因不明；常见的继发性病因为外伤、妊娠产褥期、长期口服避孕药、肿瘤、脱水和营养不良、感染（中耳炎、乳突炎、鼻窦炎）、血液病及白塞综合征等。

【临床表现】　血栓形成部位的不同使其临床表现不完全相同。

1. 海绵窦血栓形成　①常有眶部、鼻窦、面部、其他静脉窦感染或全身感染；非感染性血栓形成罕见，常因肿瘤、外伤、动静脉畸形阻塞所致；②化脓性血栓形成常起病急骤，伴高热、眼部疼痛、眶部压痛、剧烈头痛、恶心、呕吐、意识障碍；③球结膜水肿、患眼突出、闭眼不能、眼周红肿，Ⅲ、Ⅳ、Ⅵ、$Ⅴ_{1\sim2}$ 脑神经受累表现；④视神经较少受累，眼底可有视乳头水肿、出血；⑤可并发脑膜炎、脑脓肿、颈内动脉炎；⑥颈内动脉海绵窦段炎症和血栓，可有颈动脉触痛，对侧中枢性偏瘫和偏身感觉障碍；⑦垂体受累可出现水盐代谢紊乱、垂体功能减退。

2. 乙状窦血栓形成　①常由化脓性乳突炎或中耳炎引起，婴儿及儿童最易受累；②发病时多有发热、寒战、外周血白细胞增高；③血栓延及上矢状窦或对侧横窦时，出现进行性脑水肿和高颅压症状；④颈静脉孔附近受累则出现Ⅸ、Ⅹ、Ⅺ脑神经症状；⑤血栓扩展至直窦、岩上窦、岩下窦、上矢状窦时，颅内压增高更为明显，出现昏迷、肢体瘫痪、癫痫发作；⑥脑脊液压力明显升高，压颈试验患侧压力不升高，健侧压力迅速升高。

3. 上矢状窦血栓形成　①非感染性多见，常见于产后1～3周的产妇、妊娠期、口服避孕药、婴幼儿或老年人严重脱水、感染、全身消耗及恶液质等；②急性或亚急性起病，常呈全身衰竭状态，首发症状多为头痛、恶心、呕吐、视乳头水肿、复视、外展神经麻痹、意识障碍等高颅压症状；③婴幼儿可见喷射性呕吐、颅缝分离、额浅静脉怒张，老年患者症状轻微，仅有头昏、头疼、眩晕等症状；④部分患者可有癫痫发作，可为全身性或局限性；⑤大静脉受累可出现脑皮质及皮质下白质出血，导致神经功能缺失症状，如膀胱功能障碍、双下肢瘫痪、偏瘫、偏身感觉障碍、偏盲、眼球侧视麻痹、黑矇、失语、失用等。

4. 直窦血栓形成　少见，但闭塞时病情严重，可因颅内压急剧升高、昏迷、抽搐和去大脑强直发作等而很快死亡。

5. 大脑静脉血栓形成　①多由静脉窦血栓形成扩展而来；②皮质静脉血栓表现为突然起病、发热、头痛、抽搐、轻偏瘫及颅内压升高；③深部大脑大静脉发生血栓，可导致大脑半球中央白质或基底核和侧脑室出血，病情严重，表现为昏迷、高热、去脑强直、痫性发作，如能存活多遗留手足徐动、舞蹈症等。

【实验室及其他检查】

1. 影像学检查

(1) 头颅核磁共振和核磁共振静脉成像（MRI＋MRV）对颅内静脉系统血栓形成诊断敏感

性高，无创伤、快速、简单易行，如临床高度怀疑脑静脉系统血栓形成时，应作为一线检查手段。

1）血栓的直接征象：随时间变化，急性期（发病 1 周内），T_1、T_2 加权相上静脉窦或静脉内正常血管流空现象消失，T_1 等信号，T_2 低信号；亚急性期（发病 2～4 周），T_1、T_2 均示高信号；慢性期（发病 1 个月后），此期血栓信号变化不定，血管流空现象可重新出现，T_1、T_2 信号减弱，有些患者发病 4 个月后 MRI 示管腔内等密度信号，无正常流空现象，表明为持续闭塞。

2）血栓的间接征象：与 CT 一样出现脑水肿、出血、梗死及脑室系统改变的影像。

3）头颅 MRV：可确认主要的静脉和静脉窦的闭塞，如上、下矢状窦、直窦、横窦、Galen 静脉等，有血栓的血管血流信号消失。

（2）头颅 CT 和螺旋 CT 静脉造影

1）血栓形成的直接征象：致密三角征（常规扫描时上矢状窦呈现高密度）、条索征（常规扫描在皮层静脉、直窦及大脑大静脉处有高密度）、空 δ 征（增强扫描后在上矢状窦后部、直窦及横窦可见中心低或等密度周围高密度现象）。直接征象不多见，但特异性高。

2）血栓形成的间接征象：可出现脑水肿、梗死、出血性梗死、脑室系统改变的影像。深部静脉血栓形成的间接征象为双侧丘脑、基底核区梗死或出血性梗死。

3）螺旋 CT 静脉造影：可有充盈缺损、窦壁强化和侧支静脉引流增加等。

（3）脑血管造影（DSA）能显示静脉窦和静脉部分或完全阻塞，引流区皮质静脉螺旋状扩张，还显示静脉反流现象，但缺点是有创伤性，适用于 MRI＋MRV 不能确诊者。

2. 腰穿脑脊液检查 颅内压增高为主要改变，可有蛋白和细胞数增高。对排除颅内感染和蛛网膜下腔出血有价值。

复 习 题

一、名词解释

1. 短暂性脑缺血发作 2.（Willis）环 3. 腔隙性梗死 4. 脑栓塞 5. 交叉性瘫痪 6. 三偏综合征 7. 短暂性全面性遗忘症 8. 跌倒发作 9. 可逆性缺血性神经功能缺失 10. Foville 综合征 11. 构音障碍-手笨拙综合征

二、简答题

1. 脑血管病的易患因素有哪些？
2. 椎基底动脉 TIA 的临床表现有哪些？
3. 短暂脑缺血发作应如何预防？
4. 基底动脉主干闭塞的临床表现有哪些？
5. 颈内动脉系统＋IA 特征性症状有哪些？
6. 脑出血急性期的治疗原则是什么？
7. 脑出血并发症有哪些？
8. 蛛网膜下腔出血的常见并发症有哪些？
9. 脑出血引起丘脑下部受损的常见表现有哪些？
10. 椎基底动脉系统的大致供血范围有哪些？

三、问答题

1. 论述脑缺血发作微栓塞学说。
2. 椎-基底动脉系统短暂性脑缺血发作的特征性表现有哪些？
3. 基底动脉尖综合征的临床表现有哪些？
4. 腔隙性梗死常见的五种临床类型及表现是什么？
5. 基底核区出血的临床特点有哪些？
6. 上矢状窦血栓形成的临床特点有哪些？

7. 一患者 CT 显示桥脑出血(血量约 8ml)可能有何临床表现?
8. 脑出血与脑血栓形成性脑梗死临床应如何鉴别?

参考答案

一、名词解释

1. 脑组织某一区域因血液供应不足导致功能发生短暂的障碍,表现为突然发生的局灶性症状和体征,但 24 小时内可完全恢复。
2. 由双侧大脑前动脉、颈内动脉、大脑后动脉、前交通动脉和后交通动脉组成,使两侧大脑半球、一侧大脑半球前、后部形成充足的侧支循环。
3. 腔隙性梗死是大脑半球深部白质及脑干的缺血性微梗死。
4. 脑栓塞是各种栓子随血流进入颅内动脉使血管腔急性闭塞,导致相应供血区脑组织缺血坏死及脑功能障碍。
5. 病变同侧的周围颅神经麻痹和对侧中枢性偏瘫和偏身感觉障碍称为交叉性瘫痪。
6. 三偏综合征是指内囊区域的损害,出现的偏瘫、偏身感觉障碍及偏盲称三偏综合征。
7. 发作性短时间记忆丧失,持续数分至数十分钟,患者对此有自知力,伴时间、地点定向障碍,谈话、书写和计算能力正常,是大脑后动脉缺血累及颞叶内侧、海马所致。
8. 患者转头或仰头时下肢突然失去张力而跌倒,无意识丧失,可很快自行站立,是脑干网状结构缺血所致。
9. 缺血卒中发病后神经功能缺失症状较轻,但持续存在,可在三周内恢复。
10. Foville 综合征是椎基底动脉闭塞综合征的一种,表现为同侧凝视麻痹,周围性面瘫,对侧偏瘫。
11. 起病突然,症状迅速达高峰,表现为构音障碍、吞咽困难、病变对侧中枢性面舌瘫、面瘫侧手无力和精细动作笨拙,书写易发现,指鼻试验标准,轻度平衡障碍,病变在脑桥基底部上 1/3 与下 2/3 交界处,为基底动脉旁中线支闭塞。

二、简答题

1～2. 略。

3. 重视高血压、糖尿病、高胆固醇血症和心脏病的治疗,纠正不良习惯吸烟和过量饮酒,适当运动,已发生 TIA 的患者或高危人群可长期服用抗血小板药阿司匹林。

4～6. 略。

7. 肺部及尿路感染、应激性溃疡、稀释性低钠血症、癫痫发作、中枢性高热和下肢深静脉血栓形成等。
8. 略。
9. 呕吐咖啡样物质、白细胞增多、血糖增高、尿崩症、大汗淋漓和中枢性高热等。出血破入第三脑室昏迷加深、瞳孔缩小、去皮层强直等。
10. 略。

三、问答题

1～6. 略。

7. 该患者桥脑出血量约 8ml,为大量桥脑出血,可累及双侧桥脑,常破入第四脑室。因此发病时患者可有头痛、恶心、呕吐,面神经交叉瘫或偏瘫,两眼向瘫侧共同偏视,血压增高等;并可迅速发展为四肢瘫、深度昏迷、双眼针尖样瞳孔,以及中枢性高热、中枢性呼吸障碍、呕吐咖啡样物、眼球浮动、去大脑强直发作等,可在 48 小时内死亡。
8. 略。

(孙兴元)

第五章　中枢神经系统感染

第一节　概　　述

中枢神经系统(CNS)感染指各种生物病原体(病毒、细菌、螺旋体、寄生虫、立克次体和朊蛋白等)侵犯CNS实质、被膜及血管等,引起急性或慢性炎症性(或非炎症性)疾病。

1. CNS感染性疾病根据感染部位分为　①脑炎、脊髓炎或脑脊髓炎;②脑膜炎、脊膜炎或脑脊膜炎;③脑膜脑炎。根据发病及病程分为急性、亚急性和慢性感染。

2. CNS感染途径　①血行感染:病原体通过昆虫叮咬、动物咬伤、使用不洁注射器、面部感染逆行入颅、孕妇感染经胎盘传给胎儿等;②直接感染:颅贯通伤;③神经干逆行感染:如单纯疱疹病毒、狂犬病毒等先感染皮肤、呼吸道或胃肠道黏液,然后经神经末梢进入神经干。

第二节　病毒感染性疾病

一、单纯疱疹病毒性脑炎

病例 1-5-1

患者,男性,50岁,5天前出现发热、周身疼痛、口唇疱疹,口服抗感冒药。3天前出现头痛、呕吐,体温40℃,伴迟钝、淡漠,并频繁癫痫发作。查脑脊液细胞数增多,糖、氯化物正常,脑电图示弥漫性异常,CT发现颞、额叶多个低密度灶。医治无效死亡。死后病理检查脑实质内出血性坏死、细胞核内包涵体。

问题:

1. 该患者的诊断是什么?
2. 需注意与哪些疾病相鉴别?
3. 如何降低死亡率?

参考答案和提示:

1. 诊断　单纯疱疹病毒性脑炎。

2. 需与带状疱疹病毒性脑炎、肠道病毒性脑炎、巨细胞病毒性脑炎及急性播散性脑脊髓炎鉴别。

3. 早期诊断及治疗是降低病死率的关键。①抗疱疹病毒药物。②免疫治疗:可用干扰素、转移因子等。③重症昏迷患者采用支持疗法,保持呼吸道通畅,预防褥疮及呼吸道感染等并发症。④对症治疗:抗癫痫、脱水降颅压等。

临床思维:单纯疱疹病毒性脑炎

【病因及发病机制】　单纯疱疹病毒(herpes simplex virus,HSV)有两种血清型:HSV-Ⅰ和HSV-Ⅱ,单纯疱疹病毒脑炎由HSV-Ⅰ引起,HSV-Ⅱ则引起生殖器疱疹和新生儿疱疹。HSV-Ⅰ经呼吸道或唾液接触传染。人群中HSV-Ⅰ感染很普遍,15岁人群中大约有50%有HSV-Ⅰ型病毒抗体,50%~90%成年人也可检测到抗体。患者和病毒携带者是传染源。初次感染通常发生在儿童或青春期,机体可产生特异性抗体,但不能彻底清除病毒,病毒可长期潜伏在患者体内，主要在三叉神经节。人体受到某种非特异性的刺激可使潜伏的病毒激活，病毒在体内扩散而致病。一部分患者在原发性感染时也可发生 HSV-Ⅰ病毒脑炎。HSV-Ⅰ病毒脑炎在临床上也称为出血坏死性脑炎或急性包涵体脑炎，是最凶险的病毒性脑炎之一。

【临床表现】

1. 发病年龄　本病可发生在任何年龄，但 10 岁以下儿童和 20～30 岁青年最常见。

2. 发病季节　散发，没有季节性。

3. 症状　急性起病，常见的表现为发热、头痛、恶心、呕吐、抽搐，部分患者出现局灶性神经系统症状，如偏瘫等。精神异常包括意识模糊、人格改变、定向力障碍、记忆力减退、幻觉和失语等。症状可在数小时至数天内进行性加重，出现意识障碍和昏迷，严重时可致死亡。少数患者呈亚急性或慢性起病，症状持续数月不等。

4. 神经系统体征　患者除发热外，可见意识障碍、失语、自主神经功能失常、共济失调、偏瘫、颅神经功能障碍及视乳头水肿等。

【实验室及其他检查】

1. 血常规　白细胞计数轻中度升高，以中性粒细胞为主。

2. 腰穿检查　脑脊液压力可升高，细胞数增加，感染早期以中性粒细胞为主，后期则淋巴细胞占优。蛋白含量升高，糖多为正常，偶可见降低，氯化物正常。少数患者在疾病的初期脑脊液检查正常。IgG 可升高。

3. 免疫性检查　发病后 1 周脑脊液中疱疹病毒抗体滴度升高。脑脊液中疱疹病毒抗体升高有重要诊断价值，但脑脊液中疱疹病毒抗体阳性可持续较长时间，对指导疾病治疗作用有限。血清中疱疹病毒中和抗体滴度增高 4 倍以上具有回顾性诊断价值。

4. 脑电图　表现为弥漫性慢波，或额颞区局灶性 θ 波、σ 波，或高度弥漫的高波幅 θ、σ 波，伴阵发性发放，偶见同步节律或三相波。

5. 影像学检查　头颅 CT 可见脑内低密度病灶，有占位效应，部分病例可显示点灶状出血灶。造影剂检查可见病灶增强，但在疾病早期头颅 CT 检查可正常。头颅 MRI 检查优于 CT，常表现为一侧颞叶底面，内侧面等部位长 T_1、长 T_2 信号，伴明显的占位效应，注射造影剂后病灶呈弥漫性或脑回状增强。HSV-Ⅰ病毒性脑炎病灶以颞叶分布最常见，其次为额叶，偶见于枕叶，病变部位多不对称或病变程度轻重不一。

6. 病理检查　某些患者诊断需要行脑活检来确诊，脑活检是诊断单纯疱疹病毒脑炎最可靠的方法。

二、带状疱疹病毒脑炎

病例 1-5-2

患者，男性，33 岁。入院前 3 周双眼充血，外院眼科就诊，诊断为“结膜炎”，用氯霉素、利福平眼药水治疗，1 周左右好转。入院前 1 周，左前额部发红，第 2 天局部出现疱疹，未去就诊。入院前 1 天，发热，体温 38℃，伴有持续性头痛、恶心及呕吐。1988 年 1 月，患急性肝炎。体格检查：体温 38℃，脉搏 100 次/分，血压 160/100mmHg，神志清，颅神经（－），四肢肌力 5 级，腱反射（＋＋），颈部抵抗，kernig 征（＋，＋），病理反射未引出。左前额部见成簇疱疹，部分结痂。辅助检查：腰穿，CSF 压力 200mmH_2O，WBC 50×10^6/L，蛋白 0.65g/L，糖 3.0mmol/L，氯化物 130mmol/L；EEG：轻中度弥漫性异常。皮肤科会诊：左前额部为带状疱疹。

问题：

1. 请作出诊断并提出诊断依据。

2. 需与哪些疾病相鉴别？

3. 治疗原则是什么？

参考答案和提示：

1. 诊断　带状疱疹病毒脑炎。诊断依据：①带状疱疹病毒属脱氧核糖核酸疱疹病毒，感染后可存在于脊神经背根神经节及三叉神经节细胞内，当机体免疫功能低下时，可沿感觉神经下行传到相应皮肤引起皮疹，沿神经上行，进入中枢神经系统，可引起脑炎或脑膜炎。患者于结膜炎及皮肤带状疱疹后出现发热、头痛，故考虑为带状疱疹病毒脑炎。②患者带状疱疹感染后出现发热、头痛、脑膜刺激征，腰穿 CSF 压力增高。白细胞及蛋白增高。脑电图：弥漫性异常，符合脑部炎症的表现。

2. 鉴别诊断

(1) 化脓性脑膜炎：一般全身感染症状明显，发病前常有细菌感染史，腰穿 CSF 中白细胞明显增高，一般在(1000～10000)$\times 10^6$/L，蛋白增高明显，糖、氯化物降低，且 50%病例 CSF 中找到致病菌。本患者脑脊液与此不符。

(2) 乙型脑炎：多发生在夏秋季节，由蚊或其他吸血昆虫传播，临床上有高热、抽搐、意识障碍、脑膜刺激征及其他神经系统特征，腰穿 CSF 白细胞常在(100～500)$\times 10^6$/L，上述表现与本患者不符。

(3) 蛛网膜下腔出血：起病急，头痛呈刀劈样，体检有明显脑膜刺激症状，腰穿脑脊液检查呈均匀血性，以此可与本患者相鉴别。

3. 治疗原则

(1) 降低颅内压：20%甘露醇静脉滴注。

(2) 抗病毒：阿昔洛韦口服，病毒唑(利巴韦林)静滴。

临床思维：带状疱疹病毒脑炎

【病因及发病机制】 水痘和带状疱疹是由水痘-带状疱疹病毒所引起的急性传染病。水痘多见于儿童，带状疱疹多见于成人。水痘为原发感染，病愈后病毒静止状态潜伏于脊髓背根神经节细胞内，一定诱因下激活而引起带状疱疹。患者是唯一传染源。带状疱疹传染性远小于水痘。

【临床表现】

1. 发病人群　细胞免疫功能低下者易发，肿瘤、器官移植、HIV 感染等人群中多见。

2. 发病年龄　年龄增长是患带状疱疹的重要危险因素，常见于中年人。

3. 症状与体征　带状疱疹潜伏期 7～12 天，出皮疹前几天受累皮肤有瘙痒、感觉过敏、针刺痛或烧灼痛等感觉，皮疹可沿神经分布，以颈胸部最常见。

颅神经中三叉神经、面神经和听神经易受累。少数患者仅有典型的节段性神经痛而无皮疹。带状疱疹最常见的并发症是疱疹后的神经痛，发作频繁。

【并发症】 临床上突出的神经系统并发症是带状疱疹脑炎、眼带状疱疹感染后血管病变引起的对侧肢体偏瘫、脊髓炎和多灶性白质脑病。带状疱疹脑炎多在出疹后几天内出现，但有时可在未出皮肤疱疹的情况下出现，免疫功能低下者更易并发脑炎。患者出现发热、头痛、脑膜刺激征、意识障碍、谵妄等，可伴有局灶神经系统体征，共济失调及癫痫发作等。

【实验室及其他检查】

1. 常规检查　无特征性改变。

2. 脑脊液　压力可升高，神经系统症状明显时脑脊液细胞数常增加，淋巴细胞为主，蛋白含量升高。

3. 脑电图　弥漫性改变，可见慢波活动，无特征性。

4. 免疫学检测　血清和脑脊液中带状疱疹病毒抗体测定有诊断意义，但应鉴别假阳性和假阴性结果。

5. 影像学　头颅CT、MRI无特征性改变。

第三节　中枢神经系统结核病

结核性脑膜炎

病例 1-5-3

患者，女性，28岁，有肺结核病史。近1个月出现低热、盗汗、乏力，并伴头痛、呕吐，近10天嗜睡，有抽搐发作，表现为突发双眼向一侧注视，牙关紧咬，肢体抽动，伴尿失禁，数分钟后缓解。查脑膜刺激征（+）；颅压高，脑脊液黄色，静置后形成薄膜，淋巴细胞、蛋白显著增高，糖及氯化物下降；抗酸杆菌染色（+）。

问题：

1. 该患者的诊断、主要诊断依据是什么？

2. 需与何疾病鉴别？

3. 如何治疗？

参考答案和提示：

1. 诊断　结核性脑膜炎。诊断依据：结核病病史或接触史、头痛、呕吐及脑膜刺激征、CSF特征性改变。

2. 需与隐球菌脑膜炎鉴别。

3. 治疗　①遵循早期给药、合理选药、联合用药及系统治疗原则；②选用异烟肼、利福平、吡嗪酰胺和链霉素；③辅以激素、α－糜蛋白酶、透明质酸酶等鞘内注射；④20%甘露醇、甘油果糖降低颅压。

临床思维：结核性脑膜炎

结核性脑膜炎（TBM）是结核杆菌引起脑膜和脊髓膜非化脓性炎症，是最常见的神经系统结核病。

【病因及发病机制】　TBM约占全身性结核病的6%，结核分枝杆菌感染经血播散后在软脑膜下种植，形成结核结节，结节破溃后大量结核菌进入蛛网膜下腔引起TBM。

【临床表现】　急性或亚急性起病，病程较长。早期常见发热、头痛、呕吐及脑膜刺激征等。如未治疗可合并脑实质损害症状。老年人TBM头痛、呕吐较轻，脑脊液改变不典型，结核性动脉内膜炎引起脑梗死较多。

【实验室及其他检查】　颅内压明显增高（可达400mmH_2O以上），脑脊液外观黄色，静置后形成薄膜；CSF典型改变是淋巴细胞显著增多，蛋白升高，糖及氯化物下降，可高度提示诊断。抗酸杆菌染色可鉴定细菌。

第四节　脑寄生虫病

脑囊虫病

病例 1-5-4

患者，男性，32 岁，黑龙江省生人，喜食生菜。1 周前出现头痛、恶心，3 天前突发意识丧失，双眼上窜瞪视，牙关紧咬，肢体强直抽搐，伴尿失禁，数分钟后缓解。间断发作 3 次。查体：小腿皮下可触及多个结节，神经系统检查未见阳性体征。外周血嗜酸粒细胞增多。ELISA 法检测血清囊虫抗体(＋)。CT 可见单个或多个钙化点和包囊的小透亮区，可见环形增强。脑电图示尖波棘波。

问题：

1. 该患者的诊断是什么？

2. 该病的临床分型有哪些？

3. 如何治疗？

参考答案和提示：

1. 诊断　脑囊虫病。

2. 脑实质型、蛛网膜型或脑膜型、脑室型和脊髓型。

3. 治疗　减轻颅内局部炎性反应；抗癫痫；口服吡喹酮杀虫治疗，总剂量为 300mg/kg，3 个月为一疗程，共治疗 3～4 个疗程。

临床思维：脑囊虫病

脑囊虫病是由猪带绦虫幼虫（囊尾蚴）寄生脑组织形成包囊所致。人是猪绦虫的中间和终末宿主。

【病因及发病机制】　本病临床症状复杂多样，常引起严重病变，有时可危及生命。本病流行范围广，患者是唯一传染源，食入猪带绦虫的虫卵或猪带绦虫患者小肠中的妊娠节片反流入胃或十二指肠均可感染，六钩蚴随血液进入脑部和脊髓，分布于不同部位。该病是中枢神经系统最常见的寄生虫感染。

【临床表现】

1. 发病年龄　人对囊虫普遍易感染，与年龄、性别无明显关系，与卫生情况密切相关。

2. 病程　进展缓慢，多在感染后 5 年以内发病，个别长达数十年。少数患者症状可突然发作。

3. 症状体征　临床症状多样，与病变部位有关，主要分布为以下几种类型（在临床上各种类型可同时存在）。

(1) 脑实质型：症状与病变的位置有关。皮质受累时以反复发作的癫痫为特征，发作类型多样，主要为单纯大发作，此外有失神，发作性幻视，视物变形，幻嗅，神经运动性兴奋及各种局限性抽搐和感觉异常等；脑实质受累患者可出现局灶性神经功能障碍、偏瘫、感觉障碍、偏盲、失语及共济失调等，偶见精神异常与痴呆表现；累及血管可致血管炎而诱发卒中；极少数患者在感染初期发生急性弥散性脑炎，表现为意识模糊甚至昏迷，患者可在 1 周内死亡。

(2) 脑膜炎：临床以急性或亚急性脑膜刺激征为突出特征，也可慢性起病。除脑膜刺激征外，还可有轻度脑损害的表现。颅底部脑膜炎导致颅神经麻痹及交通性脑积水。颅底部软脑膜增厚可造成 Wills 环附近血管病变，导致血管狭窄，引起脑卒中发作。

(3) 脑室型：脑室中的囊虫(尤其是第 3、4 脑室)可阻塞脑脊液流通，引起梗阻性脑积水。急性起病或病情进行性加重，头痛为主要表现，常伴有呕吐、复视、视力及听力减退，查体可见视乳头水肿或继发性视神经萎缩。囊虫可在脑室内移动，产生“球瓣”效应，引起周期性症状，这些患者可能突然死亡。

(4) 脊髓型：少见，是囊虫侵入脊髓所致。患者表现为截瘫，感觉异常及二便失禁等。

(5) 其他：绝大多数脑囊虫病患者伴有脑外的表现，最常见的是皮肤和肌肉囊虫病，少数患者有眼囊虫病。

【实验室及其他检查】

1. 常规检查 部分患者血常规中可见嗜酸粒细胞计数升高，有肠绦虫患者，大便中可查见虫卵或节片。

2. 腰穿检查 脑脊液压力有不同程度升高，细胞数正常或淋巴细胞数轻中度增多，也可见嗜酸粒细胞增多，在脑膜炎型中明显。蛋白含量轻中度升高，糖含量正常或降低。

3. 影像学检查 脑囊虫影像学表现复杂多样。头颅 X 线、CT 扫描检查可见囊虫钙化结节，有时双小腿 X 线也可发现钙化结节。头颅 CT、MRI 检查均有助于判断病变位置、脑积水的情况及梗阻部位，CT 上呈小圆形低密度灶，在 MRI 上则呈长 T_1 长 T_2 信号，在病程的不同时期病灶的水肿效应不同。不过二者在诊断中的作用各有所长，头颅 CT 在发现囊虫的钙化方面优于 MRI，头颅 MRI 诊断活动期囊虫则优于 CT。头颅 MRI 对蛛网膜下腔、脑干、小脑及脑室内的囊虫敏感性更高，有时需要造影剂增强检查，病灶可无强化，也可出现环形增强，这同病程有一定关系。

4. 免疫学检查 血、脑脊液中囊虫补体结合试验有助于诊断。但阴性结果并不能完全排除脑囊虫的诊断。

5. 脑电图检查 有助于癫痫的诊断及分型。

6. 病理检查 有时为明确诊断，需行皮下结节活检或脑活检

复 习 题

一、名词解释

1. 中枢神经系统(CNS)感染 2. 结核性脑膜炎(TBM)

二、简答题

1. 单纯疱疹病毒性脑炎(HSE) 常用的病原学检查法是什么？
2. HSE 病理学重要特征是什么？
3. TBM 腰穿及脑脊液检查的特点有哪些？
4. 脑囊虫病最常见的临床表现有哪些？
5. CNS 感染性疾病的病因分类？
6. 脑囊虫病脑室型的临床表现有哪些？

三、问答题

1. 单纯疱疹病毒性脑炎的临床表现及辅助检查有哪些？
2. 单纯疱疹病毒性脑炎的治疗？
3. 结核性脑膜炎的临床表现有哪些？
4. 试述结核性脑膜炎(TBM)的治疗？

参考答案

一、名词解释

1. 中枢神经系统感染是各种生物性病原体(包括病毒、细菌、螺旋体、寄生虫、立克次体和朊蛋白等)侵犯 CNS 实质、被膜及血管等引起的急性或慢性炎症性(或非炎症性)疾病。
2. 结核性脑膜炎是结核杆菌引起的脑膜和脊髓膜非化脓性炎症,是最常见的神经系统结核病。

二、简答题 略。

三、问答题 略。

(潘云志)

第六章　中枢神经系统脱髓鞘疾病

第一节　多发性硬化

病例 1-6-1

患者，中年女性，因感冒半个月后出现复视、眼球震颤、双下肢无力和麻木、共济失调及平衡障碍。

问题：

1. 最可能的诊断是什么？

2. 若要鉴别是否为 Fisher 综合征，发病 2 周后最有价值的检查是什么？

3. 患者用皮质激素治疗后痊愈出院，但 3 个月后再次出现眼球震颤、共济失调和 Foville 综合征，头颅 MRI 显示四脑室周围 T_2像片状高信号，侧脑室周围白质无异常信号。CSF-IgG 指数增高和寡克隆 IgG 带(＋)。应该诊断为什么疾病？

4. 若 1 月后患者又出现双眼视力下降，更支持何诊断？

5. 哪项体征高度提示该诊断？

6. 该病的 MRI 典型表现是什么？

7. 还要完善何种检查？

8. 如何治疗？

参考答案和提示：

1. 诊断　脱髓鞘脑炎。

2. 脑脊液检查。

3. 实验室检查支持确诊 MS。

4. 多发性硬化。

5. 眼肌麻痹及眼球震颤。

6. 侧脑室周围白质多数长 T_1、长 T_2 信号的类圆形或融合性斑块。

7. 视觉(VEP)、脑干听觉(BAEP) 和体感诱发电位(SEP)。

8. 治疗　促皮质素及皮质类固醇治疗。

病例 1-6-2

患者，女性，39 岁。于 2005 年 9 月无明显诱因出现左上肢麻木，约 6～7 天后平脐处出现皮肤疼痛及束带感，并逐渐出现左下肢麻木无力，10 月 4 日出现小便费力，来我院，经核磁共振检查发现颅内及上胸髓内多发片状长 T_2 信号，脑脊液蛋白增高，寡克隆区带阳性，诊为“中枢神经系统炎性脱髓鞘病”，予激素(甲基强的松龙)、人免疫球蛋白等治疗，后症状渐缓解。2007 年 1 月感冒后出现左眼视力下降，进行性加重至完全失明，在外地医院诊为“视神经炎”给予激素及人免疫球蛋白等治疗，左眼视力恢复至 0.7。2007 年 5 月感冒后出现右下肢无力，再次入我院确诊为“多发性硬化”予激素、人免疫球蛋白等治疗，后右下肢无力渐好转，此后应用 β 干扰素间断治疗，2008 年 2 月出现右眼视力下降，入我院予激素、人免疫球蛋白等治疗后好转，2009 年 4 月 6 日无明显诱因双侧肢体无力，以左侧为著，伴麻木感，行走困难，步态不稳，尚能持物，无头痛、头晕，饮水呛咳，吞咽困难，尿便障碍，在外口服强的松、卡马西平，注射腺苷钴胺治疗，效果差，入院。入院查体生命体征平稳。内科检查未见明确异常。神经系统检查：意识清楚，查体配合，言语流利，高级皮质功能正常。左眼视力0.7，右眼视力光感，粗测视野正常，眼底检查：双侧视乳头边界清晰，色苍白，中央凹陷存在，无出血、渗出。双眼向左注视时可见短暂水平眼震。余脑神经检查正常。四肢肌肉容积正常，四肢肌张力正常。左侧上肢近端肌力4级，远端肌力4级；左侧下肢近端肌力3级，远端肌力3级；右侧上肢近端肌力4+级，远端肌力4+级；右侧下肢近端肌力3+级，远端肌力3+级。指鼻及跟膝胫试验双侧稳准；快复轮替动作灵活；反击征阴性；Romberg征睁眼稳、闭眼不稳。步态不稳。胸4平面以下痛温觉、触觉、音叉震动觉减弱。双侧腹壁反射减弱，四肢腱反射活跃对称，双侧Hoffman征、Babinski征、Chaddock征均阳性。颈软，Kernig征、Brudzinski征阴性。括约肌功能正常。辅助检查：2009年04月10日，血生化：正常。肿瘤标记物：正常。2005年10月05日，头部MRI：双侧丘脑、脑干片状长T_2信号。2007年05月09日，颈椎MRI：上段胸髓多发异常长T_2信号。

入院后患者左侧肢体无力进行性加重并累及右下肢，胸部出现束带干，乳头以下痛温觉减退，双髂前上棘以下音叉振动觉消失，尿失禁并便秘。核磁共振检查提示胸段脊髓增粗，多发点片状长T_2信号，病灶有明显片状强化。血AQP4抗体阴性。2009-4-16血常规：正常。血生化：正常。

问题：

1. 本患者的主要诊断及诊断依据是什么？

2. 本患者的主要鉴别诊断有哪些？

参考答案和提示：

1. 诊断 临床确诊多发性硬化（CDMS）；病程分型为：复发缓解性多发性硬化（RRMS），急性发作期。

诊断依据：青年女性，符合好发年龄。病史中反复5次临床发作，符合病程多发特点。影像学病灶先后累及广泛中枢神经系统白质、视神经、脑皮层下白质、脑干、小脑、颈髓、胸髓，符合病灶多发。感冒诱发、脑脊液蛋白-细胞分离。免疫球蛋白增高、激素免疫球蛋白治疗有效均提示与免疫介导相关。

2. 鉴别诊断 视神经脊髓炎、淋巴瘤、血管炎等结缔组织病，维生素B_{12}缺乏等。

临床思维：多发性硬化

多发性硬化（MS）是以中枢神经系统白质脱髓鞘病变为特点的自身免疫病，可能是遗传易感个体与环境因素作用发生的自身免疫过程。

【病因及发病机制】 病因及发病机制尚未完全清楚，有研究认为该病与病毒感染有关，但尚未从患者的脑组织中发现和分离出病毒，亦有认为MS可能是中枢神经系统病毒感染引起的自身免疫病。MS还具有明显的家族性倾向，其遗传易感性可能是多基因产物相互作用的结果。MS患者的一级亲属中患病的危险比一般人群要高得多。环境、种族、免疫接种、外伤、怀孕等因素均可能与该病的发病或复发有关。

【临床表现】

1. 发病年龄 发病通常在青壮年，20～30岁是发病的高峰年龄，10岁以前或60岁以后很少发病，但有3岁和67岁发病的报道。

2. 发病形式 起病快慢不一，通常急性起病或亚急性起病。病情加重与缓解交替。临床病程由数年至数十年，亦有极少数重症患者在发病后数月内死亡。部分患者首次发作症状可以完全缓解，但随着复发，缓解会不完全。

3. 症状和体征　可出现中枢神经系统各部位受累的症状和体征，其特征是症状和体征复杂，且随着时间进展其性质和严重程度也发生着变化。

(1) 视觉症状包括复视、视觉模糊、视力下降、视野缺损及同向偏盲。眼底检查可见有视神经炎的改变，晚期可出现视神经萎缩。内侧纵束病变可造成核间麻痹，是多发硬化的重要体征，其特征表现为内直肌麻痹而造成一侧眼球不能内收，并有对侧外直肌无力和眼震。

(2) 某些患者三叉神经根部可能会损害，表现为面部感觉异常，角膜反射消失。三叉神经痛应考虑多发性硬化的可能。

(3) 其他：如眩晕、面瘫、构音障碍、假性球麻痹均可以出现。

(4) 肢体无力是最常见的体征。单瘫、轻偏瘫、四肢瘫均能见到，还可能有不对称性四肢瘫。肌力常与步行困难不成比例。某些患者，特别是晚发生患者，会表现为慢性进行性截瘫，可能只出现锥体束征及较轻的本体觉异常。

(5) 小脑及其与脑干的联系纤维常常受累，构音障碍、共济失调、震颤及肢体协调不能，其语言具有特征性的扫描式语言，系腭和唇肌的小脑性协调不能及皮质脑干束受累所致。出现夏科氏三联征：构音不全、震颤及共济失调。

(6) 排尿障碍症状包括尿失禁、尿急、尿频等，排便障碍少于排尿障碍。男性患者可以出现性欲减低和阳痿，女性性功能障碍亦不少见。

(7) 感觉异常较常见。颈部被动或主动屈曲时会出现背部向下放射的闪电样疼痛，即 Lhermitte 征，提示颈髓后索受累。各种疼痛除 Lhermitte 征外，还有三叉神经痛、咽喉部疼痛、肢体的痛性痉挛、肢体的局部疼痛及头痛等。

(8) 精神症状亦不少见，常见有抑郁、欣快，亦有可能合并情感性精神病，认知、思维、记忆等均可受累。

【病程分类】

1. 复发-缓解(R-R)型　临床最常见，约 2/3 患者疾病早期出现多次复发和缓解，可急性发病或病情恶化，之后可恢复，两次复发间病情稳定。

2. 继发进展(S-P)型　约 50% R-R 型患者经过一段时间可转为此型，进行性加重而不再缓解，出现渐进性神经症状恶化，伴或不伴有急性复发。

3. 原发进展(P-P)型　约占 10%，起病年龄偏大(40～60 岁)，发病后轻偏瘫或轻截瘫在相当长时间内缓慢进展，呈渐进性神经症状恶化，出现小脑或脑干症状，常有进展性脊髓病，MRI 显示造影剂钆(gadolinium) 增强病灶较继发进展型少，CSF 也较少炎性改变。

4. 进展复发(P-R)型　少见，发病后病情逐渐进展，并间有复发。

5. 良性型　约占 10%，病程呈现自发缓解。

【实验室及其他检查】

1. 脑脊液检查　细胞数正常或轻度增高($<15\times10^6$/L)，蛋白轻度增高，CSF-IgG 指数增高(>0.7) 或 24 小时 IgG 鞘内合成率增高(阳性率 70%)，CSF 寡克隆 IgG 带(+)，检出率高达 95%。

2. 神经电生理检查　视觉(VEP)、脑干听觉(BAEP) 和体感诱发电位(SEP) 等一项或多项异常(阳性率 50%～90%)，如波间潜伏期明显延长提示脱髓鞘病变。

3. 影像学检查　磁共振是最有效的诊断手段，90%以上的患者可以通过 MRI 发现白质多发病灶，因而是诊断多发性硬化的首选检查。MRI 显示侧脑室周围白质多数长 T_1、长 T_2 信号类圆形或融合性斑块，视神经、脑干、脊髓也可见脱髓鞘斑。T_2 加权相是常规检查，质子相或压水相能提高检查的正确率。典型改变应在白质区域有 4 处直径大于 3 mm的病灶，或 3 处病灶至少有一处在脑室旁。

第二节　急性播散性脑脊髓炎

病例 1-6-3

患者，男性，26 岁，平时体健，咳嗽、发热 7 天，后出现高热、乱语和癫痫发作，头痛、呕吐，24 小时后昏迷，去脑强直发作，四肢无自主活动。检查：血压 130/85mmHg，四肢瘫，双侧 Hoffmann 征（＋），Babinski 征（－），但 kernig 征和 Brudzinski 征均（＋）。

问题：

1. 最可能的诊断是什么？
2. 需完善何检查以确诊？
3. 需与何疾病鉴别？
4. 如何治疗？

参考答案和提示：

1. 诊断　急性播散性脑脊髓炎。
2. 血常规、血沉、脑脊液、EEG、CT、MRI 检查。
3. 本病需与以下疾病相鉴别　乙型脑炎、单纯疱疹病毒脑炎。
4. 治疗　急性期用大剂量皮质类固醇冲击疗法，血浆置换和免疫球蛋白静脉注射对暴发型病例可能有效。

临床思维：急性播散性脑脊髓炎

急性播散性脑脊髓炎（ADEM）是广泛累及脑和脊髓白质的急性炎症性脱髓鞘疾病，又称感染后或出疹后脑脊髓炎。急性坏死性出血性脑脊髓炎（急性出血性白质脑炎）是 ADEM 暴发型，起病急骤，病情凶险，死亡率高。

【病因及发病机制】

1. 感染后　各种感染性疾病，如麻疹、风疹、天花、水痘、带状疱疹、流行性感冒、猩红热、传染性单核细胞增多症或腮腺炎，又称为感染后脑脊髓炎。

2. 疫苗接种后　狂犬病、乙脑、牛痘、风疹、百日咳、白喉等疫苗接种后，又称为疫苗接种后脑脊髓炎。

3. 无明显诱因　可能存在隐性感染。

【临床表现】　本病可发生于任何年龄，以儿童和青壮年发病为多，男女发病率相近。通常在感染后 4～30 天，疫苗接种后 2～25 天内出现临床症状。病情进展较快，1～2 天内出现程度不同的神经系统症状，包括脑干、小脑、脊髓、颅神经或脊神经根、神经丛、单或多神经病表现。

1. 脑膜症状　头痛、恶心、呕吐和脑膜刺激征。

2. 脑部症状　脑实质弥漫性受损的症状，如意识障碍、癫痫、失语、精神症状、颅内高压、视乳头水肿等，以及脑实质局灶性受损的症状，如偏瘫、偏盲、视力障碍和不自主运动等。

3. 脑干症状　颅神经和肢体交叉性麻痹或感觉障碍。

4. 小脑症状　共济失调。

5. 脊髓症状　截瘫或四肢瘫，传导束型感觉障碍及大小便障碍。少数患者出现上升性麻痹。

6. 周围神经病　颅神经或脊神经根、神经丛、单或多神经病。

【实验室及其他检查】

(1) 血白细胞数增多，血沉快；脑压增高或正常，CSF 细胞数增多，蛋白轻中度增高。

(2) EEG 常见慢波、棘波和棘慢复合波。

(3) CT 可见白质内弥散性多灶性大片状或斑片状低密度区，急性期有明显增强效应。MRI 可见脑、脊髓白质内散在多发的长 T_1、长 T_2 信号病灶。

复习题

一、名词解释

1. 脱髓鞘疾病　2. 多发性硬化(MS)　3. 寡克隆带　4. Charcot 三主征　5. 急性播散性脑脊髓炎

二、简答题

1. MS 发病的诱因是什么？
2. MS 的首发症状是什么？
3. 高度提示 MS 的常见症状体征有哪些？
4. MS 的发作性症状有哪些？
5. 多发性硬化的临床确诊标准是什么？
6. 进展型 MS 的治疗方法及药物有哪些？

三、问答题

1. 多发性硬化(MS) 的临床特点、主要表现及辅助检查有哪些？
2. 复发-缓解型 MS 的治疗方法及药物有哪些？
3. 急性播散性脑脊髓炎的临床表现有哪些？

参考答案

一、名词解释

1. 脱髓鞘疾病是一组脑和脊髓以脱髓鞘和髓鞘破坏为主要特征的疾病。
2. MS 是以 CNS 白质脱髓鞘病变为特点的自身免疫病，遗传易感性和环境因素参与发病过程。
3. 寡克隆带是采用电泳或等电聚焦技术在脑脊液中检出的 CNS 内合成的 IgG 区带。
4. 眼震、意向震颤、吟诗样断续语言。
5. 急性播散性脑脊髓炎是一种广泛累及脑和脊髓白质的急性炎症性脱髓鞘疾病，又称感染后、出疹后或疫苗接种后脑脊髓炎。

二、简答题　略。

三、问答题　略。

（王　澍）

第七章　运动障碍疾病

运动障碍疾病又称锥体外系疾病，源于基底核功能紊乱，主要表现为随意运动调节功能障碍，肌力、感觉及小脑功能不受影响。可分为肌张力降低-运动过多和肌张力增高-运动减少两类，前者表现为异常不自主运动，后者以静止性震颤、运动迟缓、肌强直和姿势步态异常为主要特征。

第一节　帕金森病

病例 1-7-1

患者，男性，59 岁。5 年前开始自觉右上肢动作不如从前灵活，有僵硬感并伴不自主抖动，情绪紧张时症状加重，睡眠时症状消失，1 年后左上肢亦出现类似症状，并逐渐出现起身落座动作困难，行走时前冲，易跌倒，步态幅度小，转身困难，近一年来记忆力明显减退，情绪低落。体格检查：神清，面具脸，面部油脂分泌较多，伸舌居中，鼻唇沟对称，四肢肌张力呈齿轮样增高，腱反射双侧正常，四肢肌力均 5 级，双手放置时呈搓丸样。有不自主震颤，无明显共济失调。双侧病理征（一），交谈时语音低沉，写字时可见字越写越小。辅助检查：头颅 CT 示双侧基底核区有腔隙性低密度影。

问题：

1. 根据病史、症状和体征请作出诊断并说明诊断依据。
2. 类似该病的综合征主要有哪些病因？
3. 目前有哪些常用的治疗方法？

参考答案和提示：

1. 诊断　帕金森病。

诊断依据

(1) 该病好发于中老年患者，男性多于女性，起病缓慢，逐渐进展，该患者病史符合上述情况。

(2) 该患者有帕金森病的典型症状和体征：①运动减少：表现为始动困难，动作缓慢，小写症；②震颤：患者表现为典型的静止性震颤，紧张时症状加重，睡眠时症状消失；③强直：患者表现为面具脸，运动困难，肌张力呈齿轮样增高；④体位不稳：表现为慌张步态，如碎步前冲，易跌倒；⑤植物神经功能紊乱：该患者皮脂分泌增加；⑥精神症状：如忧郁、记忆力减退。

2. 病因　①感染：脑炎。②中毒：CO 和 Mn 中毒。③外伤：颅脑外伤后遗症。④药物。⑤动脉硬化。⑥中枢神经系统的变性性疾病。

3. 治疗方法　①左旋多巴及脱羧酶抑制剂：美多芭、息宁。②抗胆碱能药物：安坦。③金刚烷胺。④单胺氧化酶抑制剂。⑤多巴胺受体激动剂：溴隐亭。⑥外科手术。

病例 1-7-2

患者，男性，66 岁，双手抖动伴动作缓慢 7 年。体检：记忆力稍差，拇指与示指呈搓丸样静止性震颤，铅管样肌强直，手指扣纽扣、系鞋带等困难，书写时字越写越小，慌张步态。

问题：

1. 该患者最可能的诊断是什么？
2. 本病的诊断依据是什么？
3. 治疗此病最有效的药物是什么？

参考答案和提示：

1. 诊断　帕金森病。
2. 诊断依据　病史和体格检查。
3. 复方左旋多巴。

临床思维：帕金森病

帕金森病(PD)或震颤麻痹，是中老年常见的神经变性疾病，以黑质多巴胺(DA)能神经元变性缺失和路易小体(Lewy body)形成为特征，临床表现以静止性震颤、肌强直、运动迟缓和姿势步态异常为主要特征。

【病因及发病机制】　特发性帕金森病的病因迄今未明，发病机制可能与下列因素有关：

1. 遗传　绝大多数PD患者为散发性，约10%的患者有家族史，呈不完全外显的常染色体显性遗传或隐性遗传。

2. 环境因素　流行病学调查显示，长期接触杀虫剂、除草剂或某些工业化学品等可能是PD发病的危险因素。

3. 年龄老化　PD主要发生于中老年人，40岁以前发病少见，提示老龄与发病有关。

【临床表现】

1. 流行病学　世界各国帕金森病的患病率变动在10～405/10万人口之间，平均大约为103/10万人口。帕金森病的患病率随年龄增长而增加，60岁以上的老年人中大约1%患有此病。男女患病比例接近1∶1或男性略多于女性。

2. 起病　帕金森病的平均发病年龄大约为55～60岁。最常见的首发症状是一侧上肢的静止震颤(60%～70%)，其次表现为一侧上肢的笨拙、步行困难、动作迟缓等。部分患者也可以非特异性症状起病，如疲乏、抑郁、肩背痛等。

3. 主要症状和体征

(1) 震颤：典型帕金森病的震颤为静止性震颤，始于一侧上肢，初为间断性，安静时出现或明显，随意运动时减轻或消失，在紧张时震颤加重，入睡后消失。大约几个月到数年后震颤累及对侧或下肢，也可累及舌、唇及下颌。震颤频率大约4～6Hz，典型的为搓丸样，也可为摆动样，也可以表现为姿势性或运动性震颤。

(2) 肌强直：指锥体外系病引起的肌张力升高，可以是齿轮样，也可是铅管样，累及四肢、躯干，颈部以及面部。肩带肌和骨盆带肌肉受累更显著。由于这些肌肉的强直，常出现特殊的姿态，头部前倾，躯干俯屈，上肢肘关节屈曲，前臂内收，腕关节伸直(路标现象)，指间关节伸直，拇指对掌困难(猿手)。下肢髋关节和膝关节略弯曲。

(3) 运动迟缓：由于随意运动的减少以及运动幅度的减少，导致启动困难和动作缓慢，加上肌张力增高，可以引起一系列运动障碍，最初表现为精细活动困难如扣纽扣、系鞋带、使用家用工具如螺丝刀、写字(小写症)等困难，以及行走时上肢摆动减少。由于面肌活动减少可出现瞬目减少，面具脸；由于口咽部肌肉运动迟缓可以出现言语缓慢，语音低沉、单调，流涎，吞咽困难，呛咳等。步态障碍是PD最突出的表现，最初表现为下肢拖曳、蹭地、上肢摆动减少，随病情进展出现步幅变小、步伐变慢，启动困难，但启动后以极小的步幅向前冲，越走越快，不能及时停步或转弯，称为“慌张步态”。随病情进展，PD患者由于起床、翻身、行走，进食等活动困难而显著影响日常生活能力，导致残疾。

(4) 平衡障碍：指患者站立或行走时不能维持身体平衡，或在突然发生姿势改变时不能做出反应（姿势反射障碍）。检查时令患者睁眼直立，两腿略分开，做好准备，检查者用双手突然向后拉患者双肩，正常人能马上恢复直立位，有平衡障碍的帕金森病患者出现明显的后倾，轻者可自行恢复，重者不扶可能摔倒或站立时不能维持平衡，一般出现在病程中后期，是帕金森病晚期患者跌倒及限制于轮椅或卧床的主要原因。

4. 其他症状及体征 在帕金森病病程的不同阶段还可以出现其他一些症状和体征，包括自主神经症状（顽固性便秘、出汗异常、性功能障碍、脂溢性皮炎、体位性低血压），认知、情感和行为症状（抑郁、幻觉妄想、谵妄、认知障碍或痴呆），睡眠障碍，体重减轻等。

【并发症】 自70年代以来，左旋多巴制剂作为PD治疗的金标准已经被广泛应用。但多数患者（大约75%）在服用左旋多巴制剂大约2～5年后，出现明显的以疗效衰退、症状波动以及多动为特征的并发症，称为左旋多巴长期治疗综合征，给进一步的治疗带来很大困难，主要表现包括：

1. 运动波动

(1) 晨僵（early morning-off）：早晨第一次服药前明显的运动不能。

(2) 剂末衰竭（end of dose wearing-off）：每次服药后药效维持时间较以往缩短。

(3) 不可预测的衰竭（unpredictablewearing-off）：对左旋多巴的反应差且不与服药时间有明显关联。

(4) 开/关现象（on/off phenomena）：可动的“开”状态和不可动的“关”状态间不可预测的波动。

(5) 长时程波动：可持续数天至数周，包括经前期恶化（premenstrual worsening）见于许多早发型女性患者。

(6) 后期戒断衰退（late withdrawal deterioration）：长期用左旋多巴后停用，虽然左旋多巴半衰期短，也会在戒断后出现明显衰退，之后2周再次出现第二次戒断衰退。

2. 异动症（dyskinesia） 绝大部分服用左旋多巴的患者会发生异动症，表现为舞蹈样运动，可累及肢体、口舌、颈、躯干，有时累及腹部；肌张力障碍和肌阵挛在有些患者中也很突出。常见的异动症类型有：

(1) 峰值期异动症（peak-dose dyskinesia）：反映了纹状体多巴胺水平过高，多见于慢性左旋多巴治疗和病情严重者。

(2) 早晨足部肌张力障碍（early morning foot dystonia）：约1/3的长期用左旋多巴患者发生，主要见于晨醒、首次服药前，可能与多巴胺受体刺激低水平有关。

(3) 双相性异动症（diphasic dyskinesia）：见于服用一个常规剂量后，在转为“开”状态时出现异常不自主运动，然后疗效出现，在转为“关”状态时再次出现异常不自主运动。

【辅助检查】 帕金森病没有特异性的影像学（CT、MRI）和生物学指标改变，最近研究表明，采用SPECT和PET进行多巴胺转运体（DAT）、DA神经递质水平以及DA受体（D_2R）功能显像可以提高临床诊断的正确率，但目前这些方法尚未应用于临床。

第二节 小舞蹈病

病例 1-7-3

患者，女性，8岁，1周前出现发热、关节痛、咽痛，之后情绪激动、注意力散漫、走路摇晃、挤眉、弄眼、顿嘴、吐舌、扮鬼脸等。脑电图无特异性，CT 尾状核区低密度灶及水肿，MRI 显示尾状核、壳核、苍白球增大，T_2信号增强。

问题：

1. 该患者最可能的诊断是什么？
2. 本病的诊断依据是什么？
3. 治疗及预后如何？

参考答案和提示：

1. 诊断 小舞蹈病。

2. 诊断依据 学龄前儿童有风湿病史和典型舞蹈样症状；外周血白细胞增加，血沉加快，C 反应蛋白增高，抗链球菌溶血素“O”滴度增加，咽拭子培养 A 族溶血性链球菌阳性；脑电图常为轻度弥漫性慢活动非特异性改变；CT 显示尾状核区低密度灶及水肿；MRI 显示尾状核、壳核、苍白球增大，T_2 信号增强。

3. 治疗 ①轻症患者卧床休息，适当用镇静药，避免刺激，防止外伤。②病因治疗可用青霉素或其他抗生素治疗，10～14 天一疗程，同时用水杨酸钠或泼尼松，防止复发，并控制心肌炎、心瓣膜病。③对症治疗舞蹈症状可用地西泮、硝西泮、氯丙嗪、氟哌啶醇等药。本病为自限性疾病，3～6 个月可自愈，治疗可缩短病程。约 1/4 患者可复发。

临床思维：小舞蹈病

小舞蹈病(CM)是风湿热常见的神经系统表现，如舞蹈样动作、肌张力降低和自主运动障碍等。本病与 A 族溶血性链球菌感染有关，病前可有发热、关节痛和扁桃体肿大等，咽拭子培养 A 族溶血性链球菌阳性。

【病因及发病机制】 本病与 A 型溶血性链球菌感染有关，约 30％的病例在风湿热发作或多发性关节炎后 2～3 个月发病，通常无近期咽痛或发热史，部分患者咽拭子培养 A 型溶血性链球菌阳性；血清可检出抗神经元抗体，与尾状核、丘脑底核等部位神经元抗体起反应，抗体滴度与本病的转归有关，提示可能与自身免疫反应有关。

【临床表现】

(1) 多发于 4.5～15 岁儿童，男女比例约为 1∶(1.5～3.2)。常年发病，病前多有上呼吸道感染，咽喉炎等 A 组 β 溶血性链球菌感染史。常合并风湿热、风湿性关节炎、风湿性心脏病等全身表现。

(2) 多为亚急性起病，开始表现为苍白、虚弱、情绪不稳、梦魇、注意力散漫、性格改变、行为异常、恐惧、焦虑等。70％患儿有强迫观念、强迫症等。2～4 周后出现不自主动作，步态笨拙带跳跃感，握拳盈亏、持物不牢、易于失手，撅嘴、挤眉、歪脸、伸舌等，最初常常转瞬即逝，随病情进展上述症状可逐渐加重、持续。

(3) 舞蹈样动作：是最突出的表现，可隐起或急起，常为双侧性，也可偏侧。以上肢为主，远端重于近端，表现为短暂的、不规则的、不可预测的、无目的的躯体动作，快速发生和在身体不同部位之间转换，并逐渐发展至全身性的持续舞蹈状态。发音障碍常见，呈爆破音，称之为 Sydenham 语态。舞蹈样不自主运动在情绪紧张、技巧动作与讲话时明显，睡眠时消失。舞蹈样不自主运动可引起随意运动的失调而妨碍随意运动，影响技巧活动与言语表达。

(4) 肌张力与肌力改变：患者可有明显的软弱无力，且肌张力低下，当患者举臂过头时，手掌旋前，当手臂前伸时，呈现腕屈，掌指关节过伸，称为“舞蹈病手姿”；患者紧握检查人员第 2、3 指时，可感觉到握紧程度不恒定，时松时紧，称为“挤奶妇手法”或“握拳盈亏征”。

(5) 精神症状：可有精神不宁、易于激动、活动过度、注意力分散、行为古怪、躁狂、谵妄等。

【实验室及其他检查】

1. 实验室检查 咽拭子培养可获得A组β溶血性链球菌。血液化验可见白细胞增多，血沉增快，抗“O”滴度增加，类风湿因子阳性。不少患者发生舞蹈症的时间距链球菌感染的时间较长，不一定能发现上述异常。

2. 脑电图 38%～75%患儿有脑电图异常，表现为轻度弥漫性异常，尤其是不规则的枕部慢活动。

3. 影像学 头颅MRI可显示尾状核、壳核、苍白球增大，T_2信号增高，提示炎性改变。

复习题

一、名词解释

1. 帕金森病 2. 开-关现象 3. 铅管样肌强直 4. 异动症 5. 小舞蹈病 6. 肌张力障碍

二、简答题

1. 帕金森病的主要临床表现有哪些？
2. 试述应用左旋多巴的副作用。

三、问答题

1. 试述脑的多巴胺代谢，帕金森病的生化病理。
2. 试述帕金森病的药物治疗。

参考答案

一、名词解释

1. 帕金森病又称为震颤麻痹，是中老年人常见的神经系统变性疾病，以静止性震颤、运动迟缓、肌强直和姿势步态异常为主要特征。
2. 开-关现象是左旋多巴及复方左旋多巴治疗PD中出现的一种副作用，症状在突然缓解(开期) 与加重(关期) 之间波动。
3. 被动运动时屈肌与伸肌阻力始终增高为铅管样肌强直。
4. 异动症表现为类舞蹈症、手足徐动症的不自主运动，可累及头面部、四肢和躯干，有时表现为单调刻板的不自主动作。
5. 小舞蹈病是风湿热的神经系统表现，多见于儿童和青少年，以舞蹈样动作、肌张力降低、自主运动障碍等为特征。
6. 肌张力障碍是主动肌与拮抗肌收缩不协调或过度收缩引起肌张力异常、动作及姿势异常的运动障碍性疾病。全身性表现如扭转痉挛，局限性表现如痉挛性斜颈、书写痉挛。

二、简答题 略。

三、问答题 略。

(王 澍)

第八章 癫 痫

第一节 概 述

癫痫是脑神经元过度异常放电导致突发、短暂及反复发作的中枢神经系统功能异常的一组慢性脑部疾病。癫痫发作是癫痫的特征性临床表现，脑神经元过度异常放电是各种癫痫发作的直接原因。由于放电起源和累及脑部位不同，临床可表现为发作性运动、感觉、意识、精神、行为和自主神经等功能异常。癫痫的人群发病率为(50～70)/10 万/年，患病率约为 5‰，我国约有 600 万以上癫痫患者。

癫痫并非独立的疾病，而是一组疾病或综合征。病因复杂，按病因可分为两大类：①特发性(原发性)癫痫及癫痫综合征：无明显病因，常在儿童及少年期发病。临床表现和脑电图有一定的特征性，可能与遗传有关；②症状性癫痫及癫痫综合征：由中枢神经系统各种明确或可能的病变所致，如染色体异常、遗传代谢病、先天畸形、感染、中毒、肿瘤、脑血管病和变性疾病等。此外，还包括隐源性癫痫，即临床怀疑为症状性癫痫，但未找到明确病因，无临床和脑电图特征。状态关联性癫痫发作(如高热、睡眠剥夺等)通常不诊断为癫痫，一旦去除相关条件，发作即不再出现。

癫痫有多种发作形式，国际抗癫痫联盟(1981)根据临床和脑电图特征制定的癫痫发作分类，分为部分性发作、全面性发作、不能分类的发作三类。部分性发作：局部起始，可分为以下三型：①单纯性：无意识障碍，可分为运动性、体觉或特殊感觉性、自主神经性和精神性发作；②复杂性：有意识障碍；③继发泛化：由部分起始扩展为全面性强直-阵挛发作(GTCS)。全面性发作：双侧对称性发作，有意识障碍，包括失神、肌阵挛、强直、强直-阵挛、阵挛、失张力发作。

病因和发病机制非常复杂，包括：①遗传因素：如目前已克隆出多种常染色体显性遗传特发性癫痫基因，均编码离子通道蛋白，突变受体通道钙离子内流减少，导致突触前末梢释放抑制性神经递质 GABA 减少，突触抑制功能降低而引发癫痫发作；②脑损伤：如细胞膜结构缺损、抑制性神经元功能减退等。

影响发作因素很多，包括：①年龄：多种特发性癫痫发病与年龄有密切关系，如婴儿痉挛症多在 1 周岁内起病，儿童失神癫痫多在 6～7 岁时起病；②内分泌：如少数患者仅在月经期或妊娠早期发作；③睡眠：某些 GTCS 常在晨醒后发生，良性中央回癫痫多在睡眠中发作；④缺睡、疲劳、饥饿、便秘、饮酒、感情冲动和一过性代谢紊乱等都能诱发，过度换气对失神发作、闪光对肌阵挛发作有诱发作用。

第二节 部分性发作

病例 1-8-1

患者，男性，26 岁，突然出现从一侧手指开始的抽动，向腕部、臂、肩部及半身扩展。

问题：

1. 最可能的诊断是什么？
2. 属何类癫痫？此类癫痫又分为哪几型？
3. 选择哪种药物治疗？

参考答案和提示：

1. 诊断　Jackson 癫痫。

2. 单纯部分性发作分四型：①部分运动性发作；②部分感觉性(体觉及特殊感觉)发作；③自主神经性发作；④精神性发作。

3. 卡马西平。

病例 1-8-2

患者，男性，39 岁，发作时先觉胃部一股气体上升，并有咀嚼、吞咽动作，喃喃自语，走动，似在找东西，呼唤无反应，持续约 4 分钟。

问题：

1. 发作类型是什么?

2. 与单纯部分性发作如何鉴别?

3. 可选择何种药物治疗?

参考答案和提示：

1. 复杂部分性发作。

2. 鉴别如下　①单纯部分性发作：无意识障碍，可分为运动性发作、体觉或特殊感觉性发作、自主神经性发作和精神性发作。②复杂性：有意识障碍。

3. 卡马西平。

临床思维：部分性发作

部分性(局灶性)发作的起始症状和脑电图特点提示癫痫性放电起源于一侧大脑半球，是成年期最常见的癫痫发作类型，多为症状性癫痫，常见于脑器质性损害，如脑外伤、产伤、脑炎、脑瘤和脑血管病等。根据发作时是否伴意识障碍分为单纯部分性发作和复杂部分性发作，后者有不同程度的意识障碍。

【临床表现】

1. 单纯部分性发作　发作过程中意识清醒，持续时间较短(＜1 分钟)，可分为以下四型：

(1) 部分运动性发作：表现为起源于局部的抽动，如一侧口角、眼睑、拇指或足趾，也可涉及一侧面部或一个肢体远端，有时表现为言语中断。癫痫性放电自一处开始后沿大脑皮质运动区分布逐渐扩展，如表现为自对侧拇指沿腕、肘和肩部扩展，称 Jackson 癫痫。部分运动性发作后可遗留暂时性(数分至数日)局部肢体瘫痪或无力(Todd 瘫痪)。该类发作持续数小时或更长称部分性癫痫持续状态。

(2) 部分感觉(体觉或特殊感觉)性发作：体觉性发作常为肢体麻木感和针刺感，多发生在口角、舌、手指或足趾，病灶在中央后回体感觉区，偶有缓慢扩散如 Jackson 癫痫。特殊感觉发作可表现为视觉性(如闪光、黑矇等)，听觉性(如嗡嗡声)，嗅觉性(如焦臭味)，眩晕性(如眩晕感、飘浮感、下沉感)等。特殊感觉性发作可为复杂部分性发作或全面性强直-阵挛发作的先兆。

(3) 自主神经性发作：如出汗、面部及全身皮肤发红、呕吐、腹痛、烦渴、欲排尿感等，很少单独出现。病灶多在杏仁核、岛回或扣带回。

(4) 精神性发作：可表现为各种类型记忆障碍(如似曾相识、似不相识、快速回顾往事等)，情感异常(如无名恐惧、愤怒等)，错觉(视物变大或变小)等，病灶常在边缘系统。精神性发作虽可单独出现，但常为复杂部分性发作的先兆，也可继发全面性强直-阵挛性发作。

2. 复杂部分性发作 占成人癫痫发作的 50% 以上，发作起始出现（错觉、幻觉等）精神症状或特殊感觉症状（先兆），随后出现意识障碍、自动症和遗忘症，有时发作开始即为意识障碍或仅有意识障碍。放电可起源于脑任何部位，但以颞叶和边缘系统为多。

自动症是复杂部分性发作中或之后，患者有一定意识障碍情况下表现似有目的和一定协调性的机械重复动作（吸吮、咀嚼、搓手、解扣、摸索和挪东西），自动言语，甚至游走、奔跑。EEG 表现为一或两侧颞区慢波，杂有棘波或尖波。

3. 部分性发作继发泛化 单纯部分性发作可发展为复杂部分性发作，它们均可继发为全面性强直-阵挛性发作。

第三节 全面性发作

病例 1-8-3

患者，男性，38 岁。发作性四肢抽搐 23 年，走路不稳伴呕吐 5 天入院。患者于 15 岁开始，出现反复发作性意识不清，四肢抽搐，口吐白沫，尿失禁，每次发作持续 15～20 秒，抽搐后昏睡 1～2 小时。每月发作 2～3 次，劳累或情绪紧张后次数增多。长期服用苯妥英钠治疗。入院前 1 周，因母亲病故，情绪不稳定而发作频繁，自行加药，苯妥英钠每日 3 次，每次 2 片。4 天后出现头晕、走路不稳、呕吐等症状。体格检查：体温 36.8℃，脉搏 88 次/分，血压 120/90mmHg，呼吸 18 次/分。神清，言语含糊，双眼向两侧注视时出现水平眼球震颤，伸舌居中。四肢肌力 5 级，腱反射（++），步态不稳，行走困难，病理反射未引出。辅助检查：脑电图示痫性放电。WBC 9.0×10^{9}/L，N 0.7，L 0.3。尿常规：正常。

问题：

1. 作出诊断并提出诊断依据？

2. 应与哪些疾病相鉴别？如何鉴别？

3. 治疗措施有哪些？

参考答案和提示：

1. 诊断 ①癫痫，全面性强直性-阵挛发作（大发作）。②抗癫痫药物——苯妥英钠过量中毒。

诊断依据：①患者 23 年来反复发作性四肢抽搐，发作时意识不清，口吐白沫，伴尿失禁等，抽搐持续 15～20 秒，抽搐后昏睡 1～2 小时。脑电图示痫性放电。癫痫诊断成立。②患者长期抗癫痫药治疗，因母亲病故，情绪激动，发作次数增多，自行加大抗癫痫药物的剂量，4 天后出现头晕、言语含糊、走路不稳、眼球震颤等共济失调症状，考虑为苯妥英钠过量所致。

2. 鉴别诊断

(1) 失神发作：儿童时期起病，有短暂的意识丧失，持续数秒或数分钟，突然谈话中断，双眼凝视，无肢体抽搐，发作后意识立即清醒，发作经过无记忆。

(2) 部分运动性发作（局限性运动性发作）：通常是从一侧口角、手指、趾关节开始，局部肌肉抽搐，为大脑皮层局部神经细胞受病理性刺激所致。常按大脑皮层区的分布形式扩散而达整个一侧肢体或对侧肢体。发作后可能有短暂肢体乏力或瘫痪，称 Todd 麻痹。

(3) 复杂部分发作（精神运动性发作）：以精神症状为突出表现，患者突然出现精神异常，进行一些无意识的动作，如伸舌、吞咽、抚摩衣服、骑车或突然无目的外出、唱歌等动作。每次发作可持续几分钟或数小时，神志恢复后毫无记忆，大多为大脑颞叶病变引起。

3. 治疗措施　①控制癫痫发作：根据癫痫发作类型，选用适当的抗癫痫药物，如卡马西平、丙戊酸钠、苯妥英钠、苯巴比妥等；②寻找癫痫发作的病因：进行必要的各种检查，如脑电图、头颅 CT 或头颅 MRI，如发现有血管畸形、肿瘤等，给予相应的治疗；③长期服用抗癫痫药物，要定期测定药物血浓度、肝功、WBC 等，以防药物的毒性作用。

病例 1-8-4

患者，男性，11 岁，在一次考试中突然将手中钢笔掉在地上，两眼向前瞪视，呼之不应，持续数秒钟。过后对上述情况全无记忆，以后反复有类似发作，有时一日犯几次。发作中脑电图可见 3Hz 棘-慢波。智力基本正常。

问题：

1. 该患者的诊断是什么？
2. 该患者的首选治疗药物是什么？
3. 与不典型失神发作如何鉴别？

参考答案和提示：

1. 诊断　典型失神发作。
2. 丙戊酸钠。
3. 鉴别如下　①典型失神（小发作）：意识短暂中断，停止活动，呼之不应，如愣神，持续 3～15 秒，可伴擦鼻、咀嚼、吞咽等自动性动作，一般不跌倒，手中持物可能坠落，事后无记忆，每日发作数次至数百次，发作时 EEG 显示双侧对称 3Hz 棘-慢波，发作间期也有较短的阵发电活动，背景活动正常；②不典型失神：意识障碍发生及休止较慢，肌张力改变较明显，EEG 显示较慢不规则棘-慢或尖-慢波，背景活动异常，多见于弥漫性脑损害患儿。

病例 1-8-5

患者，男性，8 岁，智力低下，发作时出现强烈的点头、屈体样动作，持续此姿势 5～8 秒，常摔伤头部，伴颜面青紫、瞳孔散大。发作期脑电图为暴发性多棘波。

问题：

1. 该患者的发作类型是什么？
2. 该疾病与失张力性发作如何鉴别？
3. 可选择何种药物治疗？

参考答案和提示：

1. 强直性发作。
2. 鉴别如下　①强直性发作：多见于弥漫性脑损害儿童，全身或部分肌肉强烈持续的强直性收缩，使患者肢体或身体固定于某一位置，伴颜面青紫、呼吸暂停和瞳孔散大，可仅累及部分中轴肌肉造成角弓反张，持续数十秒，睡眠中发作较多，伴短暂意识丧失，以及面色苍白或潮红、瞳孔扩大等，典型发作期脑电图为暴发性多棘波；②失张力性发作：部分或全身肌张力突然降低，造成颈垂、张口、肢体下垂或躯干失张力而跌倒，持续数秒钟，短暂意识丧失或意识障碍不明显，发作后立即清醒和站起。EEG 示多棘-慢波或低电位活动。
3. 丙戊酸钠。

病例 1-8-6

患者,女性,7岁,既往健康,某日突然意识丧失,全身抽搐,伴眼球上窜、瞳孔散大、口唇青紫、舌咬伤和尿失禁,持续约3分钟,发作后入睡,醒后无记忆。

问题:

1. 上述病史应考虑何病及何种类型?
2. 为确诊应首选哪两项辅助检查?
3. 需与哪些疾病鉴别?
4. 药物治疗原则有哪些?

参考答案和提示:

1. 该患者为癫痫,全面强直-阵挛发作(GTCS)。
2. 为确诊可首选脑电图、头部CT、MRI检查。
3. 需与晕厥、低血糖症、发作性睡病、癔症发作鉴别。
4. 药物治疗原则 ①偶发的癫痫应先观察,寻找和去除诱因;②若反复发生GTCS可选用丙戊酸、拉莫三嗪等,先单药治疗,无效或效果欠佳时可换药或加用第二种药物;③治疗过程中注意药物反应及副作用,如丙戊酸副作用肝损害、血小板减少等,拉莫三嗪可见皮疹,必要时行血药浓度监测;④控制发作后须长期用药,除非出现严重不良反应,一般在发作控制2~3年后才考虑逐渐减量停药;⑤停药应缓慢、逐渐减量(半年至一年)。换药时新选用药物达到有效控制发作剂量后,原有药物才逐渐减量至停药。

临床思维:全面性发作

全面性发作是发作时伴意识障碍或以意识障碍为首发症状,神经元癫痫性放电最初同时起源于双侧半球。

【临床表现】

1. 失神发作

(1) 典型失神(小发作):意识短暂中断,患者停止当时的活动,呼之不应,两眼瞪视不动,状如愣神,持续3~15秒,可伴简单自动性动作,如擦鼻、咀嚼、吞咽等,一般不会跌倒,手中持物可能坠落,事后对发作全无记忆,每日可发作数次至数百次;发作EEG呈双侧对称3Hz棘-慢波,发作间期也可有同样的或较短的阵发电活动,背景活动正常;

(2) 不典型失神:意识障碍的发生及休止较典型者缓慢,肌张力改变较明显,EEG示较慢而不规则的棘-慢波,见于弥漫性脑损害患儿。

2. 肌阵挛发作 是一种突发、短暂的闪电样肌肉收缩,出现于面部、躯干或肢体,以及双侧大范围肌群,单独出现或连续成串出现。见于预后较好的特发性癫痫(如婴儿良性肌阵挛性癫痫)和预后较差、弥漫性脑损害癫痫综合征(如Lennox-Gastaut综合征)。发作期典型EEG改变为多棘-慢波。

3. 阵挛性发作 仅见于婴幼儿,发作时先出现意识水平下降或丧失,随之出现双侧或一侧为主的阵挛,持续一至数分钟,幅度、频率和分布变化多端,脑电图也变化多样,缺乏特异性。

4. 强直性发作 多见于弥漫性脑损害儿童,全身或部分肌肉强烈、持续的非颤抖性收缩,使患者肢体或身体固定于某一位置,伴颜面青紫、呼吸暂停和瞳孔散大,可仅累及部分中轴肌肉造成角弓反张,持续数十秒。典型发作期脑电图为暴发性多棘波。

5. 强直-阵挛性发作(GTCS)**或大发作** 是最常见的发作类型之一,以意识丧失和全身性抽搐为特征。发作可分三期：

(1) 强直期：意识丧失，短时间屈肌收缩，可使患者跌倒，眼瞪大，眼球上窜，口半张，喉肌痉挛，并出现呼吸暂停、发绀，持续 10～20 秒后出现细微的震颤，肌张力减低而进入阵挛期。

(2) 阵挛期：震颤幅度增大并延及全身屈曲性抽动，阵挛频率由快变慢，逐渐稀疏至发作停止，持续 30～60 秒，这两期可伴明显的自主神经功能紊乱，呼吸道及汗腺分泌物增多，瞳孔散大。

(3) 惊厥后期：如发作时间较短患者发作后仅觉疲倦，发作持续时间较长患者则进入昏睡状态，醒后常出现头痛，个别患者在完全清醒前有自动症或暴怒、惊恐等情感反应。强直早期 EEG 显示为逐渐增强的泛发性 10Hz 小棘波，阵挛期为逐渐变慢的弥漫性慢波和肌电干扰，惊厥后期呈脑电低平记录。

6. 失张力性发作　部分或全身肌张力突然降低，造成颈垂、张口、肢体下垂或躯干失张力而跌倒，持续数秒钟，有短暂意识丧失或意识障碍不明显，发作后立即清醒和站起。EEG 示多棘波。

第四节　常见的癫痫或癫痫综合征

病例 1-8-7

患儿，女性，8 个月。G_1P_1 足月顺产，产时无窒息，出生体重为 3.5kg。生后 4 个月出现点头、举手、弯腰发作，伴凝视及喊叫，每天 10 余次，晨起明显，且成串出现。检查时还不能抬头及独坐，不认识母亲。心、肺无异常，躯干部有脱色斑 3 处，约 2cm×3cm 大小，边缘呈树叶状。脑电图为高峰节律紊乱伴间歇现象。

问题：

1. 目前患儿的诊断是什么？
2. 该病病因是什么？
3. 该病主要的临床特征是什么？

参考答案和提示：

1. 诊断　West 综合征(婴儿痉挛)。
2. 脑发育缺陷。
3. 婴儿痉挛发作，智力发育落后，脑电图呈高峰节律紊乱，起病在 1 岁以内，高峰在 4～7 个月。

临床思维：常见的癫痫或癫痫症状

【临床表现】

1. 具有中央-颞部棘波的良性儿童期癫痫　3～13 岁好发，9～10 岁高发，有明显遗传倾向，男性较多。常夜间发病，嘴角及一侧面部抽动，偶累及对侧肢体，进展为 GTCS。发作稀疏，每月 1 次或数月 1 次，16 岁前可自愈。EEG 一侧中央-颞区高波幅棘波，有向对侧扩散倾向。卡马西平或丙戊酸钠治疗有效。

2. Lennox-Gastaut 综合征　学龄前起病，同时可有多种发作，强直性发作最常见，其他为失张力性、肌阵挛性、失神和 GTCS；发作频繁，每日数十次，易发生持续状态。EEG 背景活动异常，可见<3Hz 棘慢波，并常有多灶性异常。发作难以控制，常伴智能障碍，预后不良。首选丙戊酸钠或拉莫三嗪治疗。

3. West综合征(婴儿痉挛症) 生后1年内发病,4～7月高发,男孩多见。快速点头状痉挛、双上肢外展,下肢、躯干屈曲,下肢伸直状;常伴精神发育迟滞。EEG特征为高峰节律失常。多有明确病因,预后不良。早期用ACTH或皮质类固醇疗效较好。

第五节 癫痫持续状态

病例1-8-8

患者,15岁,3年前开始发作性意识丧失,全身抽动,持续4～5分钟后恢复,发作时面色青紫,有时伴尿失禁、舌咬伤,常在夜间睡眠中发作。一直口服丙戊酸钠治疗,半年无发作。自行停药,再次出现发作性意识丧失,全身抽动,面色青紫,伴尿失禁、舌咬伤,持续4～5分钟后抽搐缓解,间断发作数次,且意识始终未恢复达半小时以上。

问题:

1. 目前诊断是什么?
2. 该病治疗原则是什么?
3. 其病因和诱因各是什么?

参考答案和提示:

1. 诊断 癫痫持续状态。

2. 主要是快速有效地控制发作,同时进行有效的支持、对症治疗,如保持呼吸道通畅,纠正酸、碱平衡紊乱,预防或治疗感染等。发作控制后应使用长效AEDs维持和过渡,同时应根据癫痫类型选择相应有效的口服药,过渡到长期维持治疗。

3. 停药不当、不规范AEDs治疗是常见的原因,感染、精神因素、过劳、孕产和饮酒也可诱发。

临床思维:癫痫持续状态

癫痫持续状态(癫痫状态):是一次癫痫发作持续30分钟以上,或连续多次发作、发作间期意识或神经功能未能恢复。任何类型癫痫均可发生,通常指GTCS持续状态。是神经科常见急症,致残率和死亡率较高。

【临床表现】

1. 全面性发作持续状态

(1) 全面性强直-阵挛发作持续状态:是临床最常见、最危险的癫痫状态,表现为强直-阵挛发作反复发生,意识障碍(昏迷)伴高热、代谢性酸中毒、低血糖、休克、电解质紊乱(低血钾、低血钙等)和继红蛋白尿等,可发生脑、心、肝、肺等多脏器功能衰竭,自主神经和生命体征改变。

(2) 强直性发作持续状态:多见于Lennox-Gastaut综合征患儿,表现为不同程度意识障碍(昏迷较少),间有强直性发作或其他类型发作,如非典型失神,失张力发作等,EEG出现持续性较慢的棘-慢波或尖-慢波放电。

(3) 阵挛性发作持续状态:阵挛性发作持续时间较长时可出现意识模糊甚至昏迷。

(4) 肌阵挛发作持续状态:(良性)特发性肌阵挛发作患者很少出现癫痫状态,严重器质性脑病晚期如亚急性硬化性全脑炎、家族性进行性肌阵挛癫痫较常见,肌阵挛多为局灶或多灶性,EEG表现泛化性放电。

(5) 失神发作持续状态:主要表现为意识水平降低,甚至只表现反应性下降、学习成绩下降。多由治疗不当或停药等诱发,临床要注意识别。

2. 部分性发作持续状态

(1) 单纯部分性发作持续状态:病情演变取决于病变性质,部分隐源性患者治愈后可能不再发,某些非进行性器质性病变后期可伴同侧肌阵挛,但 EEG 背景正常,Rasmussen 综合征(部分性连续性癫痫)早期出现肌阵挛及其他形式发作,伴进行性弥漫性神经系统损害表现。

(2) 边缘叶性癫痫持续状态:常表现为意识障碍(模糊)和精神症状,又称精神运动性癫痫状态,常见于颞叶癫痫,须注意与其他原因导致的精神异常鉴别。

3. 偏侧抽搐状态伴偏侧轻瘫 多发生于幼儿,表现为一侧抽搐,伴发作后一过性或永久性同侧肢体瘫痪。

复 习 题

一、名词解释

1. 癫痫 2. 癫痫病理灶 3. 杰克逊(Jackson) 癫痫 4. Todd 瘫痪 5. 部分性癫痫持续状态 6. 精神运动性发作性癫痫 7. Lennox-Gastaut 综合征 8. 癫痫持续状态 9. 自动症

二、简答题

1. 抗癫痫药物换药的原则是什么?
2. 抗癫痫药物停药的原则是什么?
3. 抗癫痫药物增减药物的原则是什么?
4. 全面性发作的特征是什么?
5. 部分性发作的临床分型有哪些?
6. 部分性发作的特点有哪些?
7. 国际抗癫痫联盟(1981) 癫痫发作分类有哪些?
8. 何为癫痫发作?

三、问答题

1. 试述复杂部分性发作的临床表现有哪些?
2. 全面性强直-阵挛发作(GTCS) 的临床表现有哪些?
3. 常用的抗癫痫药物(AEDs) 适应证及主要副作用如何?
4. 试述全身性癫痫持续状态的治疗。
5. 肌阵挛发作与阵挛性发作的不同有哪些?

参 考 答 案

一、名词解释

1. 脑神经元过度异常放电导致突发的短暂及反复发作的中枢神经系统功能异常,表现为意识障碍,运动性或感觉性发作,情绪、内脏及行为改变的一组慢性脑部疾病。
2. 癫痫病理灶是指脑内形态学异常,可间接或直接导致癫痫性发作和脑电图病性放电,是癫痫发作的基础。
3. 指癫痫性放电自一处开始后沿大脑皮质运动区分布逐渐扩展,如表现自对侧拇指沿腕、肘和肩部扩展。
4. Todd 瘫痪是局灶性运动性发作后遗留的发作肢体暂时性(数分钟至数日) 瘫痪或无力。
5. 部分性癫痫持续状态是指部分运动性发作持续数小时或数日。
6. 即复杂部分性发作,发作时出现精神或特殊感觉症状,随之出现意识障碍、自动症和遗忘,病灶多在颞叶。
7. 学龄前起病,发作频繁,每日数十次,形式多样,强直性发作常见,易发生持续状态。EEG 背景异常,3Hz 棘慢波及多灶异常。

8. 一次癫痫发作持续 30 分钟以上，或连续多次发作、发作间期意识或神经功能未恢复正常。
9. 复杂部分性发作中或之后，患者有一定意识障碍情况下表现似有目的和一定协调性机械重复动作（吸吮、咀嚼、搓手、解扣、摸索和挪东西）、自动言语、游走等。

二、简答题

1. 如果一种一线药物已达到最大可耐受剂量仍然不能控制发作，可加用另一种一线或二线药物，至发作控制或达到最大可耐受剂量后逐渐减掉原有的药物，转换为单药，换药期间应有 5～7 天的过渡期。
2. 缓慢及逐渐减量原则。全面强直-阵挛性发作、强直性发作、阵挛性发作完全控制 4～5 年后，失神发作停止半年后可考虑停药，停药前应有缓慢减量的过程，一般不少于 1～1.5 年无发作者方可停药。
3. 增药可适当快一些，减药一定要慢，须逐一增减，以确切评估疗效和毒副作用。
4. 发作时伴意识障碍或以意识障碍为首发症状，神经元痫性放电起源于双侧大脑半球。
5. 根据发作期间是否伴有意识障碍可分为三型：①单纯部分性发作：无意识障碍；②复杂部分性发作：意识障碍，发作后不能回忆；③单纯和复杂部分性发作继发全身强直-阵挛发作。
6. 局部起始，发作起始症状和 EEG 特点均提示癫痫放电源于一侧大脑半球。
7. 分类：①部分性发作，包括单纯性、复杂性、继发泛化；②全面性发作，包括失神、肌阵挛、强直、强直-阵挛、阵挛、失张力发作等；③不能分类的癫痫发作。
8. 癫痫发作是纯感觉性、运动性和精神运动性发作，或每次及每种发作过程短暂，患者可同时有几种癫痫发作。

三、问答题

1. 复杂部分性发作的临床表现为：①发作先兆或始发症状包括单纯部分性发作症状、特殊感觉症状及错觉、幻觉等精神症状，随后出现意识障碍、自动症和遗忘症，有时发作即表现意识障碍；②先兆之后患者表现为部分性或完全性与环境接触不良，如瞪视不动，无意识动作如吮吸、咀嚼、舔唇、搓手、解扣，甚至游走、奔跑、乘车上船等自动症；③EEG 见一或两侧颞区慢波，杂有棘波或尖波，觉醒时仅 30% 呈发作放电。
2. 全面性强直-阵挛发作是常见的发作类型，表现为意识丧失和全身对称性抽搐，可分为三期：①强直期：意识丧失，短时间屈肌收缩可使患者跌倒，眼睑大，眼球上窜，口半张，喉肌痉挛，并出现呼吸暂停、发绀，持续 10～20 秒后出现细微的震颤，肌张力减低而进入阵挛期；②阵挛期：震颤幅度增大并延及全身屈曲性抽动，阵挛频率由快变慢，逐渐稀疏至发作停止，持续 30～60 秒，这两期可伴明显的自主神经功能紊乱，呼吸道及汗腺分泌物增多，瞳孔散大；③惊厥后期：如发作时间较短，患者发作后仅觉疲倦，发作持续时间较长患者则进入昏睡状态，醒后常出现头痛，个别患者在完全清醒前有自动症或暴怒、惊恐等情感反应。强直早期 EEG 为逐渐增强的泛发性 10Hz 小棘波，阵挛期为逐渐变慢的弥漫性慢波和肌电干扰，惊厥后期呈脑电低平记录。

3～4. 略。

5. 二者的不同包括：①肌阵挛发作：是一种突发短暂的闪电样肌肉收缩，见于面部、躯干、肢体或双侧大范围肌群，单独出现或连续成串出现，清晨觉醒或入睡时发作较频繁，见于预后较好的特发性癫痫（如婴儿良性肌阵挛性癫痫）和预后较差、弥漫性脑损害癫痫综合征（如 Lennox-Gastaut 综合征），发作期典型 EEG 为多棘-慢波；②阵挛性发作：仅见于婴幼儿，意识水平下降或丧失，随之出现双侧或一侧为主的阵挛，持续一至数分钟，幅度、频率和分布变化多端，脑电图也变化多样，缺乏特异性。

（王 澍）

第九章　头　痛

第一节　概　述

病例 1-9-1

患者，女性，35 岁，入院前 2 天看电视时突然出现后头部疼痛，伴恶心、呕吐。

问题：

1. 该患者应主要考虑哪些疾病？

2. 询问病史时应重点了解哪些内容？

3. 神经系统检查最应注意什么体征？

4. 如患者头痛持续存在。查体：颈强（＋），右侧眼睑下垂，瞳孔大，眼球外斜视，眼球向上、下、内运动不能，无肢体瘫痪，无家族史，应考虑哪种疾病可能性最大？

5. 如患者有发热、持续性头痛。查体：颈强（＋），无颅神经麻痹、肢体瘫痪，无家族史，应考虑哪种疾病可能性最大？

6. 对该患者首选的辅助检查是什么？

7. 如首选的检查方法仍不能确定诊断者，还需要做何种检查？

参考答案和提示：

1. 蛛网膜下腔出血、脑出血、偏头痛和慢性脑膜炎。

2. 应重点了解头痛病史及家族史，感染、发热史。①无特殊病史，可能为蛛网膜下腔出血或脑出血；②以往类似头痛病史及家族史，可能为偏头痛；③发病前有感染、发热史，可能为脑膜炎，但起病相对较慢。

3. 应注意的体征　①脑膜刺激征：提示为脑膜炎或蛛网膜下腔出血；②眼外肌麻痹：提示为脑动脉瘤破裂；③无神经系统体征提示为偏头痛。

4. 蛛网膜下腔出血。

5. 脑膜炎。

6. CT 检查。

7. 脑脊液检查。

临床思维：头痛

头痛是临床最常见的症状之一，发病机制复杂，涉及各种颅内病变（如脑肿瘤、脑出血、脑膜炎等），功能性或精神性疾病（如紧张性头痛），全身性疾病（如发热、癫痫大发作后，鼻窦炎、弱视和屈光不正）等。

1. 头部的痛敏结构　①头皮、皮下组织、帽状腱膜和骨膜；②头颈部血管和肌肉；③颅底动脉及其分支、硬脑膜动脉、颅内大静脉窦及分支；④三叉、舌咽、迷走神经及神经节，$C_{2\sim3}$神经。

2. 头痛的分类　国际头痛协会（1988）将头痛分为偏头痛、紧张性头痛、丛集性头痛和慢性发作性偏侧头痛等 13 类。

3. 头痛的诊断根据　①详细询问头痛家族史、平素的心境和睡眠情况；②头痛发病急缓，发作时间、性质、部位、缓解及加重因素；③先兆及伴发症状；④详细的体格检查，合适的辅助检查。

4. 头痛的治疗　①减轻或终止头痛发作症状；②预防头痛复发；③力争病因治疗。

第二节　偏　头　痛

病例 1-9-2

患者，青年女性，反复发作性头痛 3 年。每次发作前都有 2 小时左右的烦躁、饥饿感，随之一眼出现异彩，持续约 30 分钟，缓解后出现头痛，呈钻痛、搏动性，常伴恶心、呕吐，持续 4～5 小时后进入睡眠可缓解。

问题：

1. 应诊断为何种疾病？
2. 需与何疾病鉴别？
3. 如何治疗和预防？

参考答案和提示：

1. 诊断　有先兆的偏头痛。
2. 需与非偏头痛性血管性头痛、丛集性头痛、痛性眼肌麻痹（Tolosa-Hunt 综合征）鉴别。
3. 发作期治疗　安静休息；可口服对乙酰氨基酚、阿司匹林、布洛芬等；较重的病例首选麦角胺、舒马曲普坦口服；严重病例选用可待因口服，氯丙嗪 10mg 静脉注射。

预防性治疗　消除诱因，避免紧张，不用血管扩张剂、利舍平、红酒和奶酪等。口服 β 受体阻滞剂（普萘洛尔）、钙拮抗剂（尼莫地平）、麦角胺、曲普坦类、抗抑郁药（左乐复、百忧解）等。

临床思维：偏头痛

偏头痛是反复发作的一侧搏动性头痛，是最常见的原发性头痛。

【病因及发病机制】　病因及发病机制尚未完全明了，可能与下列因素有关：①遗传：约 60% 的患者有头痛家族史；②内分泌与代谢因素：女性较多，月经前期或月经期易发生；③其他因素：如情绪紧张、睡眠障碍、精神刺激等。

【临床表现】　多在儿童和青年期（10～30 岁）发病，女性较多。常有发作前先兆，发作频率每周至每年 1 次至数次不等，偶有持续性发作。

1. 有先兆的偏头痛（典型偏头痛）**典型病例可分四期**

（1）前驱期：约 60% 病例发作前数小时至数日出现精神症状（抑郁、欣快、不安和嗜睡等），神经症状（畏光、畏声、嗅觉过敏等），厌食、腹泻、口渴等。

（2）先兆期：如视觉先兆（闪光、暗点、视野缺损、视物变形或颜色改变等），躯体感觉先兆（一侧肢体或面部麻木、感觉异常），持续数分钟至 1 小时。

（3）头痛期：多为一侧眶后或额颞部搏动性头痛或钻痛，可扩展至一侧头部或全头部，如不治疗或治疗无效，可持续 4～72 小时，儿童持续 2～8 小时；恶心、呕吐、畏光、畏声、颞动静脉突出等。活动可加重，睡眠后减轻。

（4）头痛后期：常有疲劳、倦怠、烦躁、注意力不集中、不愉快感等。

2. 无先兆的偏头痛（普通型偏头痛）　是最常见类型（约占 80%）。前驱症状不明显，可有短暂轻微的视物模糊先兆；表现为一侧搏动性头痛，可波及对侧或双侧交替发作。

3. 特殊类型偏头痛

（1）眼肌麻痹型：常见无先兆的偏头痛史，反复发作后头痛侧出现动眼神经麻痹，滑车、外展神经也可受累，持续数小时至数周，多次发作后持久不愈。

（2）偏瘫型：多于儿童期发病，成年期停止。偏瘫、偏侧麻木和失语可为偏头痛先兆，头痛消退后偏瘫可持续 10 分钟至数周。

（3）基底（动脉）型：儿童和青春期女性多见，有闪光、暗点、视物模糊、黑矇、视野缺损、眩晕、复视、眼震、耳鸣、构音障碍、双侧肢体麻木及无力、共济失调，以及意识模糊和跌倒发作等先兆症状，持续 20～30 分钟，然后出现枕颈部疼痛，常伴恶心、呕吐。

（4）晚发型：45 岁后发病，反复出现偏瘫、麻木、失语或构音障碍等，伴头痛发作，每次发作神经缺失症状雷同，持续 1 分钟至 72 小时。

（5）偏头痛等位发作：儿童多见，眩晕、呕吐、腹痛、腹泻、肢体或关节疼痛、情绪不稳和梦样状态等反复发作，患儿可无头痛发作或与头痛发作交替出现。

第三节　紧张性头痛

病例 1-9-3

患者，女性，23 岁，头痛反复发作 4 年。4 年前因家庭变故，出现头周紧箍感，伴颈部酸痛，不能长时间看书、学习。头痛时常绵绵不休。近因参加考试学习紧张，头痛加重，伴有神疲乏力、头昏、失眠、注意力不集中、食欲不振，每日痛苦不堪，自感对未来生活无望，故来就诊。

问题：

1. 应诊断为何种疾病？
2. 需与何疾病鉴别？

参考答案和提示：

1. 诊断　紧张性头痛
2. 需与偏头痛、丛集样头痛鉴别。

偏头痛是常见的原发性头痛，特征是发作性、多为偏侧、中重度、搏动性头痛，一般持续 4～72 小时，可伴有恶心、呕吐，光、声刺激或日常生活均可加重头痛，安静环境、休息可缓解头痛。

丛集样头痛是一种原发性神经血管性头痛，表现为一侧眼眶周围发作性剧烈疼痛，有反复密集发作的特点，伴有同侧眼结膜充血、流泪、瞳孔缩小、眼睑下垂，以及头面部出汗等自主神经症状，常在一天内固定发作，可持续数周至数月。

临床思维：紧张性头痛

紧张性头痛或称紧张型头痛（TH）、肌收缩性头痛，是最常见的慢性头痛。病因尚未完全明了，可能与多种因素有关，如紧张、焦虑、抑郁等。

【临床表现】 20 岁左右起病，随年龄增长患病率增加，女性多见（约 75%）。双侧枕颈部、额颞部或全头的胀痛、压迫感、紧箍感等，呈发作性或持续性，可有疼痛部肌肉触痛，颈、肩背部肌肉僵硬感，无呕吐、畏光等，多有失眠、焦虑、抑郁等症状。几乎每日出现，病程数日至数年。

第四节　低颅压性头痛

病例 1-9-4

患者，女性，16 岁，因腹泻半月，头痛、恶心 5 天就诊。头痛以前额部为著，直立位时加重，平卧后缓解。既往无头痛史。查体：体温正常，脑神经未见异常，心肺腹未见异常，四肢肌力、肌张力正常，感觉对称存在，共济运动协调，神经生理反射正常存在，未引出病理反射。脑膜刺激征（—）。颅脑 CT 平扫未见异常。入院时行腰穿脑脊液检查，颅压 $70mmH_2O$，脑脊液正常。

问题：

1. 应诊断为何种疾病？

2. 需与何疾病鉴别？

3. 如何治疗？

参考答案和提示：

1. 诊断　低颅压性头痛。

2. 需与脑膜脑炎、偏头痛、丛集样头痛鉴别。患者无发热，脑膜刺激征（—），无神经功能缺损体征，颅脑 CT 平扫未见异常，腰穿脑脊液检查，颅压 $70mmH_2O$，脑脊液正常，故不支持脑膜脑炎诊断。既往无头痛史，不支持偏头痛、丛集样头痛。

3. 治疗　病因治疗；卧床休息；补液；穿紧身裤和束腰带；适量镇痛剂。

临床思维：低颅压性头痛

低颅压性头痛是脑脊液压力降低（$<70mmH_2O$）所致的头痛。原发性低颅压性头痛病因不明，继发性可因多种原因引起，如 CSF 漏出增多，分泌减少。

【临床表现】　本病可见于各种年龄，原发性多见于体弱女性，为枕部、额部缓慢加重的钝痛或搏动样疼痛，立位时加重，卧位时减轻，伴恶心、呕吐、眩晕、耳鸣等。

复 习 题

一、名词解释

1. 偏头痛　2. 紧张性头痛　3. 低颅压性头痛

二、简答题

1. 头痛的治疗原则是什么？
2. 偏头痛最常见的类型及临床表现有哪些？
3. 基底型偏头痛的临床特点有哪些？
4. 偏头痛等位发作的临床特点有哪些？
5. 简述丛集性头痛。
6. 简述痛性眼肌麻痹（Tolosa-Hunt 综合征）。
7. 低颅压性头痛需与哪些疾病鉴别？

三、问答题

1. 有先兆的偏头痛的临床分期及表现？
2. 试述偏头痛的治疗？
3. 紧张性头痛临床表现及治疗？
4. 低颅压性头痛的治疗？

参 考 答 案

一、名词解释

1. 偏头痛是反复发作的一侧搏动性头痛，是常见的原发性头痛。
2. 紧张性头痛是最常见的慢性头痛，双侧枕颈部或全头部紧缩感或压迫感。

3. 低颅压性头痛是脑脊液压力降低(<70mmH_2O) 所致的头痛。

二、简答题

1. 治疗原则:减轻或终止头痛发作、预防头痛复发、力争病因治疗。
2. 无先兆的偏头痛最常见,约占 80%。先兆不明显或短暂轻微的视物模糊,一侧搏动性头痛,可波及对侧或双侧交替发作。
3. 基底型偏头痛:儿童和青春期女性较常见,多以视觉(闪光、暗点、视物模糊、黑矇、视野缺损等)或脑干症状(眩晕、复视、眼震、耳鸣、双侧肢体麻木无力、共济失调)为先兆,持续 20~30 分钟,然后枕颈部疼痛,伴恶心、呕吐。
4. 偏头痛等位发作:多见于偏头痛患儿,表现反复发作性眩晕、呕吐、腹痛、腹泻,周期性呕吐、肢体或(和) 关节痛、情绪不稳、梦样状态等,与头痛发作交替出现或无头痛发作。
5. 丛集性头痛为一侧眼眶周围剧痛,常在每年春季和或秋季发作一两次,为一次接一次的成串的反复密集发作,每次 30~180 分钟,常伴结膜充血、流泪、流涕、面部出汗异常和 Horner 征等,多见于 20~50 岁,男性多。
6. 痛性眼肌麻痹是特发性眼眶和海绵窦炎性疾病。壮年多见,表现为眼球后及眶周顽固性胀痛发作,伴呕吐,数天后痛侧动眼、滑车或外展神经麻痹,持续数日至数周缓解,可复发,皮质类固醇治疗有效。
7. 需与可出现体位性头痛的疾病鉴别,如脑和脊髓肿瘤、脑室梗阻综合征、寄生虫感染、脑静脉血栓形成、亚急性硬膜下血肿、颈椎病等鉴别。

三、问答题　略。

(张艳蕉)

第十章　神经-肌肉接头疾病

重症肌无力

病例 1-10-1

患者，男性，36 岁。出现双侧眼睑下垂，视物成双 2 年，后逐渐累及四肢肌肉，感觉全身乏力，在劳动后及傍晚时更明显，清晨及休息后可以减轻，曾做新斯的明试验(＋)，5 天前，患者上感发热，出现咳嗽无力、气急、呼吸困难、言语声低、吞咽困难，现来我院急诊。既往史：无特殊疾病病史。体格检查：体温 38℃，脉搏 92 次/分，呼吸 30 次/分，血压 150/90mmHg。神清，重病容，双侧眼睑下垂，睁目困难，伸舌居中，颈软，抬头无力，四肢肌张力减低，四肢肌力 3 级，双侧下肢病理征(－)，深浅感觉正常，患者言语声低，尚清晰，呼吸急促、浅弱，口唇及四肢末端有青紫。辅助检查：血常规 WBC 15.6×10^{9}/L，N 0.87，L 0.11；腾喜龙试验：予注射腾喜龙(依酚氯铵)4mg 后，患者呼吸好转；胸片：两侧肺纹理增多，右膈略抬高，心影大小正常，余未见异常影。

问题：

1. 请全面诊断并提出诊断依据。
2. 患者目前呼吸困难的原因是什么？应如何鉴别？
3. 需与哪些疾病相鉴别？
4. 抢救措施是什么？
5. 今后的治疗方案是什么？

参考答案和提示：

1. 诊断及诊断依据如下：

(1) 重症肌无力(全身型)。诊断依据：①患者眼睑下垂，视物成双，四肢乏力，有晨轻暮重及疲劳后加重表现。②查体：双侧眼睑下垂，四肢肌张力减低，肌力 3 级。③新斯的明试验(＋)。

(2) 重症肌无力危象。诊断依据：①有重症肌无力病史。②呼吸困难，气急，四肢末端青紫。③腾喜龙试验(＋)。

(3) 肺部感染。诊断依据：①上感发热史，后出现咳嗽无力，体温 38℃。②血常规：WBC 15.6×10^{9}/L，N 0.87。胸片：两侧肺纹理增多，右膈略抬高，心影大小正常，余未见异常影。

2. 患者目前所出现的呼吸困难，考虑为“重症肌无力危象”。这是疾病发展所致，多见于暴发型或严重的全身型，静注腾喜龙后可暂时好转。需鉴别的有：①重症肌无力反拗性危象，这是由于全身情况如上呼吸道感染，手术或分娩后突然对药物不起疗效反应所致，腾喜龙试验无反应。②胆碱能危象，为胆碱酯酶抑制剂过量，使突触后膜产生去极化阻断所致。常伴有药物副作用，如瞳孔缩小、出汗、唾液增多、肌肉跳动，肠鸣音亢进，腾喜龙试验无改变或加重。

3. 需与以下疾病鉴别：

(1) 急性脊髓炎：为急性起病的肢体弛缓性瘫痪，但起病时多有发热，肌肉瘫痪多为节段性，可不对称，无感觉障碍，脑脊液蛋白及细胞均增多，运动神经传导速度可正常，但波幅则减低,肌电图可有失神经支配现象。

(2) 周期性麻痹:发作时为肢体弛缓性瘫痪,过去有发作史,无感觉障碍与颅神经损害,脑脊液正常,发作时多有血钾降低和低钾心电图改变,补钾后症状迅速缓解。

(3) 吉兰-巴雷综合征:发病前 1~4 周有感染史,急性或亚急性起病,四肢对称性弛缓性瘫痪,可有颅神经损害,常有脑脊液蛋白-细胞分离现象。

4. 抢救措施　必须紧急抢救,最重要的是要维持呼吸道通畅,可实行气管切开或人工呼吸,勤吸痰,应用抗生素控制肺部感染,给予静脉补液,维持水电解质平衡,在抢救过程中停用所有抗胆碱酯酶制剂,尽快试用免疫球蛋白静脉滴注或血浆置换。

5. 今后的治疗方案　首先需避免过度疲劳;忌用对神经-肌肉传递有妨碍的药物,如各种氨基糖甙类抗生素、奎宁、奎尼丁、普鲁卡因胺、心得安(普萘洛尔)、氯丙嗪以及各种肌肉松弛剂;药物治疗方案可应用抗胆碱酯酶药物,如溴化新斯的明、吡啶斯的明,但单用这种疗法不能阻止症状恶化,应及早合用免疫抑制剂,如肾上腺皮质激素、环磷酰胺、硫唑嘌呤等;治疗中注意低盐高蛋白饮食,抗酸剂,补充钾钙;另外有胸腺瘤者必须切除。

病例 1-10-2

患者,女性,23 岁,双上睑下垂 2 年,有时出现复视和眼球活动受限,晨轻暮重,近几个月四肢无力,2 天前感冒发热,今日出现呼吸困难。

问题:

1. 最可能的诊断是什么?
2. 需做何种检查明确诊断?
3. 需与何种疾病鉴别?

参考答案和提示:

1. 诊断　重症肌无力全身型、重症肌无力危象。

2. 需做以下检查以明确诊断　①腾喜龙试验:静注 30 秒内肌力改善,持续数分钟。②AChR-Ab 增高,但正常不能排除诊断。③低频(2~3Hz 和 5Hz)及高频(20Hz)RNS:分别刺激尺神经、腋神经或面神经,低频出现动作电位波幅递减 10% 以上为阳性。

3. 需与 Lambert-Eaton 肌无力综合征、肉毒杆菌中毒、肌营养不良症、多发性肌炎鉴别。

Lambert-Eaton 肌无力综合征:是累及胆碱能突触前膜电压依赖性钙通道的自身免疫病。男性居多,伴癌症,如肺癌。四肢肌无力为主,下肢重,脑神经支配肌不受累或轻度受累。特征性表现是短暂用力后肌力增强,持续收缩后又呈病态疲劳。Tensilon 试验可呈(+),但不明显。低频、高频重复电刺激,低频使波幅降低,高频可使波幅增高。血清 AChR-Ab 水平不增高。

肉毒杆菌中毒:患者多有肉毒杆菌中毒的流行病学史,新斯的明试验或腾喜龙试验阴性。

肌营养不良症:多隐匿起病,症状无波动,病情逐渐加重,肌萎缩明显,血肌酶明显升高,新斯的明试验阴性。

多发性肌炎:表现为四肢近端肌无力,多伴有肌肉压痛,无晨轻暮重的波动现象,病情逐渐加重,血清肌酶明显增高。

根据患者临床表现与上述疾病不难鉴别。

临床思维:重症肌无力

重症肌无力是乙酰胆碱受体抗体(AChR-Ab)介导的细胞免疫依赖和补体参与的自身免疫病,病变主要累及突触后膜 AChR,导致 NMJ 传递障碍。

【病因及发病机制】 80%～90% MG 患者外周血中可检测到烟碱型 AChR-Ab,在其他肌无力患者通常不能检出,因此对 MG 的诊断有重要意义。

MG 患者常见胸腺异常,约 15%的 MG 患者合并胸腺瘤,约 70%的 MG 患者有胸腺肥大、淋巴滤泡增生。

【临床表现】 特征性临床表现是部分或全身骨骼肌易疲劳,晨轻暮重。常合并胸腺增生或胸腺瘤。诱因是感染、疲劳、妊娠等。

首发症状多为眼外肌麻痹(常见上睑下垂)及复视,瞳孔正常。常局限某一组肌肉受累,肌无力上肢重于下肢,近端重于远端。重症出现呼吸肌麻痹(肌无力危象),可因呼吸衰竭或继发感染死亡。疲劳试验阳性。胸部 CT 可发现胸腺瘤,患者可见特异性 EMG 异常,低频神经重复电刺激为阳性反应;85%～90% 的全身型患者 AChR-Ab 阳性; Neostigmine 试验(+);Tensilon 试验(+)。

【Osserman 临床分型】

Ⅰ型:眼肌型(15%～20%),仅眼肌受累。

$Ⅱ_A$ 型:轻度全身型(30%),进展缓慢,无危象,可合并眼肌受累,对药物敏感。

$Ⅱ_B$ 型:中度全身型(25%),骨骼肌和延髓肌严重受累,无危象,药物敏感性欠佳。

Ⅲ型:重症急进型(15%),症状危重,进展迅速,数周至数月内达到高峰,胸腺瘤高发,可发生危象,药效差,常需气管切开或辅助呼吸,死亡率高。

Ⅳ型:迟发重症型(10%),症状同Ⅲ型,从Ⅰ型发展为ⅡA,ⅡB 型,经 2 年以上的发展期逐渐发展而来。

【实验室及其他检查】

1. 疲劳试验 使病肌反复收缩,如持续闭眼或向上凝视或连续举臂,短期内出现无力或瘫痪,休息后可恢复者为阳性。

2. 药物试验 ①滕喜龙试验:静脉注射 2mg,观察 20 秒,如无反应亦无出汗、唾液增加等副作用,则在 30 秒时间缓慢加给 8mg,1 分钟内症状暂时好转为阳性。对婴儿可给 0.5～1mg 皮下注射。②硫酸新斯的明试验:肌肉注射 1.5mg,加阿托品 0.5mg,15～30 分钟后症状开始好转为阳性。

3. 实验室检查 ①血清 AChR 抗体测定:约 60%～80%患者阳性,但部分患者始终阴性。②重复电刺激试验:临床常用面神经、腋神经、尺神经进行低频(2～3Hz)刺激,可使动作电位很快降低 10%～15%以上者为阳性。高频(10Hz)刺激也可有类似反应。③胸部 CT:部分病例可见胸腺增生或胸腺瘤。

复 习 题

一、名词解释

1. 重症肌无力　2. Lambert-Eaton 综合征?

二、简答题

1. MG 的主要临床特征有哪些?
2. 新斯的明试验如何进行及判定?
3. 腾喜龙(tensilon)试验如何进行及判定?

4. Lambert-Eaton 综合征的临床特点有哪些?
5. 试述重症肌无力的 Ossennan 分型。
6. 哪些辅助检查有助于确诊 MG?

三、问答题

1. 试述重症肌无力的临床表现。
2. 试述重症肌无力的治疗。
3. 重症肌无力危象有几种? 如何处理?

参考答案

一、名词解释

1. 重症肌无力是由乙酰胆碱受体抗体(AChR-Ab)介导、细胞免疫依赖和补体参与的神经-肌肉接头(NMJ)传递障碍的自身免疫性疾病。
2. Lambert-Eaton 综合征是累及胆碱能突触前膜电压依赖性钙通道的自身免疫病。

二、简答题 略。

三、问答题 略。

(张艳蕉)

第十一章 肌肉疾病

肌肉疾病是指骨骼肌疾病。各种肌病均表现肌无力，但病因不同。各种肌营养不良和肌炎可直接损害肌原纤维，终板电位下降引起去极化阻断，见于周期性瘫痪，膜电位不稳定见于肌强直，缺乏某些酶或载体不能进行正常氧化代谢导致 ATP 生成障碍，可引起线粒体肌病。

第一节 进行性肌营养不良症

病例 1-11-1

患者，男性，4 岁。家属发现患者走路呈鸭步，登楼及站起困难，易跌倒，仰卧位站起时必须先转为俯卧位，再用双手攀附身体方能站起。体质"消瘦"，但小腿肥大。查体：神清语明，四肢肌力差，下肢重，伴肌萎缩，可见腓肠肌假肥大。肌电图示肌源性损害，血清 CK 增高。肌活检组化检查可见抗肌萎缩蛋白(Dys) 缺失。

问题：

1. 该患者的诊断是什么？
2. 其临床分型有哪些？
3. 需与何种疾病鉴别？

参考答案和提示：

1. 诊断　假肥大型肌营养不良(DMD)，是进行性肌营养不良(PMD)的一种临床类型。

2. 进行性肌营养不良(PMD) 是一组遗传性肌肉变性病，可分为：①假肥大型：包括 Duchenne 型(DMD) 和 Becker 型(BMD)；②面肩肱型肌营养不良；③肢带型肌营养不良；④眼咽型肌营养不良；⑤远端型肌营养不良；⑥眼肌型肌营养不良；⑦埃-德型肌营养不良；⑧脊旁肌营养不良。

3. 本病需与以下疾病相鉴别：①少年近端型脊髓性肌萎缩(常染色体遗传病，青少年起病，表现为四肢近端对称性肌萎缩，有肌束震颤，肌电图为神经源性损坏)；②慢性多发性肌炎(肌肉病理符合肌炎改变，皮质类固醇疗效好)。

临床思维：进行性肌营养不良症

进行性肌营养不良症(PMD)是一组遗传性肌肉变性病，表现为对称性肌无力和肌萎缩，缓慢进行性加重，累及肢体、躯干和头面部肌肉，少数累及心肌。

【病因及发病机制】 极为复杂，遗传因素(病理基因) 引起一系列酶的生化改变在发病中起主导作用。基本病理改变为肌纤维坏死与再生，肌膜核内移，出现肌细胞萎缩与代偿性增大相嵌分布的典型表现。肌活检组化检查可见抗肌萎缩蛋白(Dys) 缺失或异常。

【临床表现】

1. 假肥大型 为 X 性连锁隐性遗传性肌病，根据 Dys 空间结构变化及功能丧失程度不同可分为两型：

(1) 假肥大型肌营养不良症(Duchenne 型，DMD)：最常见。①患儿 3～5 岁发病，均为男性，起病隐袭。肌无力始于躯干和四肢近端，缓慢进展，下肢重于上肢，登楼及站起困难，鸭步，易跌倒，Gower 征(+)。②四肢近端肌萎缩明显，90% 出现腓肠肌假肥大。1/3 的患儿智力发育迟滞。多在 25～30 岁前死于呼吸道感染、心力衰竭或消耗性疾病。③本型病情严重，遗传代数越多，病情越轻，散发病例最重，预后不良。④肌电图可见典型肌源性损害，血清 CK 增高，心电图多数异常。

(2) Becker 假肥大型肌营养不良症(BMD)：少见。具有 DMD 的特征，但发病年龄较晚(11 岁以后)，进展慢(病程 25 年以上)，20 岁后仍能行走，预后较好(良性型)。

2. 面肩肱型肌营养不良症 最常见的常染色体显性遗传肌病，基因定位于 4q35 染色体上。临床表现：①青春期发病，儿童偶见；②早期症状为面部表情肌无力和萎缩，呈“斧头脸”；逐渐侵犯肩胛带出现翼状肩胛，口轮匝肌假肥大使口唇显得增厚微噘，下肢胫前肌、腓骨肌受累表现为远端无力，一般不伴心肌损害，病情进展缓慢；③肌源性损害肌电图，肌肉活检符合肌病特征，血清 CK 正常或轻度增高。

3. 肢带型肌营养不良症(Erb 型) 包含一组肌营养不良变异型，病变累及肢体近端。临床表现：①10～20 岁发病；②首发症状为骨盆带肌萎缩，鸭步，可有肩胛带肌萎缩；③进展缓慢，病后 20 年丧失行动能力；④肌电图和肌活检显示肌源性损害，CK 等血清肌酶轻度增高，心电图正常。

4. 眼咽型肌营养不良症 常染色体显性遗传，可散发，多在 30～50 岁发病。首发症状为双侧对称性上睑下垂和眼球运动障碍，出现轻度面肌力弱，咬肌无力和萎缩，吞咽困难，构音不清；CK 正常或轻度增高。

5. 远端型肌营养不良症 较少见。10～60 岁起病，自肢端开始，影响手部和小腿肌肉。

6. 眼肌型肌营养不良症 罕见，又称慢性进行性核性眼肌麻痹，主要侵犯眼外肌，易误诊为重症肌无力。

7. 埃-德型肌营养不良症 X 连锁隐性遗传，5～15 岁缓慢起病。疾病早期出现肘部屈曲挛缩和跟腱缩短、颈部前屈受限、脊柱强直而弯腰转身困难。腓肠肌无假性肥大，智力正常。心脏传导功能障碍，表现为心动过缓、晕厥、心房纤颤等，心脏扩大，心肌损害明显。血清 CK 轻度增高。病情进展缓慢，患者常因心脏病而致死。

【实验室及其他检查】

(1) 血清酶学异常。

(2) 肌电图具有典型的肌源性损害表现，神经传导速度正常。

(3) 基因检查：采用 PCR、印迹杂交、DNA 测序等方法，可以发现基因突变进行基因诊断。

(4) 肌活检：表现为肌肉的坏死和再生，间质脂肪和结缔组织增生。

(5) 其他检查：X 线、心电图、超声心动图可早期发现进行性肌营养不良症患者心脏受累的程度。CT 可发现骨骼肌受损的范围，MRI 可见变性肌肉呈不同程度的“蚕食现象”。

第二节 周期性瘫痪

病例 1-11-2

患者，男性，21 岁，大学生，白天参加运动会长跑比赛，晚饱餐后入睡，翌日晨起四肢无力，无法活动，无肢体麻木，无意识、言语及尿便障碍，无发热。查体：血压 120/80mmHg、眼球活动无受限，瞳孔等大，直径 3.0mm，光反射灵敏，鼻唇沟对称，伸舌居中，咽反射存在，肢体对称性瘫痪，下肢重于上肢，肌张力减低，腱反射消失，病理征未引出。查血清钾降低，血钠正常，尿常规正常，心电图出现 U 波，ST 段下移。自述其母亲有过类似情况。

问题：

1. 该患者可能的诊断是什么？

2. 需与何疾病鉴别？

3. 该疾病如何治疗？

参考答案和提示：

1. 诊断　低钾型周期性瘫痪。

2. 需与以下疾病相鉴别　①甲亢性周期性瘫痪及引起低血钾的疾病，如原发性醛固酮增多症、肾小管酸中毒等；②高血钾型周期性瘫痪（HyPP）；③正常血钾型周期性瘫痪；④急性炎症性脱髓鞘性多发性神经病；⑤急性脊髓炎；⑥癔症性瘫痪。

3. 治疗　补钾治疗。

临床思维：周期性瘫痪

周期性瘫痪是一组反复发作的突发的骨骼肌弛缓性瘫痪，发病时多伴血清钾含量改变。临床分为三型，低钾型（最多见）、高钾型、正常血钾型，部分病例合并甲亢（甲亢性周期性瘫痪）。

【病因及发病机制】　低钾型周期性瘫痪（HoPP）是常染色体显性遗传性骨骼肌钙通道病。可为家族性，我国多见散发病例。高钾型和正常血钾型属于骨骼肌钠通道病。离子通道病是离子通道功能异常导致的疾病，主要侵及神经和肌肉系统，心脏和肾脏也可受累。

【临床表现】

(1) 多在 20～40 岁发病，男性较多，随年龄增长发作次数减少。

(2) 多在夜晚或晨醒时发作，四肢对称性软瘫，近端较重，肌张力减低，腱反射减弱或消失。发作持续 6～24 小时，发作间期正常，频率不等。

(3) 饱餐（碳水化合物）、酗酒、过劳和创伤，注射胰岛素、皮质类固醇、大量输入葡萄糖等可为诱因。

【实验室及其他检查】

1. 血清钾测定　＜3.5mmol/L，大多数＜3.0mmol/L。

2. 心电图　呈低钾型改变，可出现 U 波、P—R 间期、Q—T 间期延长和 ST 段下降等。

3. 肌电图和神经传导速度测定

(1) 发作间期：感觉传导速度和运动传导速度正常。

(2) 发作期：感觉传导速度正常，CAMP 波幅降低，而且与无力程度一致；肌电图可见动作电位的波幅随瘫痪的加重逐渐降低，甚至消失，随肌力的恢复而达到正常。

4. 病理　肌肉活检在早期可见空泡，晚期肌纤维变性，无特征改变。

5. 诱发试验　静脉滴注葡萄糖 100g 和皮下注射胰岛素 20U，1 小时内可出现症状和体征。

复　习　题

一、名词解释

1. 进行性肌营养不良症　2. 周期性瘫痪　3. 离子通道病　4. Gower 征

二、简答题

1. Duchenne 型肌营养不良症（DMD）的临床表现有哪些？

2. 何为进行性肌营养不良症（PMD）？其临床分型有哪些？

3. 试述低钾型周期性瘫痪（HoPP）的临床表现。

参考答案

一、名词解释

1. 进行性肌营养不良症(PMD)是一组遗传性肌肉变性病,对称性肌无力和肌萎缩缓慢进行性加重,可累及肢体和头面肌,少数累及心肌。
2. 周期性瘫痪是一组反复发作的突发骨髓肌弛缓性瘫痪疾病,常伴血清钾含量改变。临床分为低钾型、高钾型和正常血钾型,低钾型多见。
3. 离子通道病是一组离子通道功能异常疾病,主要侵及神经和肌肉系统,以及心脏和肾脏。
4. 腹肌和髂腰肌无力使患儿从仰卧位站起时必须先转为俯卧位,再用双手攀附身体方能站起。

二、简答题 略。

(张艳蕉)

诊 疗 常 规

第十二章　周围神经疾病

第一节　三叉神经痛

【诊断要点】

1. 发病年龄　以中老年多见，70%～80%在 40 岁以上。女性略多于男性。

2. 疼痛的分布　大多为单侧，以第三支受累最多见，其次是第二支，第一支受累最少见。

3. 症状　三叉神经分布区内突发的、剧烈的放射样、电击样、撕裂样或刀割样疼痛而无任何先兆，突然出现突然停止。口角、鼻翼、颊部和舌等部位最敏感，轻触即可诱发，故称为“扳机点”。严重者洗脸、刷牙、说话、咀嚼等均可诱发，以致不敢做以上动作，导致面部不洁和疼痛侧皮肤粗糙。发作持续时间数秒至 2 分钟。每天可发作数次，持续数天、数周或数月不等。间歇期完全正常，但很少自愈。

4. 神经系统检查　一般无局灶性定位体征。

【鉴别诊断】

1. 继发性三叉神经痛　多表现为持续性疼痛，客观上可有面部感觉减退和角膜反射迟钝及合并其他颅神经受累的体征。常见的原因有多发性硬化、延髓空洞症、桥脑小脑角肿瘤及转移瘤等。

2. 舌咽神经痛　主要局限在舌咽神经分布区内的发作性剧烈疼痛，疼痛分布的范围与三叉神经痛不同。

3. 牙痛　多为持续钝痛，局限在牙龈部，对冷、热食物刺激较敏感，局部 X 线检查有助于诊断。

【治疗原则及要点】

1. 药物治疗

(1) 卡马西平：0.1～0.2g，2～3 次/d，通常 0.6～0.8g/d，最大剂量 1.0～1.2g/d，疼痛停止后逐渐减量。服药时应注意副作用如眩晕、走路不稳、皮疹、白细胞减少、再生障碍性贫血及肝功能损害等(详细阅读说明书)。

(2) 苯妥英钠：0.1g，3 次/d，可达 0.6g/d。主要副作用有牙龈肿胀、皮疹、共济失调及肝功损害等。

(3) 氯硝西泮：4～6mg/d，或按说明服用，注意副作用，停药后副作用消失。

(4) 其他药物：双氯芬酸、阿司匹林及对乙酰氨基酚等。

2. 局部封闭治疗

3. 经皮三叉神经节射频热凝疗法

4. 中医中药治疗

5. 手术治疗

第二节　面 神 经 炎

【诊断要点】

1. 发病年龄　男女均可受累，任何年龄均可发病，绝大多数为单侧受累。

2. 病程 急性发病，一般在 1 周内病情进展达高峰，大多数患者在数周内恢复，少数患者遗留轻微面瘫或不能恢复。

3. 症状 病前常有病毒感染的前驱症状，部分患者伴同侧耳后或乳突区疼痛。患侧面部无表情、额纹消失、眼裂扩大、闭目露白、鼻唇沟平坦、口角下垂，口角流涎。部分患者可有味觉障碍、听觉过敏等，可出现连带动作、面肌痉挛、耳鸣、鳄鱼泪等后遗症。

4. 体征 患侧不能做皱额、蹙眉、闭目、露齿、鼓气和吹口哨动作，同侧额纹和鼻沟变浅，口角低垂。

【鉴别诊断】

1. Ramsay-Hunt 综合征 除上述周围性面瘫的临床表现外，还有耳廓和外耳道感觉迟钝、外耳道和鼓膜上出现疱疹，常为带状疱疹病毒感染造成。

2. 各种原因所致中枢性面瘫 表现为仅限于病变对侧面下部表情肌运动障碍，面上部肌肉不受累。

【治疗原则及要点】

1. 药物治疗

(1) 激素治疗：急性期可用强的松 20～40mg/d 或 10mg，3 次/d，口服，1 周左右减量。

(2) B 族维生素治疗：可选择维生素 B_1 100mg/d 和(或)维生素 B_{12} 500μg/d 肌肉注射。

2. 瘫痪肌肉 按摩、电刺激或针灸刺激。

3. 穴位注射 可用维生素 B_{12} 100mg 于患侧面部分穴位注射，每日 1 次。

4. 急性期 茎乳突孔附近的红外线照射或短波透热治疗。

5. 眼睑闭合不全 可应用眼药水或眼药膏保护角膜。

第三节 急性炎症性脱髓鞘性多发性神经病

【诊断要点】

(1) 病前 1～4 周有感染史。

(2) 急性或亚急性起病，四肢对称性弛缓性瘫，可有感觉异常、末梢型感觉障碍、颅神经受累。

(3) 常有脑脊液蛋白细胞分离。

(4) 早期 F 波或 H 反射延迟、神经传导速度减慢、运动末端潜伏期延长及 CMAP 波幅下降等电生理改变。

【鉴别诊断】

1. 低血钾型周期性瘫痪 无病前感染史，突然出现四肢瘫，近端重。起病快，恢复也快，无感觉障碍。补钾有效。

2. 脊髓灰质炎 多在发热数天之后出现瘫痪，常累及一侧下肢，无感觉障碍及颅神经受累。电生理检查有助于鉴别诊断。

3. 全身型重症肌无力 可呈四肢弛缓性瘫，但起病较慢，无感觉症状，症状有波动，表现为晨轻暮重，疲劳试验、腾喜龙试验阳性，脑脊液检查正常。

【治疗原则及要点】

1. 辅助呼吸 当呼吸肌受累出现呼吸困难时，应行气插管或气管切开，及时使用呼吸机辅助呼吸。

2. 对症治疗及预防长时间卧床的并发症 需加强护理，预防并发症，保持呼吸道通畅，定时翻身拍背、雾化吸入和吸痰，使呼吸道分泌物及时排出，预防肺不张。合并呼吸道、泌尿道感染时应用抗生素。保持床单平整，勤翻身，预防褥疮。早期进行肢体被动活动防止挛缩。

3. 病因治疗

(1) 血浆置换:每次置换血浆量按 40ml/kg 体重或 1～1.5 倍血浆容量计算,根据病情程度决定血浆置换的频率和次数。通常采用每日一次或隔日一次,连续 3～5 次。禁忌证是严重感染、严重心律失常、心功能不全及凝血系统疾病。

(2) 静脉注射免疫球蛋白:每天 0.4g/kg,连用 5 天。禁忌证是免疫球蛋白过敏或先天性 IgA 缺乏患者。多次应用可发生过敏反应,发热和面红等常见的副作用,可通过减慢输液速度减轻。个别报告可发生无菌性脑膜炎、肾衰、脑梗死及肝功能损害。

(3) 皮质类固醇:皮质激素治疗 GBS 的疗效不确定。

(4) 康复治疗:被动或主动运动,针灸、按摩、理疗及步态训练。

第四节　坐骨神经痛

【诊断要点】

1. 发病年龄　见于 30～60 岁者,男性多于女性,多为急性或亚急性起病。

2. 主要症状　有腰背部酸痛和病侧放射性疼痛(由一侧腰向一侧臀部、大腿后、腘窝、小腿外侧、足背放射,也可出现不典型的放射)。患者常采取减少疼痛的姿势,如站立时脊柱侧弯,重心移向健侧;行走时膝关节呈持续轻微弯曲以减少神经牵拉;卧位时喜向健侧卧,患侧膝部屈曲。部分患者咳嗽、打喷嚏、用力排便时疼痛加重。病情轻重不等,轻者可仅有腰背部和腿后下部的不适感,重者疼痛剧烈以致丧失劳动能力。

3. 主要体征　神经走行通路上有压痛点。牵拉神经的腿部运动可诱发疼痛,如直腿抬高试验阳性。有时可有坐骨神经支配肌肉的轻微无力,可有跟腱反射减低。

4. 辅助检查　电生理检查在坐骨神经的定位中有帮助。脊柱 CT 和(或)MRI 检查有助于病因的鉴别。

【鉴别诊断】　主要需对其病因进行鉴别。

【治疗】

(1) 积极针对病因治疗。

(2) 对症治疗:采用对症治疗以减轻疼痛。具体用药见三叉神经痛节。

(3) 一般处理:卧床、物理治疗等。

(潘云志)

第十三章 脊髓疾病

第一节 急性脊髓炎

【诊断要点】

(1) 急性或亚急性起病,病情常数小时至数天内达高峰。

(2) 横贯性脊髓损害症状。

(3) 脊髓 MRI:病变部位髓内稍长 T_1 长 T_2 信号,脊髓可稍增粗。

(4) MRI 或椎管造影无髓外压迫病变。

(5) 脑脊液改变:压力正常,细胞数大多正常,可有淋巴细胞轻度增高,蛋白含量正常或轻度增高。

(6) 排除了其他病因引起的脊髓炎。

(7) 某些病例在数年或多年以后出现多发性硬化的其他症状,本次疾病可能是多发硬化的首次发病,有人统计 20 年中不超过半数,远低于视神经炎。不容易发展为多发性硬化的急性脊髓炎通常病变对称且横贯较完全,髓内病变节段较长。

【鉴别诊断】

1. 周期性麻痹 四肢无力不伴感觉和膀胱直肠障碍,通常伴血清钾降低。

2. 吉兰-巴雷综合征 对称性下肢或四肢软瘫,腱反射减低或消失,可伴末梢型感觉障碍,大小便一般无障碍;发病一周后开始出现脑脊液蛋白细胞分离现象,3～4 周最明显。肌电图具有重要诊断价值,神经活检可确诊。

3. 压迫性脊髓病 硬膜外脓肿或脊柱结核和脊椎转移癌等有时由于病变椎体突然塌陷呈急性起病,须与急性脊髓炎鉴别。有原发病史、脊柱压痛或畸形、椎管梗阻、脑脊液蛋白增高等。脊椎 X 线平片、脊髓 CT 和 MRI 对鉴别诊断有很大帮助。

【治疗原则及要点】 及时使用肾上腺皮质激素、增强体质、预防合并症、积极康复治疗是治疗本病的关键。

(1) 皮质类固醇激素:常用氢化可的松 100～300mg/d 或地塞米松 10～20mg/d 加入 5%葡萄糖或葡萄糖盐水 500ml 中静脉滴注,连续应用 7～14 天,以后改为口服强的松 30～60mg/d,逐步减量至停用。也可尝试甲基强的松龙冲击治疗。

(2) 维生素 B_{12}、维生素 B_1 和维生素 B_6 联合应用有助于神经功能恢复。

(3) 有报道静脉注射免疫球蛋白对急性脊髓炎有肯定疗效。

(4) 血浆置换疗效不肯定,但在某些个例可能有效。

(5) 护理:勤翻身保持皮肤干燥,预防褥疮;防止烫伤;脊髓休克期尽早导尿;保持呼吸道通畅,必要时气管切开及人工辅助呼吸;早期进行瘫痪肢体康复。

第二节 脊髓肿瘤

【诊断要点】

(1) 持续进行性的脊髓受压症状和脊髓损害体征。

(2) 腰穿:椎管部分或完全梗阻、蛋白明显增高。

(3) 脊柱 X 片:继发于肿瘤的骨侵蚀、骨破坏或骨钙化。

(4) 怀疑转移瘤者有原发肿瘤部位的异常发现。

(5) 脊髓 MRI 或椎管造影有明确的髓内或髓外占位病变。

【鉴别诊断】

1. 椎间盘突出症　常与外伤或劳损有关，根痛突出，脊柱平片、CT 和 MRI 可见椎间隙狭窄，椎间盘突出。

2. 亚急性联合变性　逐渐进展病程，以足和手指末端麻木为首要表现，逐渐发展至双下肢无力，走路不稳，脑脊液检查正常或轻度蛋白升高，血清维生素 B_{12} 和叶酸低于正常。

3. 脊髓蛛网膜炎　病程长，症状波动，病变范围广，往往累及多个神经根。脑脊液蛋白增高，白细胞增多，椎管造影有条索或串珠状改变。

4. 脊髓空洞症　病程缓慢，双上肢远端无力萎缩、有感觉分离现象，脊髓 MRI 可确诊。

【治疗原则及要点】　及早明确诊断，争取手术治疗机会。原发脊髓肿瘤见神经外科治疗常规，转移瘤手术减压往往无效，部分患者可行放疗。

（王　澍）

第十四章　脑血管疾病

第一节　短暂性脑缺血发作

【诊断要点】 TIA诊断包括三部分：确定TIA；系统定位；寻找病因。

1. 确定TIA

(1) 突然发作并快速和完全恢复(如果逐渐发生，症状渐好或渐坏，或症状持续存在都不是TIA)。

(2) 至少持续2～20分钟(仅仅数秒钟的神经功能缺失往往不是TIA，而超过1小时的TIA往往是小卒中)。

(3) 所有受累部位的症状常在同一时间出现(如果症状从身体的一部分发展到另一部分常不是TIA)。

(4) 症状应局限在某一局灶神经功能的丧失，如大脑半球、脑干或小脑(不自主运动、痉挛或眼前闪光等不是TIA；意识丧失、发呆、混乱等全脑症状也不是TIA)。

(5) 伴头痛症状的可能是TIA，有研究发现近20%～25%的TIA患者伴头痛。

(6) 头颅CT无梗死灶形成。

(7) 需要鉴别的疾病：脑梗死、部分性癫痫、美尼尔综合征、晕厥、颅内肿瘤、硬膜下血肿、低血糖、低血压等。

2. 系统定位

(1) 颈内动脉系统：一过性单眼黑朦；肢体麻木、无力或发沉(常仅单独累及手、手和臂同时受累或手和脸同时受累，也可以影响一侧半身)；失语等。一过性单眼黑朦不常与脑缺血同时发生。

(2) 椎基底动脉系统：双眼视物模糊、复视、呕吐；一侧或双侧无力、麻木或沉重[交叉性感觉和(或)运动障碍]；共济失调、构音障碍、吞咽困难、听力丧失、猝倒等。

3. 寻找导致TIA的可能病因　根据病情需要，选择下列检查：

(1) 血管检查：由于脑血液循环是一个开发式的压力平衡系统，前后循环及左右颈内动脉系统之间存在交通支。一侧或一个系统的症状可以由供应该部位本身的血管病变所致，也可以因对侧或另一系统血管的严重病变导致该供血动脉血流被盗所致。因此，无论临床表现为颈内动脉系统还是椎基底动脉系统症状，完整的前后循环及双侧血管检查更有助于准确判断。①检查颈部和锁骨上窝血管杂音，测量双上肢血压；②经颅多普勒超声(TCD)了解颅外颈部动脉和颅内脑血管是否存在狭窄或闭塞；③颈动脉彩超检查了解颈总动脉、颈内动脉、颈外动脉、锁骨下动脉和椎动脉颅外段是否有狭窄或闭塞；④头颅和(或)颈部核磁血管成像了解颅内和(或)颈部脑血管是否有狭窄或闭塞；⑤头颅和(或)颈部CT血管成像了解颅内外血管狭窄、钙化斑块及其程度和范围，但需要注射对比剂；⑥数字减影血管造影是了解颅内外血管病变最准确的检查方法，但有创。

(2) 心脏检查：心电图、超声心动图、经食管超声了解心源性疾病，如房颤、心肌梗死、附壁血栓、卵圆孔未闭等。

(3) 血液及凝血方面检查：血常规、肝肾功能、血脂、血糖、纤维蛋白原、抗心磷脂抗体、同型半胱氨酸、血清免疫学等。

(4) 颈椎影像学检查：适用于椎基底动脉系统TIA患者。①颈椎正、侧、斜位X线检查，了解骨质增生情况，但不能显示横突孔；②颈椎 CT 能提供横突孔是否有缩窄、变形或闭塞的情况；③颈椎 MRI 能提供颈椎横突孔、椎动脉和颈动脉横截面资料。

(5) 选择必要的鉴别诊断检查：头颅 CT、头颅 MRI、脑电图、眼震电图、脑干诱发电位等。

(6) 在 TIA 患者中能找到的可能病因有：①脑动脉粥样硬化性狭窄或闭塞；②心脏病变：心瓣膜病、房颤、卵圆孔未闭等；③其他病变：烟雾病、夹层动脉瘤、大动脉炎、抗心磷脂抗体综合征等。约 25%短暂性脑缺血发作患者找不到原因。

【治疗原则及要点】

1. 控制和去除危险因素

(1)积极治疗高血压、糖尿病、高血脂(详见卒中高危因素和预防)。

(2)纠正可能存在的低灌注(补充血容量和防止低血压)。

(3)摒弃不良生活习惯(如过度饮酒、吸烟、工作长期紧张和缺少运动)。

(4)合理治疗心脏疾病(冠心病、心律失常和瓣膜病等)。

(5)血管狭窄的治疗。

2. 急性期药物治疗

(1) 抗血小板药物治疗：阿司匹林 50～300mg/d，顿服；阿司匹林加潘生丁(双嘧达莫)联合应用；也可用噻氯匹啶 250mg/d。用阿司匹林过程中 TIA 仍频繁发作或因消化道症状不能耐受时，改为氯吡格雷 75mg/d。阿司匹林的主要副作用是胃肠道刺激和出血。氯吡格雷与噻氯匹啶的作用机制类似，抑制 ADP 血小板聚集，但无噻氯匹啶过多的骨髓抑制及容易出现的皮疹和腹泻的等不良反应，因此，安全性强于噻氯匹啶，作用强于阿司匹林。

(2) 抗凝治疗：有大血管狭窄且 TIA 频繁发作、有心源性栓塞源、经 TCD 微栓子监测有微栓子脱落证据者及高凝状态如抗心磷脂抗体综合征患者应该给予抗凝治疗。方法：低分子肝素 0.4～0.6ml，皮下注射，q12h，连续 7～10 天。房颤或瓣膜病患者在应用低分子肝素期间可以重叠口服抗凝药如华法林，此后终生用口服抗凝药(无禁忌证和合并症者)。华法林用法：初始剂量可用 4.5～6.0mg，根据 INR 调整剂量。用药前测国际标准化比值(INR)，用药后头二周隔天或每天一次监测 INR，稳定后定期如每月一次检测 INR。INR 的有效范围在 2.0～3.0。应用华法林期间要密切观察是否有出血或出血倾向，如牙龈出血，定期检查血尿便常规及便潜血。

(3) 其他药物治疗：静脉或口服中药，如静脉点滴丹参等。慎用钙离子拮抗剂，尤其怀疑大动脉狭窄或低灌注引起者更要小心。

【预后】 未经治疗或治疗无效的病例，部分发展为脑梗死，部分继续发作，部分可自行缓解。

第二节　脑　梗　死

【诊断要点】 脑梗死诊断应包括以下几部分：定位诊断、定性诊断、病因诊断和发病机制诊断。

1. 定位诊断

(1) 颈内动脉闭塞：累及同侧眼、额、顶和颞叶(除枕叶外)包括皮层和皮层下灰白质在内大面积脑损害症状(视力障碍、完全偏瘫、偏身感觉障碍、偏盲，优势半球受累出现完全性失语症，非优势半球受累出现体象障碍，常有严重的凝视麻痹和意识障碍)，是颈内动脉急性闭塞后无侧支代偿建立时的临床表现，见于颈内动脉粥样斑块基础上血栓形成延伸至颅内的颈内动脉末端，也见于心源性大栓子或颈动脉粥样硬化大斑块脱落堵塞在颈内动脉末端及大脑中、前动脉起始部位，造成严重临床症状。

(2) 大脑中动脉急性闭塞：根据闭塞部位的不同可出现不同临床表现。

1）主干闭塞：导致颞顶皮层和皮层下灰白质大面积脑梗死、临床出现完全的三偏，主侧半球受累出现完全性失语，非主侧半球受累出现体象障碍，并有不同程度意识障碍。

2）皮层支闭塞：上干闭塞累及额顶叶外侧面大部，影响到运动、感觉和主侧半球的 Broca 区，临床出现对侧偏瘫和感觉缺失，面部及上肢重于下肢，Broca 失语或体象障碍；下部分支闭塞时累及颞叶大部分和顶叶角回，出现精神行为障碍、Wernicke 失语和命名性失语，由于不累及运动和感觉皮层，临床无偏瘫。

3）深穿支闭塞累及内囊、尾状核头和壳核：对侧上下肢瘫痪和（或）中枢性面舌瘫，对侧偏身感觉障碍，可伴有对侧同向偏盲，主侧半球可有皮层下失语。

（3）大脑前动脉闭塞：累及额叶和顶叶内侧面，出现对侧以下肢远端为重的偏瘫、轻度感觉障碍、尿潴留、精神行为改变、无动性缄默等，常有强握与吸吮反射。

（4）大脑后动脉闭塞：累及枕叶皮层、颞叶前部表面以下和丘脑。临床出现相应部位症状，如皮层闭塞可出现同向偏盲或象限盲、视觉失认、光幻觉痫性发作、命名性失语等；深穿支闭塞可出现丘脑综合征（对侧深感觉障碍、自发性疼痛、感觉过度、共济失调和不自主运动，可有舞蹈、手足徐动和震颤等）。

（5）基底动脉闭塞

1）主干闭塞常引起广泛脑干梗死，出现眩晕、呕吐、昏迷、高热、颅神经损害、四肢瘫痪、瞳孔缩小等，病情危重常导致死亡。

2）基底动脉尖端综合征：出现以中脑损伤为主要症状的一组临床综合征，表现为眼球运动及瞳孔异常、意识障碍等。

（6）小脑后下动脉或椎动脉闭塞：导致延髓背外侧综合征（Wallenberg's syndrome），主要表现为眩晕、呕吐、震颤、吞咽困难和构音障碍、同侧 Horner 征、同侧小脑性共济失调、交叉性痛温觉损害等。

2. 定性诊断

（1）出现上述典型的临床过程和表现。

（2）血管病高危因素：高血压、糖尿病、高血脂、吸烟、大量饮酒、肥胖、房颤、卒中家族史、既往卒中史、高龄等。

（3）神经影像学检查：表 1-14-1 中列出缺血病灶改变及各项检查优缺点。

表 1-14-1　神经影像学检查在脑血管病诊断中优缺点的比较

	CT	MRI	DWI＋PWI
病灶改变	低密度	长 T_1 长 T_2	DWI：高信号
优点	对出血敏感	对小梗死灶较 CT 敏感；对后颅窝病灶敏感	对微小梗死灶敏感；区分新旧梗死、缺血即刻有改变；判断缺血半暗带
缺点	超早期不敏感 对小梗死灶不敏感 对后颅窝病灶不敏感	不同时期出血灶变化大； 对皮层小梗死灶欠敏感；有心脏起搏器的患者等不能做	观察出血欠理想

（4）明确的脑梗死病因（见病因诊断）。

（5）鉴别诊断：脑出血、颅脑损伤、硬膜下血肿、脑脓肿、脑炎、伴发作后瘫痪的癫痫发作、低血糖发作、复杂偏头痛。

3. 病因诊断　导致脑血管堵塞的原因很多，大致有以下几类：

（1）大动脉病变，如动脉粥样硬化性狭窄、大动脉炎、烟雾病、夹层动脉瘤、纤维肌营养不良等。

(2) 心脏病变如心瓣膜病或房颤。

(3) 脑微小动脉病变,如高血压所致小动脉透明变性、纤维素坏死、微动脉粥样硬化等。

(4) 其他原因:如血液和凝血机制障碍、结缔组织病、变态反应性动脉炎、钩端螺旋体感染、真性红细胞增多症等。因此,脑梗死不是一个单独的病而是一个综合征。现代卒中治疗强调针对病因和发病机制不同而采取不同的个体化治疗,因此,应尽可能寻找梗死的病因和发病机制。

对疑诊或诊断明确的脑梗死患者,酌情安排以下检查:

(1) 经颅多普勒超声:检查颅内外脑血管是否存在严重狭窄或闭塞,判断颅内外血管闭塞后侧支代偿及闭塞血管再通情况。

(2) 颈动脉彩超:检查颅外颈部血管,包括颈总动脉、颈内动脉、颈外动脉、锁骨下动脉和椎动脉颅外段,可发现颈部大血管内膜增厚、动脉粥样硬化斑块、血管狭窄或闭塞。

(3) 头颅和颈部核磁血管成像:根据管腔直径减少和信号丢失可检查颅内和颈部血管的严重狭窄或闭塞。

(4) 头颅和颈部 CT 血管成像:了解颅内外大血管有无狭窄、钙化斑块及其程度、范围。

(5) 选择性数字减影血管造影:动脉内溶栓时(急诊即刻安排)、拟行血管内成形术、颈动脉内膜剥脱术、搭桥术、或经无创检查(TCD、颈动脉彩超、MRA 或 CTA)仍不能明确诊断时进行。是明确血管病变的最可靠方法。

(6) 心电图:了解是否有房颤等心律不齐改变或脑梗死后心脏改变。

(7) 超声心动图:检查心脏结构、功能及是否有附壁血栓。

(8) 经食管超声:有发现心脏和主动脉弓栓子源,尤其在对年轻脑梗死患者找不到其他病因时,TEE 有时能发现潜在的右向左分流的卵圆孔未闭。

(9) 血液常规检查:血脂、血糖、血小板计数、INR、纤维蛋白原。

(10) 血液特殊检查:抗心磷脂抗体、同型半胱氨酸、S 蛋白、C 蛋白和动脉炎等的检查(年轻患者或有相应指征时)。

4. 发病机制诊断 根据发病机制脑梗死可分为:脑栓塞、脑血栓形成、血流动力学低灌注(分水岭梗死)和腔隙性脑梗死等。

(1) 脑栓塞:脑栓塞有心源性和动脉源性两种。心源性栓子常见有:房颤、近期心肌梗死、人工瓣膜、心内膜炎、左房黏液瘤、卵圆孔未闭等;动脉源性栓子源有:主动脉弓、颈动脉、椎动脉和大脑中动脉粥样硬化斑块或狭窄表面形成的血栓和血小板聚集物。心脏源或动脉源栓子从心脏或血管壁脱落进入血液并阻塞远端血管造成脑梗死。脑栓塞发病常很突然,病情在短时间内达高峰,头颅 CT 或 MRI 呈急性多发梗死,尤其是弥散加权核磁共振(DWI)所显示的急性多发脑梗死,是栓塞机制的一个标志。心源性栓塞易合并梗死后出血。心脏源性多发梗死可同时累及双侧颈内动脉和(或)前后循环分布区;颈内动脉狭窄栓子可累及同侧大脑中、前和脉络膜前动脉供血区;椎动脉狭窄的栓子可造成脑干和(或)双侧小脑多发梗死;来自狭窄大脑中动脉的栓子可以造成该供血区范围内的多发梗死。栓塞机制除了发现有潜在的栓塞源和影像学上的多发梗死外,微栓子监测技术可探测到部分脑栓塞患者脑血流中的微栓子信号。

(2) 脑血栓形成:动脉粥样硬化性狭窄基础上表面血栓形成,堵塞血管。如颈内动脉狭窄处血栓形成可一直延伸到颅内颈内动脉末端,堵塞眼动脉、大脑中动脉和大脑前动脉起始部,而造成严重的大面积梗死;大脑中动脉狭窄处血栓形成向远端延伸堵塞豆纹动脉开口造成基底核梗死;基底动脉狭窄处血栓形成造成大范围的脑干梗死。多于安静休息时发病,症状多在几小时或更长时间内逐渐加重。由于动脉粥样硬化性血管狭窄既可以造成血栓形成性脑梗死,也可以因表面斑块的脱落导致远端血管栓塞,因此,血管狭窄不是脑血栓形成的标志。

(3) 分水岭梗死：全身血压下降、大动脉严重狭窄或闭塞后远端的低灌注，造成影像学上两条血管之间供血区的分水岭梗死。分水岭梗死有：前分水岭（大脑前、中动脉之间）、后分水岭（大脑后、中动脉之间）、内分水岭（大脑中动脉浅穿支和深穿支之间）。内分水岭或内交界区梗死位于半卵圆中心和放射冠。

(4) 腔隙性脑梗死：指发生在脑深部的直径＜15mm 的梗死灶，病变常位于：基底核、丘脑、内囊、放射冠和桥脑。病因主要由于高血压导致小动脉管壁透明变性、纤维素坏死、微动脉粥样硬化。临床常见的腔梗综合征有：纯运动性轻偏瘫、纯感觉性卒中、共济失调性轻偏瘫、构音障碍-手笨拙综合征、感觉运动性卒中等。

(5) 原因和机制不明：即使做了很多检查，仍有一部分患者的病因和发病机制不明。

【治疗原则及要点】 包括整体治疗、根据病因分类治疗和特殊治疗（溶栓、抗凝、降纤、神经保护剂、中医中药）。

1. 整体治疗

(1) 患者平卧有助于脑灌注，尤其有基底或颈内动脉等大血管闭塞者。

(2) 维持呼吸道通畅，鼻导管吸氧。

(3) 避免高血糖，≥11.1mmol/L 时应该使用胰岛素。

(4) 控制体温在正常水平，38℃以上应给予物理和药物降温。

(5) 不能经口喂食者给予鼻饲，以维持机体营养需要和避免吸入性肺炎。

(6) 尽量使用生理盐水，维持水和电解质平衡。

(7) 血压的维持：缺血性卒中急性期过度的降压治疗可能有害，需要紧急降压处理的血压水平：收缩压＞180mmHg，舒张压＞110mmHg，可选用 ACEI 类如卡托普利（6.25～12.5mg，含服）、选择性 α/β 受体阻滞剂如拉贝洛尔（10～20mg 于 2 分钟内静脉推注，每 20 分钟可重复应用，最大剂量 150mg）或中枢性交感神经阻滞剂如可乐定（0.2～1.2mg/d）。短效心痛定（硝苯地平）慎用或少用。

(8) 降颅压治疗：提示可能存在颅内压增高的下列情况时，采取降颅压措施：意识障碍逐渐加重、血管主干闭塞造成的大面积梗死、影像学提示中线移位、脑沟饱满、脑室变形和小脑梗死。药物可选用 20%甘露醇、10%甘油果糖和速尿等，严重时可考虑脑室引流或去骨瓣减压术。

(9) 并发症防治

1) 深静脉血栓形成：早期康复和肢体活动有助于预防深静脉血栓形成，无禁忌证者可小剂量低分子肝素预防。

2) 呼吸道感染：密切观察，防治因吞咽困难误吸造成的吸入性肺炎。

3) 癫痫：有继发癫痫者给予抗癫痫药。

4) 应激性溃疡：使用制酸药物。

5) 精神症状：幻觉妄想者可选用奋乃静 2～8mg/d 或氯丙嗪 25～100mg/d 或奥氮平 5～10mg/d。兴奋紊乱者可选用氟哌啶醇 2.5～5mg/d。抑郁者可选用 SSRI 类，如氟西汀、帕罗西汀、氟伏沙明、舍曲林或西酞普兰。

(10) 康复治疗：神经系统症状停止进展 48 小时后可开始康复治疗。

2. 根据病因分类治疗

(1) 大血管性：指由于颅内外大动脉严重狭窄或闭塞所致的脑梗死，发病机制可能是血栓形成、动脉-动脉栓塞或低灌注所致，也可能共同作用所致。发病 3～6 小时内考虑溶栓，3～6 小时后或不能溶栓者应该给予抗凝和（或）抗血小板治疗，用法同 TIA 章节中介绍。可以应用他汀类降血脂如辛伐他汀治疗，不宜用血管扩张剂和静脉应用钙离子拮抗剂。

(2) 小血管性：多数是由于高血压微小动脉脂质透明变性所致，因此，通常不用抗凝药物，可给予抗血小板药物和钙离子拮抗剂等。

(3) 心源性：多数因心脏栓子栓塞脑血管所致，并存在栓子继续脱落危险，宜终身抗凝治疗。抗凝药物用法同 TIA 章节中介绍。由于心源性栓塞易合并梗死后出血，而抗凝治疗可能会增加脑栓塞后出血危险性，因此，不主张梗死后早期给药。

(4) 其他原因：根据不同病因给予相应治疗，如抗心磷脂抗体综合征患者可给予抗凝、激素和(或)免疫抑制剂治疗；高同型半胱氨酸血症可给予维生素 B_{12}、叶酸和维生素 B_6 联合治疗。

3. 特殊治疗

(1) 溶栓治疗：由于溶栓治疗有出血风险，目前仍需签知情同意书。

1) 静脉溶栓：发病在 3～6 小时内，动脉源性脑梗死(血栓形成性或动脉-动脉栓塞性)、心源性脑梗死和小血管性(腔梗)。尿激酶用法：尿激酶 100 万～150 万 U，溶入 100ml 生理盐水，先静脉推注 10%(>1 分钟)，余量在 1 小时内点滴完毕。r-tPA 用法：r-tPA 总量为 0.9mg/kg，用法同尿激酶。

2) 动脉溶栓：发病 3～6 小时内的大脑中动脉阻塞和发病<12 小时的基底动脉闭塞。r-tPA 总量为静脉溶栓用量的 1/3 左右；尿激酶总量一般不超过 50 万 U。溶栓药直接向阻塞部位分次注入，重复局部造影。

3) 合并用药：24 小时后重复头颅 CT，无出血可使用低分子肝素或阿司匹林等抗血小板药物。

4) 溶栓禁忌证：血压>180/100mmHg(重复出现，积极治疗后)，血糖<2.7mmol/L，症状轻微或迅速好转，可疑蛛网膜下腔出血，起病时有癫痫发作，3 个月内有卒中或头部外伤史，三周内有消化道和泌尿道出血史，妊娠，严重心肝肾功能不全，CT 怀疑出血、水肿占位、肿瘤、AVM 等改变，7 天内在不可压迫部位做动脉穿刺，有活动性内出血，两周内有大手术史，意识障碍和严重神经功能障碍(NHSS>22 分、CT 有早期较大范围的缺血改变超过大脑中动脉 1/3)，颅内出血病史，有出血素质，正在应用抗凝药等。

5) 溶栓合并症及处理：①脑出血：神经体征恶化、突然的意识障碍、新出现的头痛、急性高血压、恶心呕吐应立即停止溶栓并即刻行头颅 CT 检查，急查出凝血时间和凝血酶原活动度、血小板计数、血浆纤维蛋白原。处理：可输冻血浆和 1 单位血小板。②血管再闭塞：已改善的神经功能又加重，头颅 CT 排除继发出血。处理：可用低分子肝素 0.4ml，q12h，疗程 7～10 天。

(2) 抗凝治疗：不推荐缺血性卒中后患者全部抗凝治疗，但病史、神经影像学检查和微栓子监测提示有栓塞机制参与的患者可以给予抗凝治疗，如有心源性栓塞源、颅内外大动脉严重狭窄、夹层动脉瘤、TCD 微栓子监测有微栓子信号者。抗凝药物有低分子肝素和华法林。用法同 TIA 章节中介绍。

(3) 抗血小板治疗：脑梗死诊断后，在排除出血性疾病的前提下，不能进行溶栓的患者应尽快给予抗血小板药物治疗，如阿司匹林，剂量范围 50～300mg/d。

(4) 降纤治疗：早期使用可能有效。药物有东菱克栓酶和降纤酶。用法：隔日一次，共三次，10u，5u，5u，用药前后需检查纤维蛋白原。

(5) 神经保护剂：目前尚无证据证实神经保护剂能影响卒中预后。可考虑应用的药物有：银杏制剂、钙离子拮抗剂(考虑低灌注所致脑梗死和有大动脉严重狭窄或闭塞患者禁用)和胞二磷胆碱等。

(6) 中药治疗：丹参注射液、川芎等。

【预后】 本病的病死率约为 10%，致残率达 50%以上。存活者中 40%以上可复发，且复发次数越多病死率和致残率越高。

一、脑血栓形成

【诊断要点】

1. 依据症状体征演进过程诊断为

(1) 完全性卒中：发病后数小时内(<6 小时)出现完全性神经功能缺失症状。

(2) 进展性卒中：发病后 3 日内神经功能缺失症状逐渐进展和加重。

(3) 可逆性缺血性神经功能缺失(RIND)：神经功能缺失症状较轻，持续 24 小时以上，但可于 3 周内恢复。

2. 依据临床表现，特别是神经影像学检查证据诊断为

(1) 大面积脑梗死：通常是颈内动脉主干，大脑中动脉主干或皮质支完全性卒中，表现为病灶对侧完全性偏瘫，偏深感觉障碍及向病灶对侧凝视麻痹。椎基底动脉主干梗死可见意识障碍，四肢瘫和多数脑神经麻痹等；呈进行性加重，出现明显的脑水肿和颅内压增高征象，甚至发生脑疝。

(2) 分水岭脑梗死：是相邻血管供血区分界处或分水岭区局部缺血，也称边缘带脑梗死。多因血流动力学障碍所致，典型发生于颈内动脉严重狭窄或闭塞伴全身血压降低时，亦可源于心源性或动脉源性脑栓塞。常呈卒中样发病，症状较轻，恢复较快。

CT 可分为以下类型：

1) 皮质前型：病灶位于额中回，可沿前后中央回上部带状走形，直达顶上小叶，是大脑前、中动脉分水岭脑梗死，出现以上肢为主的偏瘫及偏深感觉障碍、情感障碍，强握反射和局灶性癫痫，主侧病变出现经皮质运动性失语；

2) 皮质后型：病灶位于顶、枕、颞交界区，是大脑中、后动脉或大脑前、中、后动脉皮质支分水岭区梗死，常见偏盲，下象限盲为主，可有皮质性感觉障碍，无偏瘫或较轻；约半数病例有情感淡漠、记忆力减退或 Gerstmann 综合征(角回受损)，主侧病变出现经皮质感觉性失语，非主侧可见体象障碍；

3) 皮质下型：病灶位于大脑深部白质、壳核和尾状核等，是大脑中动脉豆纹动脉分水岭区梗死，出现纯运动性轻偏瘫或感觉障碍，不自主运动等。

(3) 出血性脑梗死：是脑梗死灶的动脉坏死使血液漏出或继发出血，常见于大面积脑梗死后。

(4) 多发性脑梗死：是两个或两个以上不同供血系统脑血管闭塞引起的梗死，是反复发生脑梗死所致。

3. 临床特点 突然发病，迅速出现局限性神经功能缺失症状体征(持续 24 小时以上)，可以用某一血管综合征解释，CT/MRI 发现梗死灶，即可确诊。

【鉴别诊断】 与脑出血及颅内占位性病变等进行鉴别。

【治疗原则及要点】

(1) 溶栓治疗

(2) 抗凝治疗：防止血栓扩展及新血栓形成，常用肝素、低分子肝素及华法林等。

(3) 脑保护治疗：如钙通道阻滞剂、镁离子、自由基清除剂等。

(4) 降纤治疗：降解血中纤维蛋白原，增强纤溶系统活性，抑制血栓形成。常用降纤酶、巴曲酶、安克洛酶和蚓激酶等。

(5) 抗血小板聚集治疗：急性脑梗死发病后 48 小时内应用阿司匹林可降低死亡率和复发率，但在溶栓、抗凝治疗时不要合用。

(6) 外科治疗：大面积脑梗死、小脑梗死有严重脑水肿、占位效应和脑疝形成征象者宜行去颅瓣减压。

(7) 对症治疗:如保持呼吸道通畅、控制感染、处理并发症等、如适当降压,大面积脑梗死的脑水肿高峰期给予甘露醇脱水治疗等。卒中病房可为患者提供及时的诊断,规范的治疗、护理和康复,降低病死率和致残率,改进生活质量。

(8) 有条件的医院组建脑卒中病房(stoke unit),可为患者提供及时诊断,规范的治疗、护理和康复,降低病死率和致残率,改进生活质量。

二、脑 栓 塞

【诊断要点】 骤然起病,数秒钟至数分钟症状达高峰,出现失语、偏瘫等局灶性神经功能缺损,既往有栓子来源的基础疾病如心脏病、动脉粥样硬化、严重的骨折等病史,基本可作出临床诊断,如合并其他脏器栓塞更支持诊断。CT 和 MRI 检查可确定脑栓塞部位、数目及是否伴发出血,有助于明确诊断。

【鉴别诊断】 应注意与血栓性脑梗死、脑出血鉴别,极迅速的起病过程和栓子来源可提供脑栓塞的诊断证据。

【治疗原则及要点】

1. 脑栓塞治疗 与脑血栓形成治疗原则基本相同,主要是改善循环、减轻脑水肿、防止出血、减小梗死范围。注意在合并出血性梗死时,应停用溶栓、抗凝和抗血小板药,防止出血加重。

2. 原发病治疗 针对性治疗原发病有利于脑栓塞病情控制和防止复发。对感染性栓塞应使用抗生素,并禁用溶栓和抗凝治疗,防止感染扩散;对脂肪栓塞,可采用肝素、5%碳酸氢钠及脂溶剂,有助于脂肪颗粒溶解;有心律失常,予以纠正;空气栓塞者可进行高压氧治疗。

3. 抗凝治疗 房颤或有再栓塞风险的心源性疾病、动脉夹层或高度狭窄的患者可用肝素预防再栓塞或栓塞继发血栓形成。治疗中要定期监测凝血功能并调整剂量。本病由于易并发出血,因此溶栓治疗应严格掌握适应证。

【预后】 脑栓塞预后与被栓塞血管大小、栓子数目及栓子性质有关。脑栓塞急性期病死率为 5%~15%,多死于严重脑水肿、脑疝、肺部感染和心力衰竭。心肌梗死所致脑栓塞预后较差,存活的脑栓塞患者多遗留严重后遗症。如栓子来源不能消除,10%~20%的脑栓塞患者可能在病后 1~2 周内再发,再发病死率高。

三、腔隙性梗死

【诊断要点】 多为中老年发病,有长期高压病史;急性起病,出现局灶性神经功能缺损症状;CT 或 MRI 检查证实有与神经功能缺失一致的脑部腔隙病灶。少数患者隐匿起病,无明显临床症状,仅在影像学检查时发现。

临床症状与腔梗灶的大小和部位有关,常见有下列几种类型:

1. 纯运动性轻偏瘫 表现为面、舌、肢体不同程度瘫痪,而无感觉障碍、视野缺失、失语等。病灶位于放射冠、内囊、基底核、脑桥、延髓等。

2. 纯感觉性卒中 患者主诉半身麻木、受到牵拉、发冷、发热、针刺、疼痛、肿胀、变大、变小或沉重感。检查可见一侧肢体、身躯感觉减退或消失。感觉障碍偶可见越过中线影响双侧鼻、舌、阴茎、肛门等,说明为丘脑性病灶。

3. 共济失调性轻偏瘫 表现为病变对侧的纯运动性轻偏瘫和小脑性共济失调,以下肢为重,也可有构音不全和眼震。系基底动脉的旁正中动脉闭塞而使桥脑基底部上 1/3 与下 1/3 交界处病变所致。

4. 感觉运动性卒中 多以偏身感觉障碍起病，继而出现轻偏瘫。为丘脑后腹核并累及内囊后肢的腔隙性梗死所致。

5. 构音障碍-手笨拙综合征 患者严重构音障碍、吞咽困难，一侧中枢性面舌瘫，该侧手轻度无力伴有动作缓慢、笨拙（尤以精细动作如书写更为困难），指鼻试验不准、步态不稳、腱反射亢进和病理反射阳性。病灶位于桥脑基底部上 1/3 和下 2/3 交界处，也可能有同侧共济失调。

【鉴别诊断】 需与小量脑出血、感染、囊虫病、moyamoya 病、脑脓肿、颅外段颈动脉闭塞、脑桥出血、脱髓鞘病和转移瘤等鉴别。

【治疗原则及要点】 本病的治疗，与脑血栓形成治疗类似，主要是控制脑血管病危险因素，尤其应积极控制高血压。可以应用抗血小板聚集剂如阿司匹林，也可用钙离子拮抗剂如尼莫地平等治疗，目前没有证据表明抗凝治疗有效。

【预后】 本病预后一般良好，死亡率和致残率较低，但复发率较高。

第三节 脑出血

【诊断要点】

(1) 活动或情绪激动时突然发病，进展迅速。

(2) 意识障碍、头痛、呕吐，有偏瘫、失语等脑部局灶体征。

(3) 头颅 CT 检查发现高密度病灶。

【鉴别诊断】

1. 脑梗死 安静或睡眠中起病多见，意识障碍可能较轻，头部 CT 表现为脑实质内低密度病灶等，详见脑梗死一章。

2. 蛛网膜下腔出血 发病年龄较轻，起病常较急骤，头痛常见且剧烈，但血压多正常亦可增高，神经系统体征以脑膜刺激征为主。头颅 CT 示脑池、脑室及蛛网膜下腔内高密度影。脑脊液为均匀一致血性，详见蛛网膜下腔出血一章。

3. 引起昏迷的全身性中毒（酒精、药物、CO）及代谢性疾病（糖尿病、低血糖、肝性脑病、尿毒症） 主要从病史、相关实验室检查提供线索，头颅 CT 无出血性改变。

4. 外伤性颅内血肿 多有外伤史，头颅 CT 可发现血肿。

5. 肿瘤、动脉瘤、动静脉畸形等引起的脑出血 头颅 CT、MRI、MRA 及 DSA 检查常有相应发现。

【治疗原则及要点】

1. 内科治疗

(1) 保持安静、卧床休息、加强护理，有意识障碍、消化道出血宜禁食 24～48 小时，然后酌情放置胃管。

(2) 水电解质平衡和营养：防止低钠血症，以免加重脑水肿。

(3) 控制脑水肿

1) 20%甘露醇 125～250ml，每 6～8 小时 1 次，疗程 7～10 天，如有脑疝形成征象，可快速加压经静脉推注。冠心病、心肌梗死、心力衰竭和肾功能不全者慎用。

2) 利尿剂：速尿，每次 40mg，2～4 次/d，静脉注射，常与甘露醇合用，增强脱水效果。

3) 甘油果糖：静脉滴注，成人一般每次 200～500ml，剂量可视年龄和症状调整。宜在症状较轻或好转期使用，用量过大或过快易发生溶血。

(4) 控制高血压：根据患者年龄、病前有无高血压、病后血压情况等确定最适血压水平。一般来讲收缩压＞230mmHg，舒张压＞140mmHg 可考虑使用硝普钠 0.5～1.0μg(kg · min)；收缩压 180～230mmHg 或舒张压 105～140mmHg，宜口服卡托普利、倍他乐克（美托洛尔）等；收缩压 180mmHg 以内或舒张压 105mmHg 以内，可观察，而不用降压药。急性期后颅内压增高不明显而血压持续升高者，应进行系统抗高血压治疗把血压控制在较理想水平。如急性期血压骤降则提示病情危重，应及时给予多巴胺，阿拉明等。

(5) 并发症的防治

1) 感染：早期病情较轻者，可不用抗生素，合并意识障碍的老年患者易并发肺部感染，或留置尿管易合并尿路感染可给予预防性抗生素治疗。

2) 应激性溃疡：预防可用甲氰咪胍 0.2～0.4g/d，静脉滴注。雷尼替丁 150mg，口服，每日 1～2 次，一旦出血应按上消化道出血的常规进行治疗。

3) 痫性发作：全面发作为主，可静脉缓慢推注安定 10～20mg 或苯妥英钠 15～20mg/kg，控制发作。不需长期治疗。

4) 中枢性高热：物理降温或药物。

2. 外科治疗　根据出血部位、病因、出血量及患者年龄、意识状态、全身状况决定，手术宜在早期进行。

【预后】　脑出血死亡率约 40％左右，脑水肿、颅内压增高和脑疝形成是致死的主要原因。预后与出血量、出血部位及有无并发症有关。脑干、丘脑和大量脑室出血预后较差。

第四节　蛛网膜下腔出血

【诊断要点】

(1) 突然发生的剧烈头痛、恶心、呕吐和脑膜刺激征阳性的患者，无局灶性神经缺损体征，伴或不伴意识障碍。

(2) 脑脊液呈均匀一致血性、压力增高。

(3) 头颅 CT 检查有出血征象。

【鉴别诊断】

1. 脑出血　原发性脑室出血、小脑出血、尾状核头出血等病因导致的患者无明显肢体瘫痪，易与蛛网膜下腔出血混淆，头颅 CT 和 DSA 检查可以鉴别。

2. 颅内感染　常先有发热、脑脊液性状改变提示感染，且头颅 CT 无出血改变。

3. 瘤卒中或颅内转移瘤　依靠详细病史，脑脊液和 CT 扫描可以区别。

【治疗原则及要点】　控制继续出血，防治迟发性脑血管痉挛，去除病因和防止复发。

1. 内科处理

(1) 一般处理：绝对卧床 4～6 周，避免一切可能引起血压和颅压增高的诱因，头痛、烦躁者可给予止痛、镇静药物如强痛定、安定、鲁米那等。

(2) 降颅压治疗：20％甘露醇、速尿等。

(3) 防治再出血：6-氨基己酸、止血芳酸（PAMBA）、止血环酸（氨甲环酸）、立止血、止血酸、安络血等止血剂的应用尚有争论，但对出凝血障碍的蛛网膜下腔出血患者可能有价值。

(4) 防治迟发性血管痉挛：尼莫地平可减少 SAH 相关的严重神经功能缺损，宜尽早使用。如果患者耐受性良好无明显血压下降，可静脉给药。成人治疗开始 2 小时可按 1mg/h 给药（相当于 5ml/h），2 小时后剂量可增至 2mg/h（相当于 10ml/h），连续应用 5～14 天。静脉治疗后可以口服尼莫地平片剂 7 天，6 次/d，每隔 4 小时服用 1 次，每次 60mg。

(5) 脑脊液置换方法：腰椎穿刺放脑脊液，每次缓慢放出 10～20ml，每周 2 次，需注意诱发脑疝、颅内感染、再出血的危险性。

2. 手术治疗　有动脉瘤患者的治疗详见神经外科手册。

【预后】 脑蛛网膜下腔出血后的预后取决于其病因、病情、血压情况、年龄及神经系统体征。动脉瘤破裂引起的蛛网膜下腔出血预后较差，约12%的患者到达医院前死亡，20%死于入院后，2/3的患者可存活，但其中有一半患者会遗留永久性残疾，主要是认知功能障碍。未经外科治疗者约20%死于再出血，死亡多在出血后最初数日。脑血管畸形所致的蛛网膜下腔出血常较易于恢复。原因不明者预后较好，复发机会较少。年老体弱者，意识障碍进行性加重，血压增高和颅内压明显增高或偏瘫、失语、抽搐者预后均较差。

第五节　高血压脑病

【诊断要点】

(1) 原发或继发高血压病史。

(2) 舒张压突然显著升高，舒张压达120mmHg以上，平均动脉压常在150～200mmHg之间。

(3) 头痛、呕吐、意识模糊和嗜睡等颅内压增高典型症状；可有精神错乱、癫痫发作、阵发性呼吸困难等症状。

(4) CT/MRI显示特征性顶、枕叶水肿；眼底检查示视乳头水肿，视网膜动脉痉挛并有火焰样出血及绒毛状渗出物；脑脊液压力增高(诊断已明确时禁作)，细胞和蛋白含量也可增高；脑电图可见弥散慢波或(和)癫痫性放电。

(5) 降压治疗后症状迅速消失。

【鉴别诊断】 本病应与高血压性脑出血、脑梗死、蛛网膜下腔出血、高血压危象等鉴别。

【治疗原则及要点】

1. 迅速降低血压可选用下列措施

(1) 硝普钠30～100mg加入5%葡萄糖液500ml中，缓慢静滴，以血压调节滴速。

(2) 25%硫酸镁10ml，深部肌注或用5%葡萄糖20ml稀释后缓慢静注。

(3) 利血平1～2mg肌内注射，1～2次/d，本药起效慢而平稳，适于快速降压后，维持血压应用。

(4) 酚妥拉明5～10mg，肌注或静注，亦可稀释后静滴。

2. 降低颅内压，消除脑水肿 可用20%甘露醇快速静脉滴注，速尿静脉注射，地塞米松和10%人体血清白蛋白静脉滴注。

3. 控制癫痫 癫痫发作可首选地西泮10～20mg缓慢静脉注射，并用苯巴比妥肌注与10%水合氯醛灌肠，每6～8小时交替。

4. 病因治疗 症状控制后，有肾功能衰竭者可行透析治疗，妊娠毒血症者应引产等。

第六节　其他动脉性疾病

一、脑底异常血管网病

【诊断要点】 儿童和青壮年患者，反复出现不明原因的TIA、急性脑梗死、蛛网膜下腔出血或脑出血，无高血压病及动脉硬化证据，结合MRI、CT等检查可诊断本病，DSA和MRA显示特征性的烟雾状颅底血管病变可以确诊。

【治疗原则及要点】 可根据患者个体情况选择治疗方法，TIA、脑梗死、SAH或脑出血可遵循通常的治疗原则和方法；如为钩端螺旋体、梅毒螺旋体、结核和病毒感染所致，应针对病因治疗；合并结缔组织病可用皮质类固醇及其他免疫抑制剂；原因不明者可试用血管扩张剂、钙拮抗剂、抗血小板聚集剂和中药等。发作频繁、颅内动脉严重闭塞,特别是患儿可行旁路手术,如颞浅动脉与大脑中动脉皮质支吻合术、硬脑膜动脉多血管吻合术等,促进侧支循环形成以改善脑供血。

【预后】 本病预后较好,死亡率为4.8%～9.8%。临床症状反复发作,发作间期为数日至数年,患儿在一定时期内病情缓慢进展,成年患者病情趋于稳定。

二、脑动脉盗血综合征

【诊断要点】 临床诊断依据:患侧上肢动脉搏动显著减弱或消失,血压低于健侧20mmHg以上;同侧颈部闻及收缩期杂音,超声检查发现血管狭窄或闭塞;活动患肢可诱发或加重椎-基底动脉供血不足症状等。DSA检查发现造影剂逆流入患侧血管可确诊。

【治疗原则及要点】 缺血症状严重者可考虑手术治疗,如血管内膜剥离、血管内支架或血管重建术等。不宜使用扩血管和降血压药物。

第七节 脑静脉系统血栓形成

【诊断要点】 颅内静脉系统血栓形成的临床表现复杂,有时缺乏特异性体征,易造成漏诊或误诊,当患者具有感染灶或非炎性血栓形成的病因或危险因素,出现头痛、癫痫、意识障碍、伴或不伴有神经系统局灶体征时,应高度怀疑静脉窦血栓形成,相关辅助检查有助于诊断。

1. 影像学检查

(1) 头颅核磁共振和核磁共振静脉成像MRI+MRV对颅内静脉系统血栓形成诊断敏感性高,无创伤,快速、简单易行,如临床高度怀疑脑静脉系统血栓形成时,应作为一线检查手段。

(2) 头颅CT和螺旋CT静脉造影。

(3) 脑血管造影(DSA)能显示静脉窦和静脉部分或完全阻塞,引流区皮质静脉螺旋状扩张,还显示静脉返流现象,但缺点是有创伤性,适用于MRI+MRV不能确诊者。

2. 腰穿脑脊液检查 颅内压增高为主要改变,可有蛋白和细胞数增高。对排除颅内感染和蛛网膜下腔出血有价值。

【鉴别诊断】 应与动脉系统缺血或出血性卒中、脑脓肿、脑肿瘤、脑炎及良性颅内压增高等相鉴别。海绵窦血栓还应与眶部肿瘤、蝶骨区肿瘤、动静脉瘘、恶性突眼等鉴别,影像学及腰穿脑脊液检查有助于鉴别。

【治疗原则及要点】

1. 一般治疗 降颅压、控制抽搐、改善循环、维持水电解质和酸碱平衡、对症治疗和病因治疗等。

2. 炎性血栓的治疗

(1) 积极处理感染灶,如外科技术引流等。

(2) 血及脑脊液的细菌培养,选择敏感及易通过血-脑屏障的抗生素,对病原菌不清楚者应联合应用抗生素。

3. 非炎性血栓的治疗

(1) 内科治疗

1) 抗凝治疗:已普遍应用并公认为是一种有效的方法,在Einhaupl's研究中,即使患者存在出血,也会受益于抗凝治疗。但对于出血性梗死患者,适当减少剂量,出血量较大时禁用。抗凝药物有普通肝素、低分子肝素和华法林。

普通肝素可参照以下用法:首剂静脉注射80U/kg,之后起始剂量18U/(kg·h),每6小时检查一次PT+A,可按照如下指标调整剂量:APTT≤1.2倍标准对照时间,80U/kg注射,增加剂量为 4U/(kg·h)；APTT＝1.2～1.5 倍标准对照时间，40U/kg 注射，增加剂量为 2U/(kg·h)；APTT＝1.5～2.3 倍标准对照时间，可继续观察；APTT＝2.3～3 倍标准对照时间，按照 2U/(kg·h)减少剂量；APTT＞3 倍标准对照时间，停止输注 1 小时，按照 3U/(kg·h)减少剂量。儿童剂量：50U/kg 开始静脉输注，按照 15～25U/(kg·h)增加剂量，直至达到 APTT1.5～2.5 倍延长。此外要注意观察血小板计数，防止血小板减少性紫癜。还须备有维生素 K、硫酸鱼精蛋白等拮抗剂，以便处理可能的出血并发症。

华法林用法：成人起始口服剂量为 5mg/d，按照 INR 调整剂量，目标值为 INR≈2.5。儿童用法：起始剂量 0.2mg/kg，最大剂量：10mg。此后维持剂量：0.1mg/(kg·d)，监测 INR 值并调整剂量。

低分子肝素用法：4000U，q12h，皮下注射，一般用 7～10 天，对凝血及纤溶系统影响很小，出血并发症发生率低。

建议首先使用肝素或低分子肝素，然后沿用华法林维持抗凝状态。目前没有循证研究抗凝持续时间，根据病情可抗凝 3～6 个月。

2）溶栓治疗：近年来有采用微导管局部滴注溶栓药物治疗静脉窦血栓成功报道，但缺乏大规模研究。具体用量为：重组组织型纤溶酶原激活物：在导管经过血栓全长时按照 1mg/cm 给药，然后按照 1～2mg/h 给药。尿激酶（UK）：250 000U/h 经由导管注入，补加剂量 50 000U，2 小时内总剂量 1 000 000U。

（2）外科治疗：直接进行静脉窦血栓摘除术、球囊血管成形术及支架置入术等。

【预后】 本病总体预后较好，一半以上的患者能够痊愈，死亡率不超过 10%，极少数患者有病情复发。

（潘云志）

第十五章　中枢神经系统感染

第一节　单纯疱疹病毒脑炎

【诊断要点】　根据急性起病的病史，青壮年发病，出现抽搐、偏瘫、失语、幻觉和意识障碍等神经精神症状体征，脑脊液细胞数增多，脑电图呈弥漫性异常和头颅 CT、MRI 上病灶较特征性的分布，结合免疫学检查，可做出临床诊断，脑活检有助于诊断。

【鉴别诊断】

1. 流行性乙型脑炎　可出现高热，抽搐和意识障碍等表现，但其发病有明显的季节性，头颅 CT、MRI 上病灶无特征性分布，血清和脑脊液乙型脑炎病毒抗体阳性有助于鉴别。

2. 其他疱疹病毒脑炎　借助血清脑脊液免疫学检查和病原学分离技术可鉴别不同的疱疹病毒脑炎。

3. 急性炎性脱髓鞘性脑病　临床上也可出现发热、偏瘫、意识障碍等，但脑脊液细胞学多正常，血、脑脊液中病毒抗体阴性，影像学上正常或散在脑白质脱髓鞘改变。

【治疗原则及要点】

1. 抗病毒治疗　阿昔洛韦，500mg 或 10mg/kg，静点，q8h，10～14 天为一疗程。不良反应较小，偶可见意识障碍、幻觉、震颤和共济失调等，大剂量使用时可造成可逆性肾功能损害。

2. 皮质类固醇激素　地塞米松 10～20mg/d，氢化可的松 100～300mg/d，对减轻脑水肿有帮助。

3. 甘露醇　颅内压增高时，可给予甘露醇脱水。250ml，3～4 次/d。注意监测肾功能。

4. 抗癫痫治疗　癫痫发作时可选用卡马西平，丙戊酸钠等。

5. 对症治疗　高热时给予降温治疗。重症患者收入监护病房。注意避免长期卧床患者出现各种并发症，可根据病情进行物理康复治疗。

第二节　脑囊虫病

【诊断要点】

1. 病源地　患者来自囊虫病高发地区。

2. 病程　进展缓慢，多在感染后 5 年内发病，个别长达数 10 年。少数患者症状可突然发作。

3. 症状体征　临床症状多样，与病变部位有关，主要分布为以下几种类型(在临床上各种类型可同时存在)。

(1) 脑实质型：皮质受累时以反复发作的癫痫为特征。

(2)脑膜炎：临床以急性或亚急性脑膜刺激征为突出特征，也可慢性起病。

(3)脑室型：脑室中(尤其是第 3，4 脑室)的囊虫可阻塞脑脊液流通，引起梗阻性脑积水。

(4)脊髓型：少见，是囊虫侵入脊髓所致。患者表现为截瘫，感觉异常及二便失禁等。

(5)其他：绝大多数脑囊虫病患者伴有脑外的表现，最常见的是皮肤和肌肉囊虫病，少数患者有眼囊虫病。

4. 辅助检查

(1) 常规检查：部分患者血常规中可见嗜酸粒细胞计数升高，有肠绦虫患者，大便中可查见虫卵或节片。

(2) 腰穿检查：脑脊液压力有不同程度升高，细胞数正常或淋巴细胞数轻中度增多，也可见嗜酸粒细胞增多，在脑膜炎型中明显。蛋白含量轻中度升高，糖含量正常或降低。

(3) 影像学检查：脑囊虫影像学表现复杂，多样。头颅X线平片、CT扫描检查可见囊虫钙化结节。有时双小腿X线也可发现钙化结节。头颅CT、MRI检查均有助于判断病变位置，脑积水的情况及梗阻部位，CT上小圆形低密度灶，在MRI上则呈长 T_1 长 T_2 信号，在病程的不同时期病灶的水肿效应不同。

(4) 免疫学检查：血、脑脊液中囊虫补体结合试验有助于诊断，但阴性结果并不能完全排除脑囊虫的诊断。

(5) 脑电图检查：有助于癫痫的诊断及分型。

(6) 病理检查：有时为明确诊断，需行皮下结节活检或脑活检。

【鉴别诊断】

1. 脑肿瘤 颅内原发及转移肿瘤在临床上均可表现为癫痫发作，大部分患者临床症状明显，常出现神经系统定位体征，脑脊液细胞学有时可见肿瘤细胞，影像学上病灶周围水肿明显，有占位效应，结合囊虫免疫学检查，一般可以鉴别，但有时需病理检查明确诊断。

2. 颅内感染性疾病 有时颅内的结核瘤，脑脓肿等也可以表现为癫痫发作，但一般患者还有疾病的全身症状，结合流行病学资料、病程长短、腰穿、囊虫免疫学检查及影像学所见可做出鉴别。有时脑囊虫感染初期的急性弥漫性脑炎需同病毒性脑炎等鉴别。

3. 其他寄生虫感染 有时需同脑包虫病鉴别。

【治疗原则及要点】

1. 药物治疗

(1) 病原治疗：吡喹酮是治疗囊虫病的重要药物，每个疗程治疗总量120～180mg/kg，分3～6天口服，每日3次，根据病情可重复1～3个疗程。药物副作用：头晕、头痛、胃肠道反应，偶见转氨酶升高。服药后虫体大量死亡，有时可引起发热、荨麻疹等过敏反应及颅内压增高表现，眼囊虫病患者眼压升高等，使原有症状加重，因此，在治疗前应除外眼囊虫病。同时可在治疗前使用强的松，30mg/d；阿苯达唑（肠虫清）：18mg/(kg·d)。10天为一疗程，视病情可重复。

(2) 驱虫治疗：传统使用槟榔与南瓜子联合治疗。吡喹酮对成虫也有效，肠道绦虫也可能被驱出，不一定再行驱虫治疗。

(3) 抗癫痫治疗：根据癫痫发作类型可选用相应药物。卡马西平：0.1～0.2g，bid或tid，副作用有眩晕、皮疹、白细胞减少、再生障碍性贫血及肝功能损害等（详见药品说明书）。苯妥英钠：0.3～0.6g/d，主要副作用有牙龈肿胀、皮疹、共济失调及肝功能损害等。丙戊酸钠：0.4～1.2g/d，副作用有胃肠道不适，肝功能损害等。其他药物还可选用氯硝安定等。

(4) 其他药物：颅内压增高可选用甘露醇或甘油盐水等药物。

2. 手术治疗 根据病情可选用颞肌下减压术，囊虫摘除术及脑室引流术等。

第三节 带状疱疹病毒脑炎

【诊断要点】

(1) 患者发病前有皮肤感觉异常，伴或不伴皮疹。

(2) 出现头痛、意识障碍及谵妄等中枢神经系统损害症状。

(3) 血、脑脊液中带状疱疹病毒抗体检查结果阳性。

【鉴别诊断】 有时患者无皮疹表现，应同其他病毒、细菌性脑炎、脑膜炎及脊髓炎鉴别。

【治疗原则及要点】

1. 抗病毒治疗

(1) 阿昔洛韦：有口服制剂和静脉制剂，神经系统严重并发症时采用静脉用药，10mg/kg，1次/8h。药物副作用：偶见血肌酐、尿素水平上升（余详见药物说明书）。

(2) 泛昔洛韦：500mg，3次/d。

2. 神经营养药物　可使用维生素 B_1，维生素 B_{12} 等药物。

3. 止痛药物　治疗疱疹病毒后神经痛，可选用卡马西平、阿米替林等。

4. 肾上腺糖皮质激素的使用　尚不明确。一般认为可以减轻急性期神经炎，但对出疹后神经痛无明显疗效。

5. 对症治疗　注意维持营养及水、电解质的平衡，保持呼吸道通畅，并需加强护理、预防压疮。恢复期进行康复治疗。

（潘云志）

第十六章　中枢神经系统脱髓鞘性疾病

第一节　多发性硬化

【诊断要点】　基于病史、神经科检查及实验室检查提示中枢神经系统多部位病灶可以提示诊断。可以按以下标准对多发性硬化进行诊断。

（1）临床确诊：病史和神经科检查提示不止一处病灶，且有二次以上的发作，以及有 MRI 或诱发电位提示的多病灶证据。

（2）实验室支持的确诊：病史和体检有两处以上病灶的证据。假若只有一处，则 MRI 或诱发电位提示另一处病灶的证据。另外，脑脊液 IgG 检查异常。

（3）临床很可能为 MS 病史和体征仅有一项提供两处以上病灶的证据。如果仅有病史提供一处病灶，而另一处病灶由神经系统检查提供，诱发电位或 MRI 提供另一处其他的病灶，此类中脑脊液 IgG 正常。

（4）多发性硬化的变异型

1）原发性进展型：起病后进行性加重，更常见于老年患者，主要表现为脊髓病，头颅 MRI 可没有病灶，但视觉诱发电位异常并不少见。OB 阳性可见于 50%的患者，临床表现通常较典型的 MS 重。

2）Marburg 型：表现为快速进展，病情严重，通常在第一年死亡。

3）Devic 综合征：又称为视神经脊髓炎，主要为视神经和脊髓的脱髓鞘病。视力障碍及横贯性脊髓损害是其主要的临床表现，通常一眼先受累，几小时后或几周后另一眼受累。脊髓病以胸段常见。亦有患者先表现为脊髓病，随后表现有视神经病。

4）Schilder 是儿童最重的 MS，病理学类似 MS，但病灶融合成片，累及双侧半球。

【鉴别诊断】

1. 急性播散性脑脊髓炎（ADEM）　MS 的首次发作应与该病鉴别。ADEM 在感染后或接种后发生，通常见于儿童。两者的鉴别比较困难，大约有 25%的患者最后会发展为 MS。病理学上两者的病灶是一致的。

2. 感染性疾病　如莱姆病，该病可累及中枢神经系统，表现有痉挛性截瘫，小脑体病，颅神经病。MS 所具有的 MRI 和脑脊液改变也可见于该病。该病的诊断依据急性症状，皮疹，血清和脑脊液中抗螺旋体抗体阳性。其他的感染性疾病如 AIDS 合并的脊髓病及梅毒的临床表现上均可类似 MS，因而需此方面的血清学检查予以鉴别。对于长期应用免疫抑制剂患者应考虑可能存在进行性多灶性白质脑病。

3. 自身免疫性疾病　可在 MRI 有类似 MS 的表现。例如：系统性红斑狼疮、结节性多动脉炎、干燥综合征、白塞病以及结节病。这些病的神经系统外表现足以鉴别该病，如有困难，可以进行血清自身抗体检查以及病理检查进行鉴别。

4. 副肿瘤综合征　可有小脑体征，特别在老年患者需要进行鉴别。

5. 遗传性共济失调　典型患者鉴别不难，如果仅有共济失调或锥体束征则诊断会困难。特别要注意鉴别遗传性痉挛性截瘫。

6. 其他

（1）亚急性联合变性：所有 MS 患者均需鉴别该病，所有脊髓型 MS 均需测定血清维生素 B_{12} 水平。

(2) 肾上腺脊髓神经病：对于进行性痉挛性截瘫的女性患者，应检查血清长链脂肪酸，以排除该病的杂合子携带者。

(3) 脑血管病：脑和脊髓肿瘤和蛛网膜囊肿等通过 MRI 可作鉴别。Arnodl-chiari 畸形、颈椎病脊髓型等亦需进行鉴别。要注意脑血管病、颈椎病与 MS 共存的情况。

【治疗原则及要点】 包括针对病因和对症治疗。

1. 激素治疗 糖皮质激素具有抗炎和免疫抑制作用，用于治疗 MS 可以缩短病程和减少复发。急性发作较严重，可给予甲基强的松龙 1000mg 加入 5% GS 500ml 中静点，3～4 小时滴完，连续 3 天，然后口服强的松治疗：80mg/d，10～14 天，以后可根据病情调整剂量和用药时间，逐渐减量。也可给予地塞米松 10～20mg/d，或氢化可的松 200～300mg/d，静脉点滴，一般使用 10～14 天后改服强的松。从对照研究来看，激素治疗可加速急性发作的缓解，但对于最终预后的影响尚不清楚。促皮质激素多数人认为不宜使用。

2. 干扰素 目前认为可能改变 MS 病程和病情。有两种制剂 β-1a 和 β-1b。这些药物治疗可能降低复发缓解期的发作次数 30%，也可降低症状的严重程度。β 干扰素治疗的副作用较小，有些患者可能产生肝功能异常及脊髓抑制。

3. 免疫抑制剂

(1) 环磷酰胺：成人剂量一般为 0.2～0.4g 加入 NS 20ml 中静注，隔日一次，累计总量 8～10g 为一疗程。

(2) 硫唑嘌呤：口服剂量 1～2mg/kg，累计剂量 8～10g 为一疗程。

(3) 氨甲蝶呤：对于进展性 MS 可能有效，剂量为 7.5～15mg 每周一次。使用免疫抑制剂应注意其毒副作用。

(4) Copolymer 1：是一种由 L-丙氨酸，L-谷氨酸，L-赖氨酸和 L-酪氨酸按比例合成的一种多肽混合物。它在免疫化学特性上模拟多发性硬化的推测抗原，可清除自身抗原分子，对早期复发缓解型多发性硬化患者可减少复发次数，但对重症患者无效。用法为每天皮下注射 120mg。

(5) 其他：如基因治疗、T 细胞单克隆抗体等治疗尚未应用于临床。

(6) 对症治疗：减轻痉挛，可用 Baclofen 40～80mg/d，分数次给予，安定和其他肌松药也可给予。尿失禁患者应注意预防泌尿道感染。有痛性强直性痉挛发作或其他发作性症状，可给予卡马西平 0.1～0.2mg，每日 3 次口服，应注意该药对于血液系统和肝功能的副作用。功能障碍患者应进行康复训练，加强营养。注意预防肺部感染。感冒，妊娠，劳累可能导致病情复发，应注意避免。

第二节　急性播散性脑脊髓炎

【诊断要点】

(1) 有感染或疫苗接种史。

(2) 急性发作的脑和脊髓受损的典型症状和体征

1) 脑膜症状：头痛、恶心、呕吐和脑膜刺激征。

2) 脑部症状：脑实质弥漫性受损的症状，如意识障碍、癫痫、失语、精神症状、颅内高压、视乳头水肿等；脑实质局灶性受损的症状，如偏瘫、偏盲、视力障碍和不自主运动等。

3) 脑干症状：颅神经和肢体交叉性麻痹或感觉障碍。

4) 小脑症状：共济失调。

5) 脊髓症状：截瘫或四肢瘫，传导束型感觉障碍及大小便障碍。少数患者出现上升性麻痹。

6) 周围神经病：颅神经或脊神经根、神经丛、单或多神经病。

(3) 辅助检查

1）脑脊液检查：压力正常或略高，细胞数正常或轻中度增高，以单核细胞为主；蛋白含量正常或轻中度增高，多为 IgG，可出现寡克隆区带，急性期可测出髓鞘碱性蛋白及其抗体。

2）脑电图：脑炎型患者脑电图显示弥漫性慢波活动。

3）影像学：头颅 CT 显示大脑白质内弥散性，多灶性斑片状低密度区，可有明显增强表现，头颅 MRI 显示病区为长 T_1，长 T_2 信号改变。

（4）病理检查有助于确诊。

【鉴别诊断】

1. 病毒性脑炎 临床上有类似该病的脑部表现，但脑脊液中分离出病毒，或在血清中可检测有关病毒抗体的滴度升高，有助于鉴别诊断。

2. 感染中毒性脑病 有感染中毒的证据。

3. 系统性疾病 过敏性血管炎、系统性红斑狼疮与结节性多动脉炎可表现有神经系统症状，但同时伴有其他器官血管炎证据，免疫指标异常有助于鉴别。

4. 多发性硬化 该病为多时相多部位受损，一般不累及周围神经。

【治疗原则及要点】

（1）及早短期给予大剂量肾上腺皮质激素药物治疗，以迅速控制病情，方法同多发性硬化；

（2）对症支持和并发症处理：躁动患者，可适当给予镇静剂，有头痛、呕吐等颅内压增高的表现时，可给予高渗葡萄糖或甘露醇类药物快速静脉滴注。对高热昏迷者，可以考虑选用冬眠疗法，或给予适当物理降温。有惊厥者给予止痉剂。必须注意热量与维生素的补给，必要时采用鼻饲，同时注意水电解质平衡。

（3）恢复期给予康复治疗。

（潘云志）

第十七章 运动障碍疾病

第一节 帕金森病

【诊断要点】 典型帕金森病根据发病年龄、隐袭起病、缓慢进展的病程特征以及静止性震颤、肌张力增高、运动迟缓三大主征，诊断并不困难。对诊断最有帮助的3个临床特征是静止性震颤、起病或症状体征的不对称性以及对左旋多巴治疗反应良好。但早期患者(如只有一个主征的患者)和不典型患者诊断的准确性较差，临床诊断与死后病理诊断的符合率只有85%左右。下面介绍目前国际上帕金森病研究及抗帕金森药物临床试验时，最常采用的英国帕金森病协会脑库临床诊断标准。

临床诊断标准(UK Parkinson's Disease Society Brain Bank clinical diagnostic criteria)

第一步：诊断帕金森综合征

运动减少(自主运动的启动变慢以及重复动作的速度和幅度进行性下降)以及下列之一：肌僵直；4～6Hz静止性震颤；非视觉、前庭、小脑或本体感觉障碍所致的姿势不稳。

第二步：帕金森病的排除标准

反复中风发作史伴帕金森症状阶梯式进展；反复头外伤史；肯定的脑炎史；动眼危象；起病前服用过抗精神病药物；亲属中有一人以上同患此病；持续不进展；症状和体征局限于一侧超过3年；核上性凝视麻痹；小脑症；早期出现严重的自主神经受累；早期出现严重痴呆，影响记忆、语言和运用能力；Babinski征阳性；头部影像学发现脑肿瘤或交通性脑积水；大剂量左旋多巴治疗无效(除外吸收不良)；1-甲基-4-苯基-1,2,3,6-四氢吡啶(MPTP)暴露史。

第三步：支持帕金森病诊断的阳性标准(具备下列3条以上可诊断为临床肯定的帕金森病)

单侧起病；存在静止性震颤；病程呈进行性；不对称性特征持续存在，起病侧受累更重；左旋多巴反应良好(70%～100%)；严重的左旋多巴所致的舞蹈动作；左旋多巴疗效持续5年以上；临床病程10年以上。

修订Hoehn-Yahr分级：是最简便，最常用的帕金森病严重程度定性分级量表。

0级＝无症状；1级＝单侧疾病；1.5级＝单侧＋躯干受累；2级＝双侧疾病，无平衡障碍；2.5级＝轻微双侧疾病，后拉试验可恢复；3级＝轻-中度双侧疾病，某种姿势不稳，独立生活；4级＝严重残疾，仍可独自行走或站立；5级＝无帮助时只能坐轮椅或卧床。

此外，目前帕金森病研究和疗效评估中最常用的是统一帕金森病评分量表(UPDRS)(略)

【鉴别诊断】

1. 与以震颤为主要表现的疾病鉴别 在发病早期，帕金森病患者常只有震颤，此时需与老年性震颤、特发性震颤等鉴别，后者常以震颤为唯一症状，一般病程呈良性过程。

2. 各种原因所致的帕金森征鉴别

(1) 症状性帕金森综合征：包括血管源性、药物性、正常颅压脑积水、感染(脑炎后)、缺氧、中毒(一氧化碳、锰)、代谢、外伤、肿瘤等原因引起的帕金森综合征。通过详细询问病史，以及影像学和其他实验室检查多能发现其他病因学证据。

(2) 帕金森叠加综合征：包括皮质基底核变性，老年性痴呆病，弥漫性路易氏体病，多系统萎缩综合征(纹状体黑质变性、直立性低血压、橄榄桥脑小脑萎缩)，进行性核上性眼肌麻痹，进行性苍白球萎缩，关岛帕金森-痴呆-肌萎缩侧索硬化综合征等。这些疾病多进展迅速，早期累及锥体外系以外的其他脑功能系统(如皮层、锥体束、脑干、小脑、自主神经等)，左旋多巴治疗反应不佳。

（3）遗传变性帕金森综合征：包括苍白球色素变性病，亨廷顿病，肝豆状核变性病，X-连锁肌张力障碍-帕金森综合征等。常可根据家族史和相应的临床表现予以鉴别。

【治疗原则及要点】 目前对帕金森病尚缺乏病因治疗。

1. 治疗原则

（1）帕金森病代偿期（指患者虽已发病，但尚未显著影响其日常生活和工作能力）主要应采用物理治疗及功能锻炼方法，尽量推迟使用药物，尤其是左旋多巴类药物治疗。

（2）几乎所有病例一旦开始药物治疗均需终身服药，以便控制症状。复方左旋多巴仍是目前治疗帕金森病的“金标准”药物。

（3）一般在功能失代偿的初期应尽可能首选非左旋多巴类药物（抗胆碱能药物、金刚烷胺、受体激动剂、单胺氧化酶-B抑制剂等），疗效不佳可加用或换用左旋多巴类药物治疗。但70岁以上患者可考虑首选左旋多巴类药物治疗。

（4）药物治疗方案应个体化，即根据患者的年龄、症状类型和严重程度、功能受损的状态、所给药物的预期效果和副作用以及患者职业、经济状况等选择药物。

（5）几乎所有的抗帕金森病药物均须从小量开始，缓慢增量，进行“剂量滴定”，达到用最小有效剂量维持最佳效果。

（6）当单药治疗不能维持疗效时，可考虑联合用药，但应权衡利弊，不能随意加减药物，更不能突然停用药物，当联合应用多种抗帕金森药物出现副作用（如精神症状）时，应逐步减量或停药，一般根据“后上先撤”的原则，按如下先后顺序撤药：安坦-金刚烷胺-司立吉林（Selegiline）-多巴胺受体激动剂-左旋多巴。

（7）经规范化药物治疗后无效或疗效明显减退，尤其是有运动波动或异动症的患者方可考虑立体定向外科手术治疗。

2. 治疗药物

（1）抗胆碱能药物：有助于维持纹状体内的神经递质平衡，主要用于早期轻症患者，对震颤效果较好但对肌强直和运动迟缓效果差。常用药物安坦初始剂量0.5mg，每日1～2次，可加量至1～2mg，每日2～3次。主要副作用有口干、视物模糊、便秘、排尿困难，严重者有幻觉、妄想。长期应用可能影响认知功能，因此70岁以上老年人慎用。

（2）金刚烷胺：主要用于早期患者。对少动、强直症状疗效比对震颤好。一般起始剂量50mg，每日2～3次，可用至100mg，每日2～3次，一般不宜超过300mg/d。主要副作用包括嗜睡、幻觉、谵妄和焦虑等，与抗胆碱能药物合用时易出现。长期服用可有下肢网状青斑或踝部水肿等。

（3）多巴胺替代疗法：一般采用左旋多巴加脱羧酶抑制剂的复方制剂，目前常用的有左旋多巴/苄丝肼（左旋多巴200mg，苄丝肼50mg）和卡比多巴/左旋多巴控释剂（左旋多巴200mg和卡比多巴50mg）。左旋多巴/苄丝肼适用于各种类型和阶段的帕金森病患者，一般初始剂量62.5mg，1次/d，每3～5天加量一次，每次加量62.5mg，分2～3次服用，在取得较佳疗效的最低剂量水平维持，一般维持剂量不超过每日500mg（两片），每日分3～4次口服。最大剂量不宜超过每日1000mg（4片）。一般在餐前1小时或餐后1小时服用。卡比多巴/左旋多巴控释剂适用于帕金森病伴有症状波动的患者。一般每次一片，每日1～3次。左旋多巴类药物的主要短期副作用包括恶心、呕吐、腹部不适、体位性低血压，幻觉、妄想等。长期服用左旋多巴制剂可引起症状波动和异动症等，称为左旋多巴长期治疗综合征（见前）。

（4）多巴胺受体激动剂：可以作为帕金森病的首选单药治疗或用于左旋多巴治疗疗效减退或出现长期运动并发症时的添加治疗。常用药物：麦角溴胺，一般初始剂量0.625mg清晨一次，每3～5日增加0.625mg，分次服，通常治疗剂量7.5～15mg/d，最大剂量不超过25mg每日。吡贝地尔缓释片，一般初始剂量 50mg/d，治疗剂量 150～250mg/d。受体激动剂的主要副作用为胃肠道反应如呕吐、腹泻、体位性低血压、精神症状等。

(5) 单胺氧化酶-B 抑制剂：主要用于帕金森病的早期单药或合并治疗，可能具有神经元保护作用。常用药物司立吉林（selegiline），一般剂量 2.5～5mg，日两次。主要副作用有口干、纳差、体位性低血压等。

(6) 儿茶酚胺-O-甲基转移酶抑制剂：用于左旋多巴治疗疗效减退，出现运动波动的患者。主要药物恩他卡朋（entacapone），随每剂左旋多巴服用，每次 1～2mg。

3. 外科治疗

(1) 立体定向苍白球或丘脑毁损术：其中苍白球毁损术对肌强直疗效更好，而丘脑毁损术对震颤疗效更好。一般行单侧毁损术比较安全。主要并发症有毁损部位出血，或毁损范围不准确所致的偏瘫、构音障碍、吞咽困难等。长期疗效不肯定。

(2) 深部脑刺激术将微电极刺激装置植入帕金森病患者的手术靶点，其定位准确，具有操作范围小，安全性高、疗效持久等优点，缺点是费用昂贵。

4. 其他　对可能合并的抑郁、精神症状、便秘等采取相应的对症治疗措施。

第二节　小舞蹈病

【诊断要点】

(1) 根据起病年龄、特征性的舞蹈样不自主运动、随意动作不协调、肌张力减低、肌力减退、舞蹈病手姿、握拳盈亏征以及精神症状等可考虑诊断。

(2) 风湿热和链球菌感染的实验室证据对诊断有帮助。如：咽拭子培养可获得 A 组 β 溶血性链球菌。血液化验可见血白细胞增多，血沉增快，抗“O”滴度增加，类风湿因子阳性。不少患者发生舞蹈症的时间距链球菌感染的时间较长，不一定能发现上述异常。

(3) 38%～75%患儿有脑电图异常，表现为轻度弥漫性异常，尤其是不规则的枕部慢活动。

(4) 影像学：头颅 MRI 可显示尾状核、壳核、苍白球增大，T_2 信号增高，提示炎性改变。

【鉴别诊断】　本病需与习惯性痉挛、手足徐动、扭转痉挛、舞蹈指痉症、围产期窒息引起的舞蹈运动、轻度脑功能失调、亨廷顿病以及药源性舞蹈样异常运动相鉴别。

【治疗原则及要点】

1. 一般治疗　轻症患者卧床休息，保持环境安静，配以安定镇静药物如地西泮、水合氯醛等。保证营养和多种维生素的摄入。

2. 对症治疗　对舞蹈样不自动运动可给予丙戊酸钠、卡马西平口服，4～5 周。无效者可用氟哌啶醇，氯丙嗪等 4～5 周。通常 5～10 天不自主运动可以控制但应维持用药数周再缓慢停药。应小剂量用药。

3. 对因治疗　确诊本病后即开始给予长效青霉素 120 万单位肌注，随后给予青霉素 250mg 口服，每日 4 次，10 天后减为 125mg，每日 2～3 次，至少 5 年。或青霉素 120 万单位肌注，每 3～4 周 1 次，持续 5 年。此外，尚需同时服用阿司匹林 0.5～1.0g，3～4 次/d，小儿可按 0.1g/(kg · d) 计算。

（王　澍）

第十八章　癫　痫

【诊断要点】　主要是根据发作性症状符合癫痫的基本特点（即发作性和重复性，发作性是指症状的出现和消失均非常突然，持续时间短：数秒至数分钟；重复性指的是第一次发作后，经过不固定的间隔会有第二次以至多次相同的发作）并参考脑电图等实验室检查进行诊断。

【鉴别诊断】

1. 需要与癫痫鉴别的疾病

(1) 脑氧利用率下降：青紫型屏气发作，反射性缺氧发作、晕厥、心律失常等。

(2) 偏头痛。

(3) 短暂性脑缺血发作。

(4) 一过性全面遗忘症。

(5) 低血糖。

(6) 低血钙。

(7) 睡眠障碍：夜间恐怖、梦游、梦话、梦魇、睡眠呼吸暂停、发作性睡病、磨牙癖、夜间遗尿、发作性肌张力障碍、良性婴儿睡眠肌阵挛、睡眠肢体周期运动综合征。

(8) 与精神障碍有关的发作：假性癫痫发作、过度换气综合征、惊恐发作综合征、抽动秽语综合征、交叉夹腿综合征等。

(9) 运动疾患：婴儿良性肌阵挛、良性发作性眩晕、阵发性斜颈、发作性肌张力障碍、战栗反应、惊恐反应、面肌痉挛、眼球运动失用症、抽动等。

(10) 去皮质及去大脑强直发作。

2. 癫痫发作的鉴别诊断

(1) 部分性（局灶性、局限性）发作：是指最初的临床和脑电图改变提示开始的神经元激活限于一侧大脑半球的某个部分的发作。无意识障碍者称为单纯部分性发作，有意识障碍者称为复杂部分性发作。

1) 单纯部分性发作：①运动症状的发作；②躯体感觉或特殊感觉症状的发作；③有自主神经症状的发作时，发作中仅表现为自主神经症状的很罕见，比较常见的是作为复杂部分性发作的一部分；④有精神症状的发作。

2)复杂部分性发作：①单纯部分发作起病，继而意识障碍；②发作开始就有意识障碍。

3)部分性发作继发全身大发作：①单纯部分性发作继发全身大发作；②复杂部分性发作继发全身大发作；③单纯部分性发作进展为复杂部分性发作，然后继发全身大发作。

(2) 全面性（全身性）发作：是指第一个临床变化提示两侧大脑半球从开始即同时受累。包括：①失神发作与不典型失神发作；②肌阵挛发作；③阵挛性发作；④强直发作；⑤强直阵挛发作；⑥失张力发作（起立不能性）。

(3) 不能分类的癫痫发作：包括所有因资料不全以及迄今分类标准尚无法归类的发作。例如新生儿发作：节律性眼动、咀嚼动作、游泳样动作、颤抖、紧张、恐慌、呼吸暂停等。

(4) 附录：某些发作及其类型可归于上述分类，但有其特殊性。例如：①反射性癫痫；②各种诱发因素引起的发作（如饮酒、疲劳、情绪等）；③周期性发作（如与月经周期、睡眠觉醒周期有关的发作）。

3. 癫痫和癫痫综合征的鉴别诊断

(1) 与部位有关的（部分性或局灶性）癫痫和癫痫综合征：

1）特发性部分性癫痫：①具有中央颞区棘波的良性儿童期癫痫（BECCT）；②具有枕区放电的良性儿童期癫痫；③原发性阅读性癫痫。

2）症状性部分性癫痫：①儿童慢性进行性局限型癫痫状态（Kojewnikow 综合征）；②有特殊促发方式的癫痫综合征；③颞叶癫痫；④额叶癫痫；⑤顶叶癫痫；⑥枕叶癫痫。

3）隐源性癫痫：推测癫痫是症状性，但尚未找到病因及证据。

（2）全面性癫痫和癫痫综合征：

1）特发性癫痫：①良性家族性新生儿惊厥；②良性新生儿惊厥；③良性婴儿肌阵挛癫痫；④儿童失神癫痫；⑤青少年失神癫痫；⑥青少年肌阵挛性癫痫；⑦觉醒时全身强直阵挛发作的癫痫；⑧其他未定义的特发性全面性癫痫不属于上述综合征之一，可归于本项内；⑨特殊促发方式发作的癫痫：包括反射性癫痫及其他非特异性因素（不眠、戒酒、药物戒断、过度换气等）诱发的癫痫。

2）隐源性或症状性癫痫：①West 综合征（婴儿痉挛）；②Lennox-Gastaut 综合征；③具有肌阵挛和站立不能发作的癫痫；④有肌阵挛性失神发作的癫痫。

3）症状性全面性癫痫及癫痫综合征：常见于婴儿及儿童，特征为全面性发作，常可包括肌阵挛、强直、失张力及非典型失神发作几种类型。脑电图异常，为双侧性，但规律性差，不对称，发作间期为暴发抑制、高度节律失律、棘慢复合波或普遍性快节律。

a. 无特殊病因：①早期肌阵挛性脑病；②婴儿早期癫痫性脑病伴暴发抑制的脑电图（大田原综合征）；③其他。

b. 特异性综合征：以癫痫发作为主要表现或主要特征的疾病。①胼胝体发育不全综合征；②脑回发育不全-巨脑回；③结节性硬化；④Sturge-Weber 病；⑤进行性肌阵挛型癫痫（Unverricht-Lundborg 病）；⑥有癫痫发作的协同障碍性小脑性肌阵挛（Ramsay-Hunt 综合征）。

（3）未能判明为部分型或全面型的癫痫和癫痫综合征：

1）既有全面性发作又有部分性发作：①新生儿发作；②婴儿期严重肌阵挛癫痫；③发生于慢波睡眠时有持续性棘慢复合波的癫痫；④获得性癫痫性失语（Landau-Kleffner 综合征）。

2）没有明确的全身或局灶特征的癫痫：许多睡眠大发作的病例不能明确全身或局灶类型。

【治疗原则及要点】　60%～70%左右的患者经过合理充分的抗癫痫药物治疗，癫痫发作控制满意。难治性癫痫约占 25%，其中 15%左右可以考虑通过外科手术治疗。

1. 治疗目的　控制癫痫发作，改善患者生活质量。

2. 治疗原则

（1）抗癫痫药物用药决定：第 1 次发作原则上暂不予治疗，但要结合 EEG 所见及脑部有无器质疾病及患者的态度等；2 次以上发作，如间隔期不长，应开始药物治疗；有明确促发因素，如热惊厥、酒精或药物戒断性发作，一般不主张长时间抗癫痫治疗。

（2）根据癫痫发作和癫痫综合征类型选择用药（表 1-18-1）。

表 1-18-1　不同类型癫痫发作和癫痫综合征抗癫痫药物选择（2011 年 ILAE Guideline）

发作类型	一线药物	二线药物
部分性发作（单纯及复杂部分发作，继发全身强直阵挛发作）	卡马西平	拉莫三嗪，奥卡西平，苯妥英钠，托吡酯，丙戊酸
失神癫痫	乙琥胺，丙戊酸	拉莫三嗪，乙酰唑胺，氯硝西泮
青少年肌阵挛癫痫	丙戊酸	拉莫三嗪，托吡酯
特发性全身强直-阵挛发作	丙戊酸	拉莫三嗪，托吡酯
婴儿痉挛	促肾上腺皮质激素，氨己烯酸	氯硝西泮，硝西泮，拉莫三嗪，托吡酯，维生素 B_6，唑尼沙胺
Lennox-Gastaut 综合征	托吡酯，拉莫三嗪，非氨酯	氯硝西泮，硝西泮，苯巴比妥，氨己烯酸，丙戊酸，唑尼沙胺

(3) 尽可能单药治疗。

(4) 采用合适的药物剂量及给药方法。

3. 癫痫持续状态的治疗 癫痫持续状态是指出现两次或多次的癫痫发作而在发作之间没有神经功能的完全恢复;癫痫发作持续 30 分钟或更长时间。癫痫持续状态是一种急症,需要立刻积极治疗。

(1) 治疗原则:①尽快中止发作,使用静脉给药;②避免大量使用影响意识的药物;③遵循抢救治疗常规,有条不紊地进行操作;④严密对生命体征进行监测;⑤采取措施积极治疗原发病,防止合并症。

(2) 药物选择:①地西泮:负荷剂量为成人 0.15mg~0.25mg/kg,儿童 0.1mg~1.0mg/kg,最大给药速度 5mg/min。②劳拉西泮:负荷剂量为成人 0.1mg/kg,儿童 0.05~0.5mg/kg,最大给药速度 2mg/min,6~10 分钟起效,若不能控制发作,15 分钟后可再用一次。舌下含服,每次 0.05mg/kg。③苯妥英钠:用生理盐水稀释成 5%的浓度静脉注射,负荷剂量为 20mg/kg,最大给药速度 50mg/min,不要用葡萄糖稀释,用药时应监测血压和心电图,发生低血压时应减慢给药速度,出现 QT 间期延长和心律不齐时停药。④丙戊酸钠:负荷剂量是 10mg~15mg/kg,之后可给予每小时 1mg/kg 的速度静脉滴注。⑤副醛:8ml~10ml,儿童 0.3ml/kg,加植物油按 1~2∶1 的比例配制,保留灌肠。⑥其他药物:10%水合氯醛 0.5ml/kg 保留灌肠;卡马西平、托吡酯等抗癫痫药鼻饲,但多用于速效止惊药之后。

在上述药物均不能控制时,在麻醉师的协助下,应用麻醉剂,常用的有阿米妥钠、硫喷妥钠等。阿米妥钠(戊巴比妥钠)初始剂量 5mg~15mg/kg,肌肉注射或稀释后(0.1g 溶于 10ml 葡萄糖溶液中)缓慢静脉注射,每分钟不超过 100mg,然后以 0.5mg~5mg/kg 维持。硫喷妥钠每次 10mg~20mg/kg,配成 2.5%的溶液肌内注射,或缓慢静脉给药,2mg~4mg/kg,然后缓慢静滴达 EEG 出现暴发抑制波形,再维持一段时间方可停药。因为麻醉剂抑制呼吸,所以必须备好气管插管,而且要严密监测生命体征和脑电活动。对阿米妥类药过敏者可用其他全身麻醉药。

(3) 治疗方案:见表 1-18-2。

表 1-18-2 癫痫持续状态(SE)的治疗方案

时间(分钟)	方案
0	观察有近期发作病史者的新一次发作和意识状态;或观察已持续发作 10 分钟以上者发作情况,做出诊断尽快联系 EEG 检查,期间开始治疗(除非还需 EEG 明确诊断)
5	建立静脉通道,并以生理盐水维持,抽血作生化常规及抗癫痫药血浓度等检查,怀疑低血糖时测血糖
10	静推地西泮(0.15mg~0.25mg/kg,<5mg/min)或劳拉西泮(0.1mg/kg,<2mg/min)
25	如果 SE 未停止,以<50mg/min 的速度静脉注射苯妥英钠 20mg/kg,监测血压和心电图;如果 SE 仍未控制,追加 5mg/kg,必要时可再追加 5mg/kg,最大量 30mg/kg
60	如果 SE 持续存在,考虑气管插管后静推苯巴比妥 20mg/kg(<100mg/min)
90	如果 SE 仍继续,开始巴比妥麻醉,用戊巴比妥 5mg~15mg/kg 作起始量缓慢静脉注射,控制癫痫发作,然后以 0.5~5mg/kg 维持,以保持脑电图上电活动受到抑制,定期减慢滴药速度,观察发作是否控制,密切监测血压,心电图和呼吸功能

(4) 预防复发:癫痫持续状态控制后是否长期口服抗癫痫药物治疗,应根据具体情况而定,对于反复发作的癫痫患者或者进行性神经系统疾病的患者,肯定需要长期规律的服用抗癫痫药物,而对于高热惊厥持续状态控制后的患者,多不需要长期抗癫痫治疗。

(王　澍)

第十九章 头 痛

第一节 偏 头 痛

【诊断要点】(表 1-19-1)

表 1-19-1 偏头痛诊断标准(国际头痛学会)

无先兆的偏头痛
1. 至少 5 次下述 2～4 的发作
2. 头痛持续 4～72 小时(未经治疗或无效的治疗)
3. 头痛至少具有下列 2 个特征
(1) 一侧性
(2) 搏动性
(3) 中等强度或剧烈(影响日常生活)
(4) 上楼或其他类似的日常活动使之加重
4. 头痛中至少有下列的 1 项
(1) 恶心和(或)呕吐
(2) 畏光及畏声
5. 至少有下列之一
(1) 病史,体检包括神经系统检查显示非继发性头痛
(2) 病史,及(或)体检,和(或)神经系统检查显示为继发性头痛,但被进一步检查所否定
(3) 有继发性头痛,但首次偏头痛发作与引起继发性头痛的疾病在时间上无关
有先兆的偏头痛
1. 至少 2 次下述 2 的发作
2. 下列 4 项中至少有 3 项
(1) 有一次或多次完全可逆的先兆,先兆的症状表明局灶性大脑皮层和(或)脑干功能障碍
(2) 至少 1 种先兆逐渐出现超过 4 分钟或多种先兆依次出现
(3) 先兆持续时间不超过 60 分钟(1 种以上先兆,时间可按比例延长)
(4) 先兆后头痛与先兆间隔不定,少于 60 分钟(也可在先兆前或与先兆同时)
3. 至少有下列之一
(1) 病史、体检包括神经系统检查显示非继发性头痛
(2) 病史,及(或)体检,和(或)神经系统检查显示为继发性头痛,但被进一步检查所否定
(3) 有继发性头痛,但首次偏头痛发作与引起继发性头痛的疾病在时间上无关

【鉴别诊断】

(1) 紧张性头痛:由于焦虑或忧郁所致的持久性头、面、颈、肩部肌肉痉挛和(或)血管收缩,所产生的疼痛牵涉或扩散至头部。头痛为胀痛性、压痛性或束紧感,可有起伏,但经常存在。治疗可予抗抑郁药。

(2) 丛集性头痛:30～50 岁发病,多见于男性,单侧突发性头痛,以规律的方式每天发作,持续数日至数周,间隔数月至数年后再出现,为眶部、颞部及上颌部牵拉或压迫性疼痛,同时伴有鼻黏膜充血,球结膜充血及流泪。一般抗偏头痛药治疗往往无效,发病早期吸氧、消炎痛或皮质类固醇治疗可缓解。

(3) 颅内动脉瘤:可有半侧头痛,如动脉瘤邻近后交通动脉,头痛同时有同侧动眼神经麻痹,临床鉴别困难时应作脑血管造影。

(4) Sunet 综合征：绝对单侧头痛，持续时间短仅 15～120 秒，中至重度疼痛，伴有球结膜充血、流泪、鼻塞或流鼻涕、眼眶周围出汗。

(5) 眼支三叉痛：为触电样短暂疼痛，有扳机点。

(6) Costen 综合征：颞颌关节病变引起，咀嚼时并发颞部疼痛。

(7) 基底动脉型偏头痛应与后颅窝肿瘤、颈枕畸形、椎-基底动脉供血不足、血管畸形、代谢疾病、晕厥、屏气发作及过度换气综合征等鉴别。

(8) 偏瘫型偏头痛应与颅内肿瘤、颅内动脉瘤、动静脉畸形、线粒体脑肌病等鉴别。

(9) 眼肌瘫痪型偏头痛应与颅内动脉瘤、Tolosa-Hunt 综合征、糖尿病性动眼神经病等鉴别。

【治疗原则及要点】

1. 一般治疗 生活规律，增强体质，避免诱发因素如含酪胺的食物、直接日晒等。

2. 发作时的治疗 发作时宜静卧于光线较暗的房间。可选药物：

(1) 麦角胺制剂：麦角胺咖啡因（每片含麦角胺 1mg，咖啡因 100mg），在前驱期或先兆时服用 1～2 片，半小时后可再服 1～2 片，每日不超过 6 片。

(2) 5-羟色胺受体激动剂类药物：舒马曲普坦（英明格）每次皮下注射 6mg，可在 1 小时后第二次注射，最大剂量 12mg/d，口服每次 100mg，不超过 300mg/d；佐咪曲普坦（佐米格）每次 2.5mg，不超过 7.5mg/d，治疗 12 小时内不能使用其他 5-羟色胺受体激动剂。

(3) 氟灭酸：发作时每小时服 0.2g，总量不超过 0.8g。

(4) 解热镇痛剂：阿司匹林、扑热息痛、磷酸可待因、布洛芬、双氯芬酸等。

(5) 胃得安：10mg 静脉或肌内注射。

3. 预防发作 可选药物：普萘洛尔 5mg，3 次/d；苯噻啶 0.5mg，3 次/d；维拉帕米 40～80mg，3 次/d；丙戊酸钠 200～400mg，3 次/d；可乐宁 50mg，3 次/d；苯乙肼 15mg，1～3 次/d；酰胺咪嗪 100～200mg，3 次/d；阿司匹林 50～100mg，1 次/d；氟桂利嗪 5～10mg 每晚 1 次。

第二节 紧张性头痛

【诊断要点】 根据患者的临床表现，排除颅颈部疾病如颈椎病和炎症性疾病等，通常可以确诊。HIS(2004)最新紧张性头痛诊断标准如下。

1. 偶发性发作性紧张型头痛

(1) 符合(2)～(4)特征的至少 10 次发作；平均每月发作<1 天；每年发作<12 天。

(2) 头痛持续 30 分钟至 7 天。

(3) 至少有下列中的 2 项头痛特征：①双侧头痛；②性质为压迫感或紧箍样（非搏动样）；③轻或中度头痛；④日常活动（如步行或上楼梯）不会加重头痛。

(4) 符合下列 2 项：①无恶心和呕吐；②畏光、畏声中不超过一项。

(5) 不能归因于其他疾病。

2. 频发性发作性紧张型头痛

(1) 符合(2)～(4)特征的至少 10 次发作；平均每月发作≥1 天而<15 天；至少 3 个月以上；每年发作≥12 天而<180 天。

(2) 头痛持续 30 分钟至 7 天。

(3) 至少有下列中的 2 项头痛特征：①双侧头痛；②性质为压迫感或紧箍样（非搏动样）；③轻或中度头痛；④日常活动（如步行或上楼梯）不会加重头痛。

(4) 符合下列 2 项：①无恶心和呕吐；②畏光、畏声中不超过一项。

(5) 不能归因于其他疾病。

3. 慢性紧张型头痛

(1) 符合(2)～(4)特征的至少10次发作；平均每月发作≥15天；3个月以上；每年发作≥180天。

(2) 头痛持续30分钟至7天。

(3) 至少有下列中的2项头痛特征：①双侧头痛；②性质为压迫感或紧箍样(非搏动样)；③轻或中度头痛；④日常活动(如步行或上楼梯)不会加重头痛。

(4) 符合下列2项：①畏光、畏声、轻度恶心中不超过一项；②无中～重度恶心和呕吐。

(5) 不能归因于其他疾病。

【治疗原则及要点】 本病的许多治疗药物与偏头痛用药相同。急性发作期用阿司匹林等非甾体抗炎药，麦角胺等亦有效。对于频发性和慢性紧张型头痛，应采用预防性治疗。伴失眠者可给予地西泮等治疗。非药物治疗法包括松弛治疗、物理治疗、生物反馈和针灸治疗等。

第三节 低颅压性头痛

【诊断要点】 低颅压性头痛是脑脊液压力降低(<60mmH_2O)导致的头痛，多为体位性。患者常在直立15分钟内出现头痛或头痛明显加剧，卧位后头痛缓解或消失。腰穿测定脑脊液压力降低(<60mmH_2O)可以确诊。根据病因可分为硬膜(或腰椎)穿刺后头痛、脑脊液瘘性头痛和自发性(或特发性)低颅压性头痛。

【鉴别诊断】 本病应注意与产生体位性头痛的某些疾病相鉴别，如脑和脊髓肿瘤、脑室梗阻综合征、寄生虫感染、脑静脉血栓形成、亚急性硬膜下血肿和颈椎病等。

【治疗原则及要点】

1. 病因治疗 如控制感染、纠正脱水等。

2. 药物治疗 咖啡因可阻断腺苷受体，使颅内血管收缩，增加CSF压力和缓解头痛。

3. 硬膜外血贴疗法 是用自体血15～20ml缓慢注入腰或胸段硬膜外间隙，血液从注射点向上下扩展数个椎间隙，可压迫硬膜囊和阻塞脑脊液漏出，迅速缓解头痛，适用于腰穿后头痛和自发性低颅压头痛。

4. 对症治疗 包括休息、补液、穿紧身裤和腹带，给予适量镇痛剂等。

(王 澍)

第二十章　神经-肌肉接头疾病

重症肌无力

【诊断要点】

(1) 主要依据临床特征即波动性的眼外肌或四肢肌无力。

(2) 疲劳试验(＋)及药物试验(＋)即可诊断。

药物试验包括:①滕喜龙试验:静脉注射 2mg,观察 20 秒,如无反应亦无出汗、唾液增加等副作用,则在 30 秒时间缓慢加给 8mg,1 分钟内症状暂时好转为阳性。对婴儿可给 0.5～1mg 皮下注射。②硫酸新斯的明试验:肌内注射 1.5mg,加阿托品 0.5mg,15～30 分钟后症状开始好转为阳性。

(3) 实验室检查:①血清 AchR 抗体测定:约 60%～80%患者阳性,但部分患者始终阴性。②重复电刺激试验:临床常用面神经,腋神经,尺神经进行低频(2～3Hz)刺激,可使动作电位很快降低 10%～15%以上者为阳性。高频(10Hz)刺激也可有类似反应。③胸部 CT:部分病例可见胸腺增生或胸腺瘤。

【鉴别诊断】

1. 肌无力综合征　又称 Lambert-Eaton 综合征,为 40 岁以上发病,男性多见的获得性自身免疫病。约 2/3 伴发癌肿,以燕麦细胞癌最多见。

2. 吉兰-巴雷综合征　以四肢或颅神经运动障碍起病的吉兰-巴雷综合征易与 MG 混淆。但吉兰-巴雷综合征一般起病较急,无休息后好转现象。神经传导速度检查可见异常,脑脊液可见蛋白升高。

3. 多发性肌炎　起病隐袭,缓慢进展,近端无力为主。但多发性肌炎一般不侵犯眼外肌,可有肌痛、压痛,常伴有其他结缔组织病,肌电图呈典型的肌源性改变,肌酶明显增高。对不典型病例,可作肌肉活检明确诊断。

4. 眼咽型肌营养不良　本病少见,亦隐袭起病,进行性缓慢加重,逐渐因眼外肌麻痹至眼球固定,症状无波动性,对抗胆碱酯酶药物治疗无效。

【治疗原则及要点】

1. 一般治疗　避免过度劳累。慎用对神经肌肉接头传递有障碍的药物,如各种氨基甙类抗生素、奎宁、奎尼丁、普鲁卡因胺、心得安、氯丙嗪以及各种肌肉松弛剂等。

2. 胆碱酯酶抑制剂　常用溴化新斯的明,口服 60～120mg,每 3～6 小时 1 次(睡眠不计)。应用此治疗可使约半数以上患者获得较满意的疗效,但不能阻止疾病恶化。眼肌型或全身轻症患者以及对激素治疗有禁忌者,可单独应用此类药物。

3. 肾上腺皮质激素　适用于各种类型的重症肌无力。可自大剂量递减,或自小剂量递增,也可以隔日疗法。先用大剂量者可隔日给强的松 100mg/d 或 40～60mg/d。改善阶段大多在 1 个月内开始,数月后达到疗效峰点。约 3～6 个月可缓慢减量,直至隔日服 10～30mg 的维持量,继续服用维持量半年至一年。应注意避免减量过快导致症状反弹。部分患者在激素治疗早期出现病情加重,甚至呼吸肌麻痹,应作好气管切开、人工呼吸器的准备,同时注意补充钾和钙。

4. 胸腺切除　有胸腺瘤或胸腺增生者,应行胸腺切除,但部分患者仍需继续激素或其他治疗。

5. 免疫抑制剂　上述疗法均无效或无法用激素者,可改用免疫抑制剂。硫唑嘌呤 100～

200mg/d 可取得与皮质类固醇相近的疗效，显效常数月后出现。另外，还可选用环磷酰胺，环孢素 A 等。

6. 血浆置换或免疫球蛋白疗法　可在短期内使症状减轻，目前适用于症状加重的暴发型病例或其他治疗无效者。

7. 危象的治疗　一旦发生呼吸肌麻痹，应立即给予气管插管和加压人工呼吸，若呼吸短时间内不能改善，应尽快行气管切开，应用人工呼吸器辅助呼吸。最常见的危象为肌无力危象，应用腾喜龙试验或新斯的明试验证实后，立即给予足量抗胆碱酯酶药物，同时给予大剂量皮质类固醇，有条件者可考虑血浆置换。胆碱能危象时应停用抗胆碱酯酶药物，输液促进药物代谢，静脉注射阿托品 2mg/h，直至症状改善。待药物排泄后考虑调整抗胆碱酯酶药物剂量，或改用皮质类固醇激素等其他疗法。反拗危象或无法辨别何种危象时应及时行气管切开，停用抗胆碱酯酶药物，同时积极对症处理。根据新斯的明试验决定用药，或考虑采用以上其他疗法。

（王　澍）

第二十一章　肌肉疾病

第一节　进行性肌营养不良

一、Duchenne型和Becker型肌营养不良

【诊断要点】

(1) 患者典型的临床表现：儿童发病时进行性四肢近端为主的肌肉无力和萎缩，小腿三头肌假性肥大。

(2) 辅助检查：①肌酶明显升高。②肌电图呈肌源性损害。③肌肉病理显示以散在大圆形嗜伊红均质玻璃样变纤维为特点的慢性肌源性改变。免疫组织化学和免疫荧光方法显示肌纤维膜上抗肌萎缩蛋白缺陷。

(3) 有些患者还需要直接的基因检测和抗肌萎缩蛋白定量测定帮助确诊和产前诊断。

【鉴别诊断】

1. 肢带型肌营养不良　起病较晚，多在青年发病，小腿三头肌假性肥大少见，病情进展缓慢，能在较长时间内保留活动能力。

2. 先天性肌营养不良(congenital muscular dystrophies，CMD)　CMD是一组异质性遗传性神经肌病，确定的类型有Fukuyama型先天性肌营养不良、肌球蛋白缺陷型先天性肌营养不良，临床表现为新生儿或婴儿期出现四肢近端为主的肌肉无力、肌张力减低、肌肉萎缩，有明显的智力损害，头颅MRI上可见白质改变。典型的临床表现和基因检测可以帮助确诊。

3. Emery-Dreifuss肌营养不良　是罕见的遗传性肌营养不良，有常染色体显性遗传和X-连锁隐性遗传方式，多在儿童早期起病，慢性进展，首先累及上肢近端肌肉和胫前肌，足趾行走异常是最初症状，以后可累及骨盆带肌，早期就出现挛缩，肘、颈后部、足跟部最为典型，肌酶谱轻度升高或正常，多数进展缓慢，终生保持活动能力。部分患者心肌受累，房室传导阻滞，30岁左右死亡。肌肉病理显示慢性肌源性改变，性连隐性遗传型有核周蛋白emerin的缺陷。

4. 先天性肌病　起病较早，常在出生时肌张力低，运动发育迟缓，病情进展十分缓慢或非进展性，肌肉病理可以对其中部分病例做出确定诊断。

【治疗原则及要点】　迄今尚无特异性治疗。在肌病的晚期需要采取积极预防和治疗心肺并发症。

二、肢带型肌营养不良

【诊断要点】

(1) 多青年发病，隐袭起病，缓慢进展。

(2) 常首先累及骨盆带肌和下肢近端肌肉，以后出现肩带肌无力，面部肌肉一般不受累，偶有心脏受累和小腿三头肌假性肥大。

(3) 多数病程进展缓慢，20年或更长时间仍保存生活能力。

(4) 血清肌酶不同程度升高。

(5) 肌电图提示肌源性损害。

(6) 肌肉病理显示慢性肌源性改变，无抗肌萎缩蛋白缺陷可以帮助与Becker型肌营养不良相鉴别。

(7) 基因检查可以帮助区别不同类型。

【鉴别诊断】

1. Becker 型进行性肌营养不良 起病较早，小腿三头肌假性肥大常见，肌肉免疫组化染色显示有抗肌萎缩蛋白部分缺陷。

2. 慢性多发性肌炎 多为急性或亚急性肌炎迁延不愈，常伴有其他自身免疫性疾病的症状和化验指标异常，肌肉病理可见到炎性改变，免疫治疗有效。

3. 线粒体肌病等代谢肌病 除慢性肌无力症状以外，常有运动不耐受现象，病程可有波动，肌肉活检有助于鉴别。

三、面肩肱型肌营养不良

【诊断要点】

(1) 多在 20～30 岁隐性起病。

(2) 首先累及面肌、颈肌、肩带肌，表现为眼睑闭合无力、面部表情少、口唇厚而微翘、上肢抬举费力、“翼状肩胛”，后期可累及骨盆带肌，为慢性进行性肌肉无力和萎缩。

(3) 血清肌酶正常或有不同程度的升高。

(4) 肌电图提示肌源性损害。

(5) 肌肉病理显示慢性肌源性改变，可有炎性反应。

(6) 基因检查可以帮助区别确诊。

【鉴别诊断】 根据受累肌肉的特殊分布和缓慢进展的病程比较容易诊断，个别患者需要与延髓受累为主的运动神经元病、萎缩性肌强直、后组颅神经麻痹和高颈段脊髓病相鉴别。

四、眼咽型肌营养不良

【诊断要点】 患者出现缓慢进展的以眼外肌、咽喉部肌肉为主的肌肉无力，肌酶谱正常或轻度升高，肌电图提示肌源性损害，肌肉病理可见特征性的肌纤维内镶边空泡有助于诊断。

【鉴别诊断】

1. 重症肌无力 眼咽部肌肉是重症肌无力常累及的部位，具有晨轻暮重和易疲劳的特点，新斯的明试验阳性和重复电刺激出现波幅递减可以帮助确诊。

2. 线粒体肌病 慢性进行性外眼肌麻痹是线粒体肌病的一个类型，除咽喉部肌肉很少受累以外，鉴别诊断主要依据肌肉病理见到破碎红纤维和异常线粒体堆积。

第二节 周期性麻痹

一、低钾型周期性麻痹

【诊断要点】

(1) 依据发作过程及既往的发作史。

(2) 四肢迟缓性瘫痪，双侧基本对称，近端较重，呼吸肌及颅神经所支配肌群和括约肌一般不受累。发作时腱反射减低或消失与肌无力的程度是一致的，感觉正常。严重病例也可出现呼吸麻痹、心率失常甚至死亡。发作间期一切正常。

(3) 血清钾低。

(4) 心电图呈低钾型改变，可出现 U 波、P—R 间期、Q—T 间期延长和 ST 段下降等。

(5) 肌电图和神经传导速度测定。发作间期：感觉传导速度和运动传导速度正常；发作期：

感觉传导速度正常,CAMP 波幅降低,而且与无力程度一致;肌电图可见动作电位的波幅随瘫痪的加重逐渐降低,甚至消失,随肌力的恢复而达到正常。

(6) 病理:肌肉活检在早期可见空泡,晚期肌纤维变性,无特征性改变。

(7) 诱发试验:1 小时内静脉滴注葡萄糖 100g 和皮下注射胰岛素 20U。1 小时内可出现症状和体征。

【鉴别诊断】

1. 各种原因继发的低血钾性麻痹 如甲亢、原发性醛固酮增多症、肾小管酸中毒、长期腹泻及应用利尿剂或皮质类固醇激素等可以导致血清钾的下降,追问病史和进行相关检查有助于进一步明确诊断。

2. 吉兰-巴雷综合征 在纯运动受累者急性期需与周期性麻痹进行鉴别。吉兰-巴雷综合征血清钾水平及心电图正常,腰穿有蛋白-细胞分离现象及肌电图检查有助于鉴别。

3. 多发性肌炎 肌电图示肌源性损害和血清肌酶谱水平明显升高有助于鉴别。

4. 肌红蛋白尿症 可出现急性下运动神经元瘫痪,而且在几天内恢复,肌肉疼痛和棕红色尿有助于鉴别。

5. 其他 与肉毒中毒、癔症性瘫痪及各类型周期型麻痹进行鉴别。

【治疗原则及要点】

1. 一般治疗

(1) 避免各种诱发因素如:过度劳累、过度饱食、酗酒、寒冷及精神刺激等。

(2) 原发病的治疗:如合并甲亢者应积极治疗甲亢。

2. 发作期

(1) 10%氯化钾或 10%枸橼酸钾口服,首次 30~50ml,如 1~2 小时后无好转可继续口服,每日不超过 100ml;症状恢复后 30ml/d,持续数周。

(2) 一般不采用静脉补钾治疗。病情严重者可用 10%氯化钾加 5%甘露醇静点,浓度不超过 50mmol/L,速度每小时不超过 250ml。静脉滴注时不主张采用葡萄糖或生理盐水作为溶液。

3. 预防性治疗

(1) 碳酸酐酶抑制剂乙酰唑胺 250mg,每日 1~4 次口服。

(2) 发作频繁者可高钾低钠饮食。

(3) 氨体舒通 200mg,每日 2 次口服。

【预后】 一般不造成或遗留对全身健康的永久性损害,死于呼吸功能障碍的很少。一般 40 岁或 50 岁以后发作减少或停止。

二、高钾型周期性麻痹

【诊断要点】

1. 发病年龄 多于 10 岁左右,男女相同。

2. 起病形式 大多白天发作,持续时间较短,程度较轻。

3. 主要表现 四肢弛缓性瘫痪,与低钾型相同,但严重者可累及颈肌和眼外肌。可见肌强直现象(受冷时明显)、lid-lag 征、构音欠清、Chvostek 征(+)和 Trousseau 征(+)等。发作持续时间较短,约 30~60 分钟左右,发作间期正常。

4. 与发作有关的诱发因素 过度劳累、受凉、饮酒、饥饿、剧烈运动及钾盐摄入过多等。

5. 血清钾测定 发作时血清钾高于正常水平,通常>7.0mmol/L。

6. 心电图 呈高钾型改变。

7. 肌电图和神经传导速度测定 感觉传导速度和运动传导速度正常;可见自发电位和肌强

直放电；肌电图可表现为肌源性损害。

【鉴别诊断】 应与醛固酮缺乏症、肾功能不全、肾上腺皮质功能低下等其他原因导致血钾增高相鉴别。

【治疗原则及要点】

1. 发作期 症状轻者一般无需治疗。病情严重者可给予10%葡萄糖酸钙10～20ml，静脉推注或10%葡萄糖500ml加胰岛素10～20U静脉滴注，也可应用速尿排钾。

2. 预防发作 可给予高碳水化合物饮食，避免过劳、寒冷刺激等；也可口服双氢克尿噻25mg，3次/d；乙酰唑胺125～250mg，3次/d，口服。

【预后】 一般不造成或遗留对全身健康的损害，死于呼吸功能障碍的患者很少见，40岁或50岁以后发作减少或停止。

三、正常血钾型周期性麻痹

【诊断要点】

1. 发病年龄 多在10岁以前发病。

2. 主要表现 常于夜间或清晨醒来发现四肢或部分肌群无力，可有球部肌肉和呼吸受累，发作持续时间较长，一般在10天以上，可达3周，发作时可有轻度感觉障碍。患者通常极度嗜盐，限制食盐摄入或补钾可以诱发。

3. 诱发因素 过劳、受凉、钾摄入过多及固定一个姿势时间太长。

4. 血清钾测定 发作时血清钾正常。

5. 肌电图检测 发作期可出现肌源性损害的表现。

【鉴别诊断】 同低钾型周期性麻痹鉴别。

【治疗原则及要点】

1. 发作时 同高钾型周期型麻痹。大量生理盐水静脉滴入有助于肢体无力的恢复。

2. 预防发作 避免过劳和寒冷刺激等；乙酰唑胺125～250mg，3次/d，口服。

（王　澍）

第二部分

精神病学临床实习指南

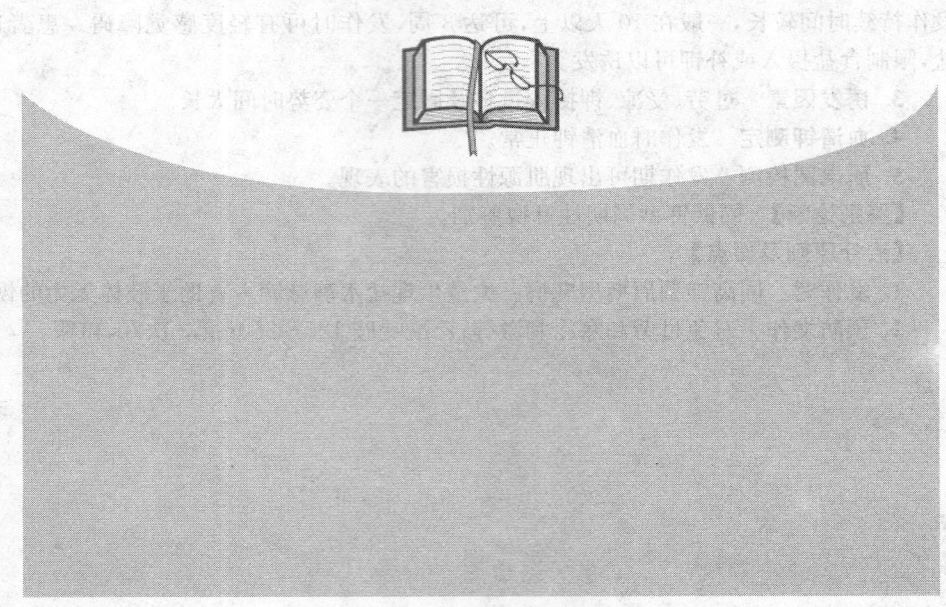

临床实习指导

第一章　精神病症状学

第一节　认知过程的障碍

病例 2-1-1

感觉过敏。多见于神经症患者。

患者，女性，18 岁，高三学生。最近由于学习紧张、压力大而出现失眠、记忆力下降、注意力很难集中，而且用电脑时感觉光线特别刺眼，不能承受突然来的声音，如在学习时，如果有人突然把门“嘭”的一声关上，就会吓一跳，马上出现心慌，甚至一身冷汗。

病例 2-1-2

感觉减退、感觉缺失和感觉倒错。此症多见于癔症。

患者，女性，40 岁，无业。与丈夫吵架后，突然不会说话，但能听见声音，可用笔和手势与人交流。医生用棉球轻触其皮肤时，患者感觉疼痛，且双手感觉呈手套样减退，右脚呈袜套样缺失。

病例 2-1-3

内感性不适。多见于神经症、精神分裂症、抑郁状态和躯体化障碍，有时需与内脏性幻觉相鉴别。

患者，女性，42 岁，工人。近一段时间感觉身体内不舒服，时有牵拉、挤压、转动，时有像虫子爬样的特殊感觉，难以忍受，具体情况患者表述不清。

病例 2-1-4

错觉。见于器质性精神障碍的谵妄状态、癔症、精神分裂症，也见于特殊境遇下的正常人。

患者，女性，43 岁，农民。脑瘤术后出现言语混乱，时而糊涂，时而明白，手在空中不停地乱抓，并指着衣挂上的围巾说：“蛇！蛇！蛇！”指着棚顶的圆形灯罩说：“人头！人头！人头！……”

病例 2-1-5

听幻觉、味幻觉、嗅幻觉。可见于精神分裂症、脑器质性精神障碍和精神活性物质所致精神障碍。

患者，女性，20 岁，工人。患者常对空谩骂，称：“听到有人说我不正经，作风不正派，不爱劳动，破坏团结等坏话。还有声音说这里不安全，让我快离开。”患者找不到谈论她的人，非常气愤。将鼻孔用棉球塞住，称：“空气中有一种尸体腐烂的气味，让人窒息。”患者不愿吃饭，称：“饭里有一种肉烧焦的苦味。”

病例 2-1-6

幻视、幻触。

患者,男性,26 岁,诊断精神分裂症。患者称:“看到自己家的房顶上有一闪光的十字架及一具可怕的骷髅头,十字架发出的光在我家中扫来扫去,他们找死亡女神和希望女神……”患者不敢躺在床上,因患者的四肢一挨床就有一种过电的麻痛感。

病例 2-1-7

情绪低落,兴趣感缺失;内脏幻觉;虚无妄想。以上症状多见于抑郁症、精神分裂症患者。

患者,男性,60 岁,退休教师。因妻子突然病故而悲伤,渐出现情绪低落、对任何事情都不感兴趣,终日以泪洗面,认为自己没有照顾好妻子,是自己的无能才使妻子病故的。认为自己什么都没有了,妻子没了,家也就没了。并认为身体不行了,内脏都烂了,肠子断了,胃穿孔了,自己成为了一个躯壳,活着没有意义了。

病例 2-1-8

机能性幻觉。主要见于精神分裂症。

患者,女性,18 岁,精神分裂症。患者在听到刮风和打雷声的同时,听到在高空与风雷同源处又有人在讲:“要下雨了! 要下雨了!”打开水龙头时,听到流水声中夹杂着声音:“辩证唯物主义! 辩证唯物主义!”。

病例 2-1-9

反射性幻觉。见于精神分裂症、癔症。

患者,男性,30 岁,精神分裂症。患者称:“听广播时,听到广播声音的同时就能看到播音员的人像站在面前,听到别人打喷嚏声时,就感到自己的头部产生疼痛。”

病例 2-1-10

假性幻觉。见于精神分裂症。

患者,男性,21 岁,精神分裂症。他叙述:“在我的头脑里有讲话的声音,有言也有调,但有时是一种没有声音的说话,虽然没有声音,却也能听到,虽不是用耳朵听到的,可是和耳朵听到的一样。这是没有声音的言语,但他表达了一定的意思,它表达的意思就是让我向右走”。

病例 2-1-11

感知综合障碍

患者,女性,20 岁,精神分裂症。患者时常照镜子,而且对着镜子说,自己的眼睛变成了一个细缝,鼻孔变成像黄豆大小,一边脸变得很大,一边脸变得很小,说自己像个妖精,而且其母发现患者常常将喝水的杯子跌落在地,患者自己也感觉奇怪,说为什么每次放杯子到桌子上,却会掉到地上。

病例 2-1-12

思维形式障碍：思维奔逸、音联、意联、随境转移。多见于躁狂症，双相情感障碍躁狂发作。

患者，女性，50 岁，双相情感障碍躁狂发作。医生请患者读当天的报纸，标题为《朝着光明的道路前进》，患者边读边加以说明："朝即是朝廷的朝，革命不是改朝换代，我们家门是坐北朝南，朝字上下有两个十字，中间有个日字，子曰学而时习之，朝字左半有日字，右半有月字，两字合起来念明，光明黑暗，开灯关灯，电灯管儿灯。（医生催她念报）朝中方、四方形、三角形、几何形、方的、圆的，没有规矩不成方圆……"此时，进来一位医生，患者马上站起来让座，说向白衣战士学习，向白衣战士致敬。

病例 2-1-13

思维破裂。此症见于精神分裂症，是精神分裂症具有的特征性思维障碍，对诊断很有意义。

患者，男性，25 岁，精神分裂症。医生问："你叫什么名字？"答："你上课，水流哗哗响，人民都兴高采烈。"问："你在哪上班？"答："我的眼睛不好，可能是感染了，有两个问题不懂，我想参加运动会，但我的指甲不好……"

病例 2-1-14

意识障碍，思维不连贯。此症多见于感染中毒、颅脑创伤所致精神障碍、癫痫所致精神障碍。

患者，男性，63 岁。患者因车祸头部受伤入院。患者意识模糊，对周围事物无反应。患者两手不停地在空中乱动，语量多，前后不连贯。问："你姓什么？"答："姓徐，各地方，在那处变成人。一条腿分几处跑，那个，好家伙，多吃点，……啊呀！炸弹，呼，喀，……"。

病例 2-1-15

思维中断，思维云集（强制性思维）。见于精神分裂症、流行性脑炎、颅脑创伤所致精神障碍。

患者，男性，30 岁，精神分裂症偏执型。诉说："脑子很乱，自己怎么也控制不住自己的思想，想的事情毫无意义、毫无系统、由东到西、由西到东，一件事刚想一点，又出现另外一件事。还有的时候突然出现脑子一片空白，什么也想不起来了。"

病例 2-1-16

病理性象征性思维。多见于精神分裂症。

患者，女性，32 岁，精神分裂症。入院时穿着红毛衣，红裤子，不肯换衣服，睡觉时拆掉病房暖气片的架子，并且以红毛衣将自己与暖气片系结起来，病情好转后患者解释是：红色代表共产党，暖气片代表工人阶级。拆掉架子是知识分子不应该摆架子。抱着暖气片睡指知识分子和工人阶级团结起来。

病例 2-1-17

逻辑倒错性思维。多见于精神分裂症，也可见于偏执狂以及某些病态人格。

患者，男性，22 岁，精神分裂症。患者在记录本上写着本人的思想情况如下：自己想到进化时，觉着人是由动物进化的，所以人不应该吃猪肉，又想动物是植物进化的，因此，又觉着吃蔬菜也不应该。以后又想植物是从土里长出来的，所以觉得不应该站在地上，有时候觉得自己走了一万里地就比别人进化了一些。

病例 2-1-18

被害妄想。多见于精神分裂症。

患者，男性，48 岁。患者感觉 5 年前开始脑子不好用，注意力难以集中，并常失眠。患者认为这是别人“暗害”的结果。同事搬动花盆、拖地等动作，认为是故意刺激他的，使他脑子起反应，而不能够注意力集中，看到菜里有烧黑的葱花以为是别人下的毒，不敢吃饭。

病例 2-1-19

关系妄想。多见于精神分裂症。

患者，女性，30 岁，精神分裂症。患者对医生叙述如下：“我不愿出门，周围人议论我，一举一动都是针对我的，有的人咳嗽、吐痰，就是看不起我、蔑视我，单位同事也指桑骂槐，说我是垃圾，看我进办公室，故意扫地赶我出门。

病例 2-1-20

物理影响妄想，又称被控制感。是精神分裂症的特征性症状之一。

患者，男性，35 岁，精神分裂症。患者诉自己失去了自由，家里有人安装了监控器，感觉不能控制自己的思想、活动，如突然感到必须往外跑，或马上拖地等，有时，感到四肢活动不受自己支配，早晨不让他起床，也不允许他洗脸刷牙。患者深信有人在控制、操纵他。

病例 2-1-21

夸大妄想。常见于麻痹性痴呆、躁狂症和精神分裂症。

患者，男性，40 岁。患者称自己的能力特别强，有至高无上的权利，中国是他解放的，拥有 50 个军，有无数的飞机、大炮和坦克，有巨大的财富，有好几家银行，有十几栋楼房等。

病例 2-1-22

疑病妄想。常见于精神分裂症、老年期抑郁症和脑器质性精神病。

患者，女性，32 岁。患者坚信自己患了不治之症：自己的内脏已经烂了，肺已经不存在了，全身肌肉发干了。因此，患者卧床不起，饮食及大小便需要母亲照顾。

病例 2-1-23

嫉妒妄想。见于精神分裂症，反应性精神病和偏执性精神病等。

患者，女性，25 岁，精神分裂症。20 岁结婚，夫妻感情一直很好，其夫作风正派。近一年来坚信丈夫有外遇，经常往丈夫的单位打电话了解丈夫是否上班，有时到丈夫单位办公室门口看着，一见到丈夫与女同志谈话就大怒，说他们在谈情说爱，后来跟自己的母亲也吵起来，说母亲夺走了她的丈夫，丈夫与母亲有暧昧关系。

病例 2-1-24

被洞悉感，又称内心被揭露。见于精神分裂症，此症状为精神分裂症的特征性症状。

患者，男性，28 岁，精神分裂症。患者坚信有人在他身上安装了特殊的发射装置，自己头脑中想的事，周围人都知道。他说："我想去南京路，出门就看到一辆出租车就停在马路边等我；在家想听某人的歌，打开收音机就听到她在唱'心酸的浪漫'……，你们不要再问我，我的事你们都知道，对我来说没有秘密。"

病例 2-1-25

被害妄想观念的支配下注意力增强，记忆力增强。注意力增强多见于神经症患者的疑病观念、偏执型精神分裂症和更年期抑郁症。记忆力增强主要见于躁狂症和偏执状态。

患者，男性，23 岁。近来患者认为同办公室的人对自己不利，想加害自己，故处处提防，每天监视此人的一言一行，事无巨细地记在脑海里，如：此人几点到办公室、包放的位置、接打电话的时间、说话的表情、什么时间离开等、甚至去卫生间，患者都跟踪，以期找到此人加害自己的证据。

病例 2-1-26

注意涣散。多见于神经衰弱、精神分裂症和儿童多动与注意缺陷障碍。

患者，女性，18 岁，高三学生。由于学习紧张、压力大，最近睡眠差，周身乏力，整日无精打采，精力不济，上课注意力很难集中，走神，结果一堂课下来什么也没听进去，而且看了一晚上的书什么也没记住。

病例 2-1-27

逆行性遗忘和顺行性遗忘。见于颅脑损伤患者。

患者，男性，43 岁，颅脑外伤。患者由于车祸头部受伤，被送入医院救治，昏迷数小时后，仍不能辨认周围的人，并有恐惧、躁动表现，对医护人员不满、骂人。经治疗，半月后变得安静、合作。自述不知道怎么到这来的，对入院后的表现不记得，但能回忆起近两天的情况。远事回忆尚可，能够想起自己成长经过及履历，但不很确切。对近几年的工作情况想不起来，患者对于自己头部如何受伤以及被送来住院一事觉得惊奇。

病例 2-1-28

精神发育迟缓

患者，男性，14 岁。于 2 岁时患上呼吸道感染致高热惊厥，持续 4 天，经治疗后好转。随着年龄的增长，家长发现孩子的智力活动明显迟于同龄的儿童，学龄时不能上学，生活不能自理，不能与人交往。

病例 2-1-29

痴呆

患者，女性，70 岁，中专毕业。于 6 年前渐出现记忆力减退，经常丢三落四，出了家门忘了带钥匙，买东西忘了拿回家，逐渐发展到找不到回家的路，不会用钥匙开家门，不认识自己的家人，不知道自己叫什么名字，生活不能自理。

病例 2-1-30

刚塞综合征。多见于癔症。

患者，女性，35 岁，初中文化。因“被打后行走困难 1 周”就诊。7 天前，患者与邻居发生冲突，被邻居打中头部，致头皮血肿，未经治疗，次日起床后出现行走困难，说话吐字不清，言语做作，像小孩一样嗲声嗲气。问 2＋3＝?，答：6。对简单的问题给予近似而错误的回答。

病例 2-1-31

童样痴呆

患者，女性，28 岁。因“言语行为紊乱 1 年”入院。1 年前由于丈夫有外遇并坚持与其离婚，不久即出现不愿见人，哭笑无常，言行幼稚紊乱，称自己才 3 岁，逢人就喊叔叔、阿姨……

病例 2-1-32

精神分裂症的阴性症状（思维贫乏、情感淡漠、意志缺乏）

患者，女性，16 岁，精神分裂症单纯型。患者无明显诱因渐出现不愿与人接触，不愿去上学，学习成绩逐渐下降。不知洗漱，需家人督促才能去洗澡。不关心家人，其父病故，不悲伤。医生问其为何来住院，患者称：“不知道”，问其是否有病，回答：“没病”，问其是否感觉不舒服，患者回答：“不知道”。对以后生活及住院治疗觉得无所谓。

病例 2-1-33

定向障碍

患者，女性，45 岁。其儿子与人打架被砍死，患者听到噩耗后，突然出现精神异常，被送入院治疗。医生问患者：“这是什么地方?”答：“学校”。指着身边的护士问患者是谁？答：“妈妈”。问患者几点了？答：“晚上八点（实际是上午十点）。”患者不知道自己叫什么、年龄多大和自己的职业。

第二节　情感过程的障碍

病例 2-1-34

情感高涨，夸大妄想。上述症状多见于躁狂症。

患者，男性，38 岁。平素内向，做事得体，同事关系好。20 天前与领导吵架后突然话多、兴奋，讲话时眉飞色舞、表情丰富，睡眠时间减少。近日来彻夜不眠，称自己能力大，领导故意排挤他，自己有上亿资产，有别墅、小汽车……

病例 2-1-35

情绪低落、思维迟缓、自杀意念与行为。多见于抑郁症。

患者，女性，29 岁，大学文化。平素性格开朗，工作表现好，常被表扬。2 个月前由于工作差错被批评后睡不着觉，感到人生无味、全身疲乏、精力明显下降，整日愁眉不展、唉声叹气。1 个月前病情加重，感觉大脑迟钝，能力下降，活着没意思，对生活无任何兴趣和激情，多次企图自杀，均被阻止。

病例 2-1-36

思维贫乏、情感淡漠、意志减退。

患者，男性，30 岁，会计。4 年前无明显诱因出现失眠、头痛。3 年前常因头痛请病假看病，以后生活懒散、与人交往减少，近 2 年有时迟到或无故不上班。1 年来话少、发呆，有时无故自笑，长期不洗澡理发，基本不去单位，什么事都不管不问。被家人送入医院，体检、神经系统检查无异常。对医生的询问只是回答"还好"、"没有什么"，对以后生活及住院治疗觉得无所谓。

第三节　意志行为的障碍

病例 2-1-37

意志缺乏。多见于精神分裂症的单纯型及精神分裂症衰退期。

患者，男性，50 岁。患精神分裂症 20 年。目前表现生活懒散，不洗澡、不理发、孤僻、退缩，终日无所事事，无欲无求。

病例 2-1-38

不协调性精神运动性兴奋、意向倒错。多见于精神分裂症的青春型。

患者，男性，23 岁。近半年来，行为紊乱怪异，常常脱光衣服外出，并将衣服扔到垃圾箱里，表情做作怪异，挤眉弄眼，吃肥皂，用手抓大便，甚至吃大便，用烟头烫伤自己的手和腿。

病例 2-1-39

协调性精神运动性兴奋

患者，男性，30 岁。因“兴奋、话多 1 月”入院。患者主动向医生详述病情，滔滔不绝，难以打断，内容连贯，与内心体验和周围环境协调一致。见到其他患者主动打招呼，并引吭高歌，博得病友的喝彩，患者更是手舞足蹈，唱个不停。自述：“真高兴！脑子特好使，转的特快，嘴跟不上脑子。”说着一面唱，一面当众表演。

病例 2-1-40

精神运动性抑制

患者，男性，22 岁，大学生。自幼胆小内向，上学成绩较好，2 个月前因为迟到老师批评后急性发病，沉闷少语，回家后呆坐于床上，有时半夜起床开窗向窗外望，或在窗前长时间站立不动。听课时不做笔记，时常发呆，对老师的提问不回答，有时无故自语自笑。1 周前行为迟缓，吃一顿饭要 1 个多小时，还坐在餐桌前发呆。3 天前开始卧床，不语不动。不起来吃饭，叫他、推他均无反应，也不回答问题。查体：轻度出汗，表情呆板，全身肌张力增高，对刺激无任何反应，上举四肢、抬高头部，其保持此姿势不变，令其张嘴反而紧闭。

第四节　意识障碍

病例 2-1-41

意识清晰度下降，意识范围狭窄，注意力狭窄。多见于癔症、癫痫性精神障碍。

患者，男性，30 岁，个体经营者。于 5 天前，将一笔巨款打入某公司准备进货，被骗，损失惨重。患者突然精神异常，不语，表情茫然，对周围的事物漠不关心。2 天前突然出走，到了自己上学的城市，在睡了一觉后，发现自己在外地很奇怪，不知道是怎么来的，仔细回忆，隐约想起自己买票、上车、住店，但对其他的事情什么也不知道了。

病例 2-1-42

谵妄状态、幻觉、定向力障碍。多见于躯体疾病所致精神障碍及中毒所致精神障碍。

患者，男性，40 岁，因肝硬化并发肝性脑病住院治疗。近 2 天出现夜不眠、恐惧害怕，诉有鬼在床边，双手挥舞，大喊大叫，并乱拿别人的东西，烦躁不安，无故骂人，到处走动，拒绝吃饭，生活需人照顾，白天可小憩片刻。不认识家人，不知道自己住的是什么地方。

第五节　临床思维

一、正常的精神活动

【概念】 人类的正常精神活动，按心理学概念分为：认知过程、情感过程和意志过程。精神疾病是以心理（精神）活动（指感知觉、记忆、思维、情感、意志活动）异常为主要表现的一大类疾病。

【认知过程的组成】 认知过程是人的心理过程的一个重要组成部分，它是人类观察世界、了解世界、认识世界的主要功能，包括：感觉、知觉、记忆、思维、注意等。

1. 感觉 是客观刺激作用于感觉器官所产生的对事物个别属性的反映，如：物体的大小、形状、颜色、软硬、声音、气味等这些个别属性，直接作用于人的眼、耳、鼻、舌、身等感觉器官而产生的感觉。

2. 知觉 人脑对直接作用于感觉器官的客观事物的整体属性的反应，或者说是感觉器官和脑对刺激做出解释、分析的整合。

3. 思维 是人脑对客观事物的间接概括的反映，是人类认识活动的最高形式。

4. 注意 是指个体的精神活动集中地指向于一定对象的过程。有主动注意和被动注意。注意的特征：注意的广度、注意的稳定性、注意的紧张性、注意的分配和转移。

5. 记忆 是人脑对经历过的事物的识记、保持、再认和重现(回忆)。

6. 智能 包括既往获得的知识、经验及运用这些知识和经验来解决新问题、形成新概念的能力。

7. 自知力 是指患者对其本身精神疾病状态的认识能力。

8. 定向力 指一个人对时间、地点及人物，以及对自己本身状态的认识能力。

9. 情感 是指个体对客观事物的态度和因之而产生的相应的内心体验。

10. 心境 是指一种较弱而持续的情绪状态。

11. 意志 是指人们自觉地确定目标，并克服用自己的行动去实现目标的心理过程。

12. 意识 是指患者对周围环境及自身的认识和反应能力。

二、精神活动异常

【认知过程的障碍】

1. 感觉障碍 感觉过敏、感觉减退、感觉倒错、内感性不适。

2. 知觉障碍

(1) 错觉：错听、错视、错嗅、错味、错触。

(2) 幻觉：按感觉器官分类：幻听、幻视、幻味、幻嗅、幻触、内脏性幻觉、运动性幻觉。按幻觉产生的条件分类：机能性幻觉、反射性幻觉、入睡前幻觉、心因性幻觉。按幻觉性质分类：真性幻觉、假性幻觉。

(3) 感知综合障碍：视物变形症、空间知觉障碍、时间感知综合障碍、非真实感。

3. 思维障碍

(1) 思维联想过程障碍

1) 思维联想活动量和速度方面的障碍：思维奔逸、思维迟缓、思维贫乏、病理性赘述。

2) 思维联想连贯性方面的障碍：思维松弛或思维散漫、思维破裂、思维不连贯、思维中断、思维云集。

3) 思维逻辑性方面的障碍：象征性思维、语词新作、逻辑倒错性思维、诡辩性思维。

4) 思维活动形式障碍：持续言语、重复言语、刻板言语、模仿言语。

(2) 思维内容的障碍：关系妄想、被害妄想、特殊意义妄想、影响妄想、夸大妄想、罪恶妄想、疑病妄想、嫉妒妄想、钟情妄想、被窃妄想、内心被揭露感、变兽妄想。

(3) 超价观念：在意识中占主导地位的错误观念，其发生一般均有事实的根据。这种观念片面而偏激，带有强烈的情感色彩，明显地影响患者的行为和其他心理活动。超价观念的形成有一定的性格基础和现实基础，而没有逻辑推理错误。多见于人格障碍和心因性障碍。常见被害、诉讼、嫉妒、疑病，有一定社会真实性，缓慢生长，长期存在。

4. 注意障碍 包括注意增强、注意减弱、注意缓慢、注意涣散、注意狭窄、注意固定、注意转移。

5. 记忆障碍

(1) 记忆量的方面：记忆增强、记忆减退、遗忘（表现：顺行性遗忘、逆行性遗忘、进行性遗忘和心因性遗忘）。

(2) 记忆质的方面：错构、虚构（想象性虚构和睡梦性虚构）、潜隐记忆、似曾相识症或熟悉感。

6. 智能障碍

(1) 精神发育迟滞：轻度精神发育迟滞、中度精神发育迟滞、重度精神发育迟滞、极重度精神发育迟滞。

(2) 痴呆：刚塞综合征（心因性假性痴呆）、童样痴呆、抑郁性假性痴呆。

7. 自知力 自知力完整、部分自知力、自知力丧失。自知力的完整程度及其变化是判断精神病恶化、好转或痊愈的一个标准。

8. 定向力

(1) 对周围环境的认识：时间、地点、人物。

(2) 对其自身状况的认识：本人的姓名、年龄、职业等。

(3) 双重定向：是精神分裂症特征性表现之一，此时的患者认为他同时处于两个不同的地点。

【情感过程的障碍】

1. 情感性质的改变 情感高涨、情感低落、焦虑、恐惧。

2. 情感稳定性的改变 情感不稳、情感淡漠、易激惹。

3. 情感协调性的改变 情感倒错和情感幼稚。

【意志行为的障碍】

1. 意志障碍

(1) 量的方面变化：意志增强和意志减退。

(2) 质的方面变化：意志缺乏、意向倒错和矛盾意向。

2. 运动及行为的障碍

(1) 精神运动性兴奋：协调性精神运动性兴奋和不协调性精神运动性兴奋。

(2) 精神运动性抑制：木僵（紧张性木僵、心因性木僵、抑郁性木僵、器质性木僵）、蜡样屈曲、缄默症、违拗症（主动性违拗症和被动性违拗症）。

(3) 刻板动作。

(4) 模仿动作。

(5) 作态。

【意识障碍】

1. 对周围环境的意识障碍

(1) 以意识清晰度降低为主的意识障碍：嗜睡、意识混浊、意识错乱、昏迷。

(2) 以意识范围改变为主的意识障碍：朦胧状态、走动性自动症（梦游症、神游症）。

(3) 以意识内容改变为主的意识障碍：谵妄状态、梦样状态。

2. 自我意识障碍

(1) 人格解体；

(2) 交替人格；

(3) 双重人格和多重人格；

(4) 人格转换。

【精神疾病常见的综合征】

1. 幻觉-妄想综合征

(1) 是以幻觉为主,多为幻听,幻嗅等。

(2) 在幻觉的背景上又产生被害、影响等妄想。

(3) 妄想一般无系统化倾向。

(4) 幻觉和妄想彼此之间密切结合而又相互依存、互相影响(主要特征)。

(5) 较多见于精神分裂症,也见于器质性精神病等其他精神障碍。

2. 精神自动症综合征 是一个较复杂的综合征,包括感知觉、思维、情感、意志等多种精神病理现象。其临床特点是在意识清晰状态下产生的一组症状,这组症状具有异己感、强制感和不自主感三个特点。

3. 柯萨可夫综合征 独特的记忆障碍以近事遗忘最为突出,往往是患者刚说过的话或刚做过的事随即遗忘。患者同时又有时间定向力障碍,对病期中发生的事件丧失回忆能力,对任何新的印象一般都很快遗忘,对日期最难辨明。常与记忆错误结合在一起,患者以虚构症的事件填补了记忆的空白是一种典型的表现。多见于慢性酒精中毒,也可见于颅脑损伤、脑挫伤、各种传染病、内分泌疾病、中毒、脑肿瘤和老年性精神病伴发这一综合征。

4. 紧张症性综合征

(1) 紧张性的兴奋状态:临床特点是情绪激昂、热情奔放的兴奋,行为带有冲动性,此种类型的兴奋又称为冲动性兴奋状态,严重的患者有极度兴奋,可产生狂暴的攻击行为,如无目的乱跑,捣毁身边的东西,攻击所有企图接近他的人,对所有的人都表现暴怒和对立。

(2) 紧张性木僵状态:往往发生于上述兴奋状态之后,也可单独地产生。临床特点是丧失活动能力、缄默无语、不活动,肌张力增高。对任何刺激,如疼痛、冷或热刺激,甚至面临危险照旧保持无活动状态。木僵状态根据病因可分为功能性木僵状态和器质性木僵状态。

5. 情感综合征 是以情感增强或减弱为主要表现的一类综合征。

(1) 躁狂状态:主要表现为以情感高涨、思维增强和活动增多为主的症状。

(2) 抑郁状态:表现为情绪低落、思维迟缓和运动性抑制三主征,严重时可有急性抑郁和抑郁性木僵。

6. 强迫状态 是指以强迫观念、强迫情绪、强迫动作等分别或某种结合形式,见于各种精神疾病状态。

7. 病理性嫉妒综合征 以男性多见,通常以40岁以上者较多见。性格特点:具有偏执型人格特征的人,或自我中心倾向强、自尊心强和对外界刺激具有敏感性、易损伤性的人。患者平时往往对性对象的忠实存在顾虑,担心失去性对象,或存在不适宜感、卑劣感、不安全感。患者往往以小的事例作证明以说明妻子另有新欢,以后此种信念日益增重,不断地联系一些“线索”来证实他的信念,并回顾性地错误地解释某些既往经历中的某些事件,借以集中证明妻子“不忠”甚至不惜跟踪、监视、盯梢,或采用各种办法,患者提出的证据通常是没有根据的或缺乏意义和价值的,甚至是自相矛盾的,但患者确信所谓“证据”是真实可靠的,而拒绝任何真正客观的、深入调查,患者还多见性欲亢进。

8. 疑病症综合征 是指对健康过分的关注,相信患了某些实际并不存在的疾病,并对微不足道的一些症状和体征过分夸张,而终日焦虑紧张。克雷丕林(1898)指出,疑病症并非独立的疾病,而是见于多种精神疾病的一个综合征。

9. Cotard综合征 是以虚无妄想或否定妄想为核心症状的一种较少见的综合征。多见于严重的抑郁状态,尤其是老年期的抑郁患者或更年期抑郁患者。

三、鉴　　别

精神科临床医生依靠症状学的理论知识和临床技能做出精神疾病的症状学诊断并进而结合其他特征做出疾病分类学诊断，精神疾病的症状是精神疾病的临床诊断基础，所以精神科医生必须掌握精神疾病的症状学。有些精神症状容易混淆，需加以鉴别，现将易混淆的症状鉴别如下。

【功能性精神障碍与器质性精神障碍的区别】 精神障碍可以是功能性的，也可以是器质性的。功能性的精神异常药物治疗可以改善或治愈；器质性的精神异常在临床上有器质性损害的证据，脑器质性疾病所致的认知障碍，一般认知障碍是不可逆的，躯体疾病伴发的认知障碍随着躯体疾病的好转而好转或痊愈。

【错觉和幻觉的区别】 错觉和幻觉都是知觉障碍，对客观事物歪曲的知觉体验是错觉；对客观事物虚幻的知觉体验是幻觉。关键在于知觉的来源不同。

【真性幻觉与假性幻觉的区别】

(1) 真性幻觉：患者所感知的幻觉形象与真实的事物完全相同；假性幻觉患者所感受的幻觉形象轮廓不够清晰，不够鲜明和生动，不完整。

(2) 真性幻觉：位于外在的客观空间；假性幻觉存在于患者的主观空间之内。

(3) 真性幻觉：是直接通过本人的感官获得的；假性幻觉不是通过感官获得的。

【思维鸣响与内心被揭露感的区别】 思维鸣响是患者在思考或阅读时出现的幻听，幻听内容和当时思考或阅读的内容相一致，且幻听内容随患者思维内容的改变而改变，这是一种知觉障碍。内心被揭露感时患者只是认为自己所想的事别人已经知道了，患者说不出是怎么被别人探知的，是一种思维内容障碍。

【内感性不适与内脏性幻觉的区别】 两者都是指患者的躯体内部有各种不舒服、异样的难以忍受的感觉。

1. 性质　内感不适是感觉障碍；内脏性幻觉是知觉障碍。

2. 临床表现　内感性不适往往不能明确地说出异样的性质，即使能说出不适感的性质，也不能明确地指出体内不适的部位；内脏性幻觉时患者可以很具体地描述不适感性质和部位。

3. 疾病　内感性不适多见于神经症；内脏性幻觉多见于精神分裂症、抑郁症。

【思维迟缓与思维贫乏的区别】

(1) 思维迟缓的患者有联想时速度的缓慢；仔细观察，可发现对提问有唇动、瞬目等努力思考、竭力回答的表示；如果检查者耐心等待，可得到和提问相应的回答；患者为自己的联想困难、反应迟钝而着急和苦恼；多见于情感性精神障碍、抑郁相。

(2) 思维贫乏的患者在回答问题时速度并不减慢，其语量的减少是思维内容空虚、概念和词汇贫乏的结果；患者对一般性询问往往无明确的应答性反应或回答问题时过于简单；患者对此表现无所谓，漠然处之；多见于精神分裂症或器质性痴呆状态。

【思维奔逸与破裂性思维的区别】 思维奔逸是思维联想过程量和速度方面的障碍，有随境转移、音联、意联等临床表现，一般不容易误诊。当患者的思维奔逸程度进一步严重，其思维联想过程与周围环境的联系没被察觉时，易与破裂性思维相混淆。主要区别为：①思维奔逸时其联想内容与环境变化仍有一定的联系，而破裂性思维时脱离环境。②当患者的精神症状缓解时，思维奔逸患者在回忆既往病态表现时，常诉“当时脑子特灵，舌头笨，嘴里讲的跟不上自己想的，现在的脑子比不上当时了”等体验；破裂性思维的患者在回忆时没有类似的内心体验。

【破裂性思维与思维不连贯的异同】 两者均表现为言语支离破碎，主题与主题之间、语句之间缺乏内在意义上的联系。破裂性思维是在意识清晰的情况下的精神症状学的诊断，意识清晰是必要条件；是精神分裂症的特征性症状。思维不连贯的患者言语更杂乱，语句片断，毫无主题；多见于脑器质性精神病及躯体疾病伴发精神障碍。

【强制性思维与强迫性思维（强迫观念）的区别】

（1）强制性思维是思维联想连贯性方面的障碍；强迫性思维是思维内容方面的障碍。

（2）强制性思维以思维联想过程带有强制性，不由自主为显著特点，多无自知力；强迫性思维是指观念或概念多次重复出现于患者的思想中，虽然患者的自知力良好，力图摆脱这一观念或概念，却因为违反自己的意愿不能摆脱而感到痛苦，主动求治。

（3）强制性思维多见于精神分裂症，强迫性思维多见于强迫症。

【关系妄想与特殊意义妄想】 两者都是思维内容障碍，均属妄想。关系妄想只是把周围环境中一些实际与他无关的现象认为和他有关，都是别有用心地针对他的，是暗示、影射他，是指桑骂槐；特殊意义妄想不仅认为周围环境中一些实际与他无关的现象与其有关，而且进一步认为具有一种特殊的含义，因而有可能在这种妄想的支配下作出一些常人无法理解的行为。

【原发性妄想与继发性妄想的区别】 原发性妄想的发生没有产生的基础，是一种尚未阐明的，与正常心理活动有质的差别的妄想观念。继发性妄想是指以错觉、幻觉，或情感因素如感动、恐惧、情绪低落、情绪高涨等，或某种愿望为基础而产生的，此种心理因素消失，这种妄想观念也随之消失，如果联系到上述心理活动的基础，则妄想的产生是可理解的。

【妄想与超价观念的鉴别点】 妄想是一种病理性的歪曲信念，是病态的推理和判断，虽然病理性的信念内容与事实不符，没有客观事实为基础，但患者坚信不疑，并影响患者情感及行为，解释不能使患者改变其想法，多见于精神分裂症。超价观念是在意识中占主导地位的观念，这种观念片面偏激，带有强烈的情感色彩，明显影响患者的行为及心理活动，它的形成有一定的现实及性格基础，没有逻辑推理错误，内容比较符合客观实际，伴有强烈的情绪体验，多见于人格障碍和心因性障碍。

【情感高涨与欣快的区别】 情感高涨时患者的乐观情绪常常和患者自我评价过高、对任何事物都感兴趣、爱管闲事等联系在一起，具有很大的感染力，易引起周围人的共鸣，常见于情感障碍的躁狂状态。欣快时患者说不清自己高兴的原因，其表现形式也比较单调刻板，难以引起正常人的共鸣，患者虽然面带微笑，且给人以呆傻愚蠢的感觉，是在脑器质性精神病基础上出现的。

【情感低落与情感淡漠的鉴别】 情感低落是情感活动显著增强的另一种表现，患者悲观绝望，感到悲伤和痛苦，多见于抑郁症。情感淡漠时患者有情感反应的缺乏，患者对与自己切身利益有密切关系的事情以及对正常人来说能引起情感波动的事情，缺乏相应的情感反映，患者对周围事物漠不关心，多见于精神分裂症衰退期或痴呆患者。

【紧张性木僵与抑郁性木僵的鉴别】 两者都有动作和行为的显著减少，严重时运动完全抑制，但在不同的疾病可有不同的临床表现。

紧张性木僵患者：①起病比较突然；②轻者呈亚木僵状态，重者全身性肌张力增高，全身的骨骼肌可出现不同程度的紧张；③针刺其皮肤无防御反射。患者瞳孔缩小，脉搏、呼吸减慢，血压降低；④当夜深人静或环境安静时，有的患者可以摆脱木僵状态，在床上主动变换姿势和体位，甚至主动起床下地活动或自进饮食。也可能在夜深人静或安静时，患者对强刺激无反应，而对弱刺激却有低声回答等反应；⑤紧张性木僵和紧张性兴奋可以交替出现；⑥多见于精神分裂症紧张型。

抑郁性木僵患者：①起病比较缓慢，常由急性抑郁发作而来；②在情感低落的同时患者自感肢体笨重，提笔千斤，无力抬举，但肌张力正常；③患者对外界一般刺激很难有反应，但在鼓励或反复追问下，患者对提问可能有微弱的应答性反应，精神运动性抑制常有昼重夜轻的特点，瞳孔对光反应灵敏；④有时患者的面部表情反映出其内心痛苦的体验。患者治愈后的回忆也表明患者当时的情感活动无论在表情、姿势方面和他的内心体验完全符合；⑤抑郁性木僵不会突然出现兴奋、冲动、伤人毁物的情况，但需对患者的情绪低落提高警惕。尤其在经过治疗后患者的精神运动性抑制有所缓解时，医护人员对患者自杀成功的可能性更要提高警惕；⑥多见于心境障碍抑郁发作。

【意志减退与意志缺乏区别】

(1) 意志减退时患者的意志活动显著减少，患者并不缺乏一定的意志要求，但总感到自己做不了，或因为情绪低沉觉着做什么都没有意义，因而不想做。因此，患者的一般活动就较正常时有明显的减少。意志减退的患者以意志、行为活动方面量的变化为主，多见于心境障碍抑郁发作。

(2) 意志缺乏时患者行为被动，个人生活极端懒散，有的患者随遇而安，没有什么企图和要求，经常独处，行为孤僻、退缩。意志缺乏患者以意志、行为活动方面质的变化为主，可见于精神分裂症衰退期或脑器质性精神病引起痴呆患者。

复习题

一、名词解释

1. 错觉 2. 幻觉 3. 内感性不适 4. 感知综合障碍 5. 思维破裂 6. 思维中断 7. 病理性象征性思维 8. 妄想 9. 物理影响妄想 10. 钟情妄想 11. 遗忘 12. 错构 13. 虚构 14. 焦虑 15. 情感淡漠 16. 自知力 17. 谵妄状态 18. 朦胧状态

二、问答题

1. 常见的幻听分为哪几类？
2. 癔症性感觉障碍的特点是什么？
3. 错觉和幻觉的区别是什么？
4. 真性幻觉与假性幻觉的区别是什么？
5. 机能性幻听与反射性幻听的鉴别点有哪些？
6. 内感性不适与内脏性幻觉的区别有哪些？
7. 精神自动症主要临床特征是什么？
8. 遗忘有哪几种？其临床特征是什么？
9. 常见的记忆障碍有哪些？
10. 痴呆的主要临床表现是什么？
11. 假性痴呆有哪几种？
12. 情感障碍有哪些？
13. 矛盾意向的临床特征是什么？
14. 常见的意志障碍有哪些？
15. 如何判断精神患者的自知力？
16. 精神病患者的自知力损害的特点是什么？
17. 妄想与超价观念的鉴别要点有哪些？
18. 妄想的主要特征有哪些？
19. 如何区别强迫观念与强制性思维？

参考答案

一、名词解释

1. 错觉是对客观事物歪曲的知觉。

2. 幻觉指没有现实刺激作用于感觉器官时出现的知觉体验，是一种虚幻的知觉。
3. 内感性不适指躯体内部产生的各种不舒适和(或)难以忍受的异样感觉。性质难以描述，没有明确的局部定位，可继发疑病观念。
4. 感知综合障碍是指患者对客观事物能感知，但对某些个别属性如大小、形状、颜色、距离、空间位置等产生错误的感知，多见于癫痫。
5. 思维破裂是概念之间联想的断裂，建立联想的各种概念内容之间缺乏内在联系。
6. 思维中断又称思维阻滞，患者无意识障碍，又无外界干扰等原因，思维过程突然出现中断。
7. 病理性象征性思维属于概念转换，以无关的具体概念代替某一抽象概念，不经患者解释，旁人无法理解。
8. 妄想是一种病理性歪曲信念，是病态推理和判断，有以下特征：①信念的内容与事实不符，没有客观现实基础，但患者坚信不疑；②妄想内容均涉及患者本人，总是与个人利害相关；③妄想具有个人独特性；④妄想内容因文化背景和个人经历而有所差异，但常有浓厚的时代色彩。
9. 物理影响妄想又称被控制感。患者觉得他自己的思想、情感和意志行为都受到外界某种力量的控制，如受到电波、超声波，或特殊的先进仪器控制而不能自主。
10. 钟情妄想是指患者坚信自己被异性钟情。
11. 遗忘指部分或全部地不能回忆以往的经验。
12. 错构是记忆的错误，对过去曾经历过的事件，在发生的地点、情节、特别是在时间上出现错误回忆，并坚信不疑。
13. 虚构是指由于遗忘，患者以想象的、未曾亲身经历过的事件来填补自身经历的记忆缺损。
14. 焦虑是指在缺乏相应的客观因素情况下，患者表现为顾虑重重、紧张恐惧，以至搓手顿脚似有大祸临头，惶惶不可终日，伴有心悸、出汗、手抖、尿频等自主神经功能紊乱症状。
15. 情感淡漠是指对外界刺激缺乏相应的情感反应，即使对自身有密切利害关系的事情也如此。
16. 自知力又称领悟力或内省力，是指患者对自己精神疾病的认识和判断能力。
17. 谵妄状态是指患者在意识清晰度降低的同时，出现大量的错觉、幻觉，以幻视多见，视幻觉及视错觉的内容多为生动而鲜明的形象性情境，如见到昆虫、猛兽等。
18. 朦胧状态指患者意识范围狭窄，同时伴有意识清晰度的降低。

二、问答题

1. 常见的幻听有言语性幻听和非言语性幻听，临床上常见的是言语性幻听。幻听按内容分为评论性幻听、命令性幻听、思维化声。
2. 癔症性感觉障碍可表现为：①感觉过敏：对一般性声光触觉刺激的感受性的增强。②感觉缺失：局部或全身性的感觉缺失，缺失范围与神经分布不一致。如手套样、袜套样感觉缺失。③感觉异常：咽部异样感 — 癔症球。头部紧箍感，心因性疼痛，癔症性失明与管视，癔症性失聪。
3. 错觉和幻觉的区别：错觉和幻觉都是知觉障碍，对客观事物歪曲的知觉体验是错觉；对客观事物虚幻的知觉体验是幻觉。
4. 真性幻觉与假性幻觉的区别：①真性幻觉患者所感知的幻觉形象与真实的事物完全相同；假性幻觉患者所感受的幻觉形象轮廓不够清晰，不够鲜明和生动，不完整。②真性幻觉位于外在的客观空间；假性幻觉存在于患者的主观空间之内。③真性幻觉是直接通过本人的感官获得的；假性幻觉不是通过感官获得的。
5. 反射性幻觉和机能性幻觉的区别：①反射性幻觉刺激作用于一个感受器同时在另一个感受器出现幻觉，而机能性幻觉是刺激作用与感受器在相同的感受器出现幻觉；②反射性幻觉在听到广播声音的同时看到播音员站在自己的面前，而机能性幻觉在听到流水声时，同时听到有人议论自己。
6. 内感性不适和内脏性幻觉的区别：两者都是指患者的躯体内部有各种不舒服、异样的难以忍受的感觉。

(1) 性质：内感不适是感觉障碍；内脏性幻觉是知觉障碍。

(2) 临床表现:内感性不适往往不能明确地说出异样的性质,即使能说出不适感的性质,也不能明确地指出体内不适的部位;内脏性幻觉时患者可以很具体地描述不适感性质和部位。

(3) 疾病:内感性不适多见于神经症;内脏性幻觉多见于精神分裂症、抑郁症。

7. 精神自动症主要临床特点是在意识清晰状态下产生的一组症状,这组症状具有异己感、强制感和不自主感三个特点。

8. 遗忘有四种:顺行性遗忘、逆行性遗忘、进行性遗忘和心因性遗忘。

(1) 顺行性遗忘:即回忆不起在疾病发生以后一段时间内所经历的事件。遗忘的时间和疾病同时开始。多见于脑震荡、脑挫裂伤的患者。

(2) 逆行性遗忘:即回忆不起在疾病发生以前某一阶段的事件。遗忘可能是完全的或部分的。但大多只涉及较短的一段时间。多见于脑卒中发生以后,颅脑创伤并伴有意识障碍时。

(3) 进行性遗忘:再认和回忆受影响较大,患者除了有遗忘以外,同时伴有痴呆和淡漠。多见于老年性痴呆。

(4) 心因性遗忘:是由沉重的创伤性情感体验引起,疾病产生的原因往往与患者犯了某种严重错误或罪行有关。遗忘的内容只限于与某些痛苦体验有关的事。

9. 常见记忆障碍有:记忆增强、记忆减弱、遗忘、错构、虚构、潜隐记忆(歪曲记忆)、似曾相识症或熟悉感和旧事如新症或生疏感。

10. 痴呆的主要临床表现为创造性思维受损,抽象、理解、判断推理能力下降,记忆力、计算力下降,后天获得的知识丧失,工作和学习能力下降或丧失,甚至生活能力不能自理,并伴有行为、精神症状,如情感淡漠、行为幼稚及本能意向亢进等。常见于老年性痴呆、脑动脉硬化性精神病、麻痹性痴呆及脑炎后遗症等。

11. 假性痴呆有心因性假性痴呆(刚塞综合征)、童样痴呆、抑郁性痴呆。

12. 情感障碍通常表现为三种形式

(1) 情感性质的改变:情感高涨、情感低落、焦虑、恐惧。

(2) 情感稳定性的改变:情感不稳、情感淡漠、易激惹。

(3) 情感协调性的改变:情感倒错、情感幼稚。

13. 矛盾意向是指患者对同一事物却同时产生对立的相互矛盾的意志活动,患者对此也毫无自觉,不能意识到他们之间的矛盾性,因而从不自动地加以纠正,也无痛苦体验,是精神分裂症的患者意志障碍的表现之一,也是精神分裂症的本质特征。

14. 常见的意志障碍有:①在量的方面变化:意志增强、意志减退;②在质的方面变化:意志缺乏、意向倒错、矛盾意向。

15. 精神病患者的自知力判断是医生通过精神检查以了解患者是否有精神病性症状;患者对精神病性症状是否有认识力及判断力。

16. 精神病患者(重性精神患者)的自知力一般均有不同程度的缺陷。在病程的不同阶段,自知力完整程度也随之而变化,并且这种变化常有一定规律。发病初期当精神症状开始出现时,有时患者的自知力尚保存,他还能够觉察到自己的精神状态的变化。随着病情的发展,患者往往对自己的精神症状丧失了判断力,否认它们是不正常的,甚至拒绝治疗,此时患者的自知力丧失。随着病情的好转,自知力也逐渐有所恢复。患者开始对部分精神症状能认识到是不正常的表现,但是,这些认识是很肤浅的,也是不完整的,此时患者有部分自知力。在多数情况下,精神症状全部消失后,自知力也逐渐恢复。

17. 妄想是一种病理性的歪曲信念,是病态的推理和判断,虽然病理性的信念内容与事实不符,又没有客观现实基础,但患者坚信不疑,并影响患者的情感以及行为,通过解释也不能改变患者的想法。

超价观念是在意识中占主导地位的错误观念,其发生一般均有事实的根据。这种观念片面而偏激,带有强烈的情感色彩,明显地影响患者的行为和其他心理活动。超价观念的形成有一定的性格基础和现实基础,而没有逻辑推理错误。超价观念与妄想的区别在于,超价观念的形成有一定的性格基础和现实基础，内容比较符合客观实际或有强烈的情感需要。多见于人格障碍和心因性障碍。

18. 妄想是一种病理性的歪曲信念，是病态的推理和判断，有以下特征：

(1) 信念的内容与事实不符，没有客观现实基础，但患者坚信不疑；

(2) 妄想内容均涉及患者本人，总是与个人的利害有关；

(3) 妄想具有个人独特性；

(4) 妄想内容因文化背景和个人经历而有所差异，但常有浓厚的时代色彩。

19. 强迫观念与强制性思维的区别如表 2-1-1 所示：

表 2-1-1　强迫观念与强制性思维的区别

区别要点	强迫观念	强制性思维
内容	一个或数个相同观念的反复出现	突然涌现的大量杂乱无章的思维
情感反应	大多感到苦恼、焦虑、无法摆脱	无强烈情感反应
自知力	多有，强烈求治	多无
见于何病	强迫症	精神分裂症

（赵玉环）

第二章 精神科常见疾病病例分析

第一节 器质性精神障碍

【概述】 器质性精神障碍是指一类具有明确的生物、物理、化学等病因,脑部有明显病理改变或有肯定的生理生化改变,脑功能紊乱所致的精神障碍,包括三大类。

1. 脑器质性精神障碍 是器质性精神障碍最常见的一类,其中包括:①颅内感染所致的精神障碍;②脑外伤所致的精神障碍;③脑血管病伴发的精神障碍;④脑肿瘤伴发的精神障碍;⑤脑变性伴发的精神障碍;⑥癫痫所致的精神障碍。

2. 躯体疾病所致的精神障碍

3. 中毒性精神障碍

【常见综合征】 器质性精神障碍常以综合征形式表现,常见的有意识障碍(急性脑病)综合征、遗忘综合征、痴呆(慢性脑病)综合征、器质性幻觉综合征、器质性人格改变综合征。

1. 急性脑病综合征 又称谵妄综合征,是一组表现为急性、短暂性、广泛性的认知障碍,以意识障碍为主要特征的综合征。常因脑部中毒、感染、代谢紊乱或弥漫损伤、内分泌紊乱、营养及维生素缺乏等所引起。以下人群比较易发生谵妄:老年、儿童、心脏手术后、烧伤、脑部有损伤、药物依赖患者。

临床表现:谵妄常急骤起病,有时部分患者可见某些前驱症状,如焦虑、恐惧、对声光敏感、失眠、激惹等。当谵妄充分发展时有以下表现:

(1) 意识障碍:主要是意识清晰水平的下降,程度轻重不一。意识障碍是谵妄诸多症状中最根本、最重要的,也可以说没有意识障碍便不宜下谵妄的诊断。

(2) 注意障碍:表现为不能持久地对环境刺激引起注意,不能专心地与检查者谈话,不能从事有目的的指向性思维和运动。

(3) 知觉障碍:表现有幻觉、错觉及定向力障碍,其中幻觉最为多见。

(4) 思维障碍:思维过程变慢,不能有条不紊地进行思维活动。思维结构松散,甚至凌乱,推理过程与解决问题的能力受损。此时常常伴有妄想,但妄想的内容不系统、不持久。

(5) 情绪与记忆障碍:最常见的是焦虑、抑郁及情绪不稳,易受错觉、幻觉或妄想的影响而发生相应的情绪变化。记忆障碍多为近记忆障碍。谵妄过后对病中常只有零星片段的记忆,甚至全部遗忘。

(6) 精神运动障碍:谵妄的精神运动障碍大多属于严重的不协调性兴奋状态。如谵妄患者从兴奋躁动一反常态转为精神运动性抑制,往往预示病情加重,甚至是陷入昏迷的先兆。

(7) 不自主运动:常见的形式有震颤、扑翼样运动以及多发性肌肉阵挛。

(8) 自主神经功能障碍:谵妄时自主神经功能障碍表现形式因原发病因而异。因此,各式各样的自主神经功能症状都可以出现,如皮肤潮红或苍白、多汗或无汗、瞳孔扩大或缩小、心跳加快或减慢、血压升高或降低、体温升高或下降等。

(9) 睡眠-觉醒节律改变:典型的表现是白天嗜睡而夜间失眠兴奋不安。谵妄的各种症状多在一天之内常有起伏波动,通常是白天轻,晚上重,呈昼轻夜重的节律改变,有的学者称之为"日落效应"。谵妄状态通常在数小时、数天内缓解,极少超过1个月者。如基本病情继续发展,未予控制,则可继以昏迷、死亡或残留遗忘-痴呆综合征。

2. 慢性脑病综合征 又称痴呆综合征。是缓慢全面性的精神功能紊乱,以缓慢出现的智力减退为主要临床特征，包括记忆、思维、理解、判断、计算等功能的减退和不同程度的人格改变，而没有意识障碍。多见于起病缓慢、病程较长的脑器质性疾病。痴呆综合征可发病于任何年龄段，但以老年阶段最为常见。

临床表现：大多缓慢起病。早期表现为兴趣和工作效率减退、近事遗忘、思维迟钝、或注意力难以集中。当碰到生疏或较复杂的作业时，易感疲乏、沮丧、易怒和焦虑，此时常可出现消极意念。人格障碍出现较早，表现为人格改变，如变得不爱清洁、不修边幅、暴躁易怒、自私多疑等，随着病情发展，逻辑思维及概括综合分析能力进一步减退，思维内容贫乏、联想减少、言语单调、词语贫乏、可出现刻板或重复言语，计算能力亦明显下降。由于记忆障碍、领悟困难、病前人格特点，可引起暂时、多变、片段的妄想观念，如被偷窃、损失、嫉妒和被迫害妄想等。推理、判断和自制力的下降，以及高级情感活动如羞耻和道德感受累，可导致愚蠢性违纪行为。记忆力和判断力受损可导致定向障碍，患者常昼夜不分，外出不知归途。后期患者则呈现情感淡漠、幼稚、愚蠢性欣快、哭笑无常，完全失去言语对答能力，个人日常生活不能自理，饮食起居均需人照料，大小便失禁，肢体挛缩等，随即进入严重痴呆状态。

3. 遗忘综合征　又称柯萨可夫综合征或遗忘-虚构综合征，是一种选择性或局灶性认知功能障碍，患者意识清晰，智力相对完好。突出的临床表现为近事记忆障碍和言语虚构倾向。患者易呈暗示性。

临床表现主要为遗忘症，包括顺行性或逆行性遗忘、错构症和虚构症、定向障碍，特别是时间定向障碍，一般无人物定向障碍。患者在认知功能有很多方面表现异常，学习能力明显下降，从一种思维转移到另一种思维困难，感性认识功能也常受影响，最突出的症状是遗忘。患者由于记忆障碍，不能正确地叙述事件发生的过程，或弄不清前后发生的次序，为了填补这方面的空白而进行杜撰，产生虚构或错构，并坚信不疑，予以相应的情感反应，患者的感知思维内容、警惕性、注意和行为往往相对保持完整。另外，可有轻微的知觉功能减退，自发性言语和动作减少，自知力通常受损。

一、阿尔茨海默病

病例 2-2-1

患者，女性，72 岁，退休职员，高中文化。近些年来，渐出现记忆力下降，先为近记忆力下降，如刚吃完饭就忘记，说没有吃；常常找不到钥匙、钱包等物品，记不住孙子的名字，把子女错认成别人，在家乱翻东西，找不到存折，认为是子女偷走了。后来远记忆力渐损害，如记不住自己的出生日、结婚时间、参加工作的时间等重要生活经历。近一段时间以来，生活疏懒、淡漠，缺乏主动性，经常叫不出常用物品的名称，不会用打火机点烟。进食及料理个人生活均需家人协助。躯体及神经系统检查无显著阳性体征。精神检查：神清、欠合作、衣帽欠整齐、有纽扣扣错。多问少答，回答简单或错误。记忆力检查提示近记忆很差，如不能回忆早餐内容等。未发现幻觉、妄想及抑郁、焦虑情绪等，情感冷淡。辅助检查：脑 CT 示皮质性脑萎缩和脑室扩大伴脑沟裂增宽。

问题：

1. 该患者的诊断是什么？
2. 该患者的诊断依据有哪些？

参考答案和提示：

1. 诊断　脑器质性精神障碍，阿尔茨海默病。
2. 诊断依据

(1) 症状学标准:①年龄72岁,缓慢起病,呈进行性病程。②全面性智能损害:远近记忆力均减退,高级皮质功能受损(错认及虚构、命名性失语、失用),情感淡漠、生活疏懒、缺乏主动性。③无突然的卒中发作,躯体及神经系统体格检查无阳性体征。

(2) 严重程度标准:日常生活明显受损,进食及料理个人生活均需家人协助。

(3) 病程标准:起病缓慢,病程达数年,呈进行性发展。

(4) 排除标准:①脑血管病所致精神障碍;②抑郁症;③精神发育迟滞;④老年性生理性健忘。

临床思维:阿尔茨海默病

阿尔茨海默病是一组原因未明的原发性脑变性疾病。常起病于老年或老年前期,多缓慢起病,逐渐进展,以痴呆为主要表现。病理改变以大脑弥散性萎缩和神经细胞变性为主。

【临床表现】 多潜隐起病,少数患者在躯体疾病、骨折或精神受刺激的情况下症状很快出现。记忆障碍常为本病的首发症状,随后,智力衰退日益严重,进食不知饥饱,外出后找不到自己家门,叫不出家人的名字,甚至不能正确回答自己的姓名、年龄、是否已经结婚等。有时因找不到自己放置的物品,而怀疑他人偷盗;或因强烈的嫉妒心而怀疑配偶不贞。此类片段的妄想可随着痴呆的加重而逐渐消退,患者的视空定向能力也常在早期受损。有时患者不能正确使用词汇,不能认识镜中自己的形象,尚可有失语、失认、失用及自体部位觉缺失及吸吮、强握等原始反射。有的患者早期以情感障碍为主,表现为躁狂或抑郁症状,有被误诊为功能性精神病的可能,随着病情逐渐加重,痴呆症状日益明显才被确诊。患者可有性格改变,缺乏羞耻及道德感,不能料理自己的生活,不注意个人卫生,常收集废纸杂物视为珍宝,直至后期,终日卧床不起,大小便失禁,口齿含糊不清,言语杂乱无章。部分患者在其病程中,精神症状急剧恶化,发生意识模糊或谵妄状态,伴有错觉及幻觉等,常因急性精神创伤,更换环境或各种躯体疾患所促发,例如无症状性肺炎、骨折外伤、尿路感染,但仍遗留不同程度的人格改变及智力缺损。

躯体方面:外貌苍老、毛发苍白、色素沉着、牙齿脱落、肌肉萎缩、痛觉反应减退甚至消失,其他神经系统检查常无明显阳性体征,晚期可出现震颤、痉挛、偏瘫及肌强直。CT检查可显示皮质萎缩和第三脑室扩大。病程进行性发展,平均约经历5~10年左右,很少有自愈的可能,最后发展至严重的痴呆,常因褥疮、骨折、坠积性肺炎等躯体疾病或衰竭而死。

二、癫痫所致的精神障碍

病例 2-2-2

患者,男性,23岁。患者4岁时开始常有发作性突然倒地,呼之不应、双眼上翻、口吐白沫、口唇发绀,双上肢内收、屈曲、全身震颤,持续约2~5分钟,有时有咬破舌头及大小便失禁。曾在多家医院就诊,查EEG见阵发性棘慢波,一直服用多种抗癫痫药物。近1年来,性格变得固执任性、孤独,少与周围人来往,放弃工作而一心钻研数学、哲学,不主动料理个人卫生,有时突然变得茫然,乱翻床铺,持续时间短暂,过后否认是自己干的,认为是别人干的。一次回家的路上听到母亲在桥上哭泣,走到桥上又听见母亲在河里哭,于是跳进河里找,被救出,意识恢复后感到奇怪。

问题:

1. 该患者的诊断是什么?
2. 该患者的诊断依据是什么?

3. 需与什么疾病相鉴别？

4. 治疗方案是什么？

参考答案和提示：

1. 诊断　脑器质性精神障碍，癫痫所致的精神障碍。

2. 诊断依据

(1) 症状学标准：①22岁，男性，既往有明确的癫痫发作病史。②EEG见阵发性棘慢波，对癫痫具有重要的诊断价值。③目前主要的有人格的改变，以及短暂意识障碍，伴有幻觉及行为异常。本次发作的特点符合精神运动性发作形式。其精神障碍的发生及其病程与癫痫相关。

(2) 严重程度标准：因病已使其社会功能受损，不能工作，社会交往及生活自理能力下降。

(3) 病程标准：起病时为发作性病程，表现突然性、短暂性及反复发作的特点。近一年来为持续病程，表现为人格改变、精神运动性发作等。

(4) 排除标准：①感染或中毒所致的精神障碍；②癔症；③睡行症；④精神分裂症；⑤情感性精神障碍。

3. 癫痫所致精神障碍需与下列疾病鉴别　①癔症：癔症时的抽搐发作应与癫痫大发作相鉴别。癔症时的朦胧状态一般均在明显的精神刺激之后发生，意识障碍较癫痫者浅，言语内容反映其内心体验。常有皱眉、流泪等表情，动作和姿势常有癔症时的做作性、戏剧性，极少数患者有恐怖性幻觉。详细询问其既往发作历史及每次发作前的诱发因素有助于鉴别。②双相情感障碍：癫痫性病理性情绪恶劣时不具有抑郁症患者的三主征。主要的情绪背景是苦闷、紧张、不满，而并无真正的情绪低落，自责自罪，思维迟缓及活动减少。癫痫时欣快状态常有紧张、恶作剧色彩，而并非真正的愉快，更不伴有思维活动加快，生动活跃的表情和动作的灵活性。此外，发作突然，持续短暂等特点也可与双相情感障碍鉴别。③精神分裂症：癫痫性木僵状态发作时间相对短暂，发作时有意识障碍，发作后遗忘可以与精神分裂症紧张型鉴别。慢性精神分裂症样状态的临床表现与偏执型精神分裂症相似，但缺乏内向性表现、精神活动之间的不协调及与外界环境的不配合等精神分裂症的特点。此外，癫痫发作史和癫痫性格改变也有助于鉴别。必须注意的是，癫痫患者可以合并精神分裂症。

4. 癫痫性精神障碍的治疗　治疗癫痫，一般根据发作类型用药，如大发作和局限性发作，选用抗癫痫药物的次序为苯妥英钠、苯巴比妥、卡马西平、扑米酮或丙戊酸钠；小发作则常用丙戊酸钠、乙琥胺、地西泮或苯巴比妥；精神运动发作则首选卡马西平，其次为苯妥英钠、苯巴比妥、扑米酮、丙戊酸钠或地西泮；肌阵挛发作则宜选用地西泮、硝基地西泮或氯硝基地西泮。

癫痫所致精神障碍的治疗，对发作间的精神障碍则采用抗精神病药物进行治疗，应注意的是，许多抗精神病药物如氯氮平、氯丙嗪等及抗抑郁药物如三环类、四环类等均会诱发癫痫发作。有智力障碍和性格改变的患者，应加强教育，进行康复治疗。

临床思维：癫痫所致精神障碍

癫痫是一种常见的神经系统疾病，各种癫痫均可引起精神障碍。癫痫患者所伴发的精神障碍可发生在癫痫发作前、发作时和发作后，亦可在发作间歇期内呈现持续性的精神障碍。有学者按精神障碍发作的特点分为体验性精神性发作、发作性精神障碍、慢性精神障碍等三类。

【临床表现】

1. 发作前精神障碍　主要是指癫痫发作的先兆和前驱症状。“先兆”是指癫痫在强直-痉挛发作前数秒内患者出现的幻觉、错觉、自动症或局部肌肉阵挛抽动等症状，大发作后，常能回忆昏迷前所出现的症状。

2. 发作时或发作后精神障碍 包括大发作和小发作时的意识丧失，发作前后出现的精神症状以及各种发作性或非发作性、短暂或持久、意识清醒或不清醒的精神障碍。主要包括：自动症、朦胧状态、神游症、梦游症。

3. 发作间歇期持续性精神障碍

(1) 病理性心境恶劣：无明显原因突然出现的情绪低沉、苦闷、焦躁、挑剔、抱怨、易激惹。有时激动、狂怒，伴有失去理智的攻击行为，这些情绪改变经过数小时至数日即可消失。

(2) 精神分裂症样发作：部分癫痫患者可以出现幻觉、妄想、躁动不安、动作增多，通常持续数日至数周甚至更长时间。主要症状为妄想，常伴有幻听以及精神分裂症样的思维障碍，情绪易激惹、抑郁、恐惧、焦虑等，有意志减退、攻击行为或紧张症症状，病程持续数月至数年，无自发缓解倾向。

(3) 癫痫性人格改变：少数患者经过长期、反复的癫痫发作以后，可引起进行性人格改变。这种改变具有黏滞性和爆发性两类不同表现。思维黏滞、言语啰嗦、行为刻板、难以适应新环境。由于智力方面的狭隘，只注意与自己直接有关的事物，变得以自我为中心。情感的变化为容易情感爆发、固执的坏脾气、敏感、多疑、怨恨、搬弄是非、说谎、诽谤，为小事而怀恨且难以消失，可伴有自我辩护，可进行残酷的报复。

(4) 癫痫性痴呆：癫痫反复多年发作后出现的慢性精神改变，表现为认知功能障碍和智力障碍或痴呆状态。痴呆者并不多见，常与性格改变同时存在，CT、MRI 检查发现弥散性脑萎缩。

(5) 其他：癫痫患者也常出现焦虑、抑郁以及癔症样表现等。

三、脑血管病所致精神障碍

病例 2-2-3

患者，女性，76 岁。因急起兴奋、易激惹、胡语 20 小时入院。患者于 20 个小时前无明显诱因突然兴奋、话多、自语、自笑，整夜不眠，长时间不停说话，内容多为死去人的事，有时自称为“主席的夫人”，拒绝进食及饮水。二便未见异常。既往健康，无高血压、心脏病、糖尿病等病史。体检：神志清，生命体征平稳，伸舌稍左偏，余未见异常。眼底检查：A∶V=1∶2，角膜上缘有老年环。肌力及肌张力正常。四肢腱反射减退，未引出病理反射及脑膜刺激征。精神检查：接触主动，答话切题。情绪不稳，易激惹，指责护士态度不好，辱骂儿媳，兴奋，话多，有夸大妄想，未引出幻觉，近记忆力尚可，计算能力、判断能力稍差，无自知力。脑 CT：双侧基底核区及右侧脑室后角区显示多处小片状低密度影，双侧脑室前后角周围呈对称性低密度影。

问题：

该患者的诊断是什么？诊断依据是什么？

参考答案和提示：

该患者 76 岁首次急性起病，起病无明显的精神刺激，精神症状较为突出，但是在体格检查时有一定的体征，如伸舌稍左偏，眼底检查：A∶V=1∶2 等，这些结果不能排除有脑部发生急性病变引起精神症状的可能。因此，应该首先考虑为急性脑血管病所致精神障碍的可能。

临床思维：脑血管病所致精神障碍

【临床表现】 脑血管病所致精神障碍（血管性痴呆）的早期症状表现为头痛、头晕、肢体麻木、失眠、乏力、耳鸣等。此外，患者可有注意力不集中、记忆力下降、情绪不稳、易激动、自我控制能力减弱、情感脆弱以及轻度抑郁等。血管性痴呆的认知能力损害常有波动性，开始可能仅出现近记忆力障碍，但在相当长的时间内自知力存在，能知道自己有记忆力下降等，患者常试图努力弥补，如准备备忘录等，有的为此产生焦虑或抑郁等。患者的智力损害（痴呆）早期多为局限性认知功能损害，如计算、命名困难等，而一般的推理、判断以及人格等可能相对保持较好。智力损害进一步发展，即可以进入典型的痴呆状态，有明显的情绪不稳、激惹性增高，可以因为微不足道的事而哭泣或大笑，称为“情感失禁”。晚期可以出现强制性哭笑，或情感淡漠及严重的痴呆状态。部分患者可出现感知障碍及思维障碍，产生各种妄想，如关系、被害、疑病、嫉妒、被窃妄想等。在疾病不同时期患者常常可以有局限性神经系统症状体征：如假性球麻痹、构音困难、中枢性面瘫、程度不同的偏瘫、偏盲、失语或失认、癫痫发作、尿失禁、共济失调及锥体束征。病程呈跳跃性加剧和不完全缓解相交替的所谓阶梯式进行的特点，可以长达数年甚至更久。最终多数患者因反复出现急性脑血管病发作、冠心病发作或继发感染死亡。

【辅助检查】

1. 化验检查 三大常规、肝肾功、电解质、空腹血糖、免疫（甲、乙、丙肝炎，HIV 抗体）、甲状腺功能检查等。

2. 器械检查 心电图、心脏 B 超、胸片、脑电图、头颅 CT 或 MRI、脑脊液检查等。

3. 量表检查 简易智能筛查量表、BPRS 等。

四、系统性红斑狼疮所致精神障碍

病例 2-2-4

患者蒋某，女性，21 岁，工人。2 周前无明显诱因开始出现失眠、焦虑、抑郁、自言自语。有时突然打开窗户向外张望或谩骂，问其为什么，说要看清是谁经常在窗户外面讲她的坏话，如说她有男女关系问题等。家人告诉她没有任何声音，患者也不相信。常常发脾气、毁物。既往史：12 岁时患过“急性肾炎”，经中西医结合治疗痊愈。家族中无精神病患者。被动就诊。精神检查：患者对答切题，自述经常听到窗户外有几个人讲她的坏话。脑子里有时有一种听不到的讲话声，虽然耳朵听不到，但也表达了一样的意思，意思让她现在向右走。还说经常有人用一张无形的网罩住她，控制她的行动。因此，她经常很害怕，难以忍受，想自杀，否认有精神病。体格检查：体温 38.5℃，面部、四肢有红斑。辅助检查：血沉 60mm/h，尿常规尿蛋白（++），狼疮细胞（+）。

问题：

1. 该患者有哪些临床特点？

2. CCMD-3 关于躯体疾病所致精神障碍包括哪些疾病？

3. 躯体疾病所致精神障碍有哪些临床特点？

参考答案和提示：

1. 患者有以下临床特点：①起病无明显诱因，无物质滥用史；②病期两周；③既往患过“急性肾炎”，现在已经治疗痊愈；④临床精神症状以幻觉、妄想等为主要表现，无明显的情感高涨或突出的情绪低落，但是对幻觉妄想有相应的情绪反应。

2. CCMD-3 有关躯体所致精神障碍的诊断与分类包括：①躯体感染所致的精神障碍；②内脏器官疾病所致的精神障碍；③内分泌疾病所致的精神障碍；④营养代谢疾病所致的精神障碍；⑤结缔组织疾病所致精神障碍；⑥染色体异常疾病所致精神障碍；⑦以上未分类的其他躯体疾病所致的精神障碍。

3. 躯体疾病所致精神障碍虽然原发疾病不同，精神症状有所差异，但有以下共同特点：①精神症状的非特异性，即不同的病因可以出现相似的精神障碍，而相同的病因可以出现不同的精神障碍。②一般起病较急者，以急性脑器质性精神障碍（意识障碍综合征）为主，多发生在躯体疾病的高峰期；慢性起病及疾病的早期及恢复期往往以脑衰弱综合征为主；在疾病的晚期即可以出现慢性脑器质性精神障碍，以人格改变或智力障碍为其特征。③精神障碍与原发躯体疾病的严重程度常呈平行关系，其临床表现也随躯体疾病的严重程度变化而转变，可由一种状态转变为另一种状态。各种精神障碍常常反复、交织出现，错综复杂。症状多具有夜重昼轻的特点。④程度和预后取决于躯体疾病的病程和严重程度，预后一般是可逆的，恢复后大多不遗留精神缺陷。少数长期陷入昏迷者，偶可遗留人格改变或智力减退。⑤治疗原则：病因和对症治疗并重。⑥患者都具有躯体疾病的临床表现、客观体征及阳性实验室检查结果等。

临床思维：系统性红斑狼疮所致精神障碍

【病因及发病机制】 系统性红斑狼疮是一种累及多系统、多器官损害的慢性系统性自身免疫疾病。该患者的临床症状表现、体格检查及现有的实验室检查等与此诊断比较符合。

系统性红斑狼疮是一种累及多系统、多器官损害的慢性系统性自身免疫疾病。确切病因不明。以青年女性多见，尤其是20～40岁育龄女性。关于系统性红斑狼疮的发病机制研究很多，多数认为与免疫调节障碍有关。一个具有遗传素质的人在上述一种或多种因素的作用下使机体的免疫功能发生紊乱，从而导致免疫调节功能失调。本病伴发精神障碍甚多，引起精神障碍的原因现在尚不真正清楚，但是有以下一些学说。

1. 免疫复合体说 在本病伴发精神障碍的病例中，有研究发现大脑内脉络丛有免疫球蛋白IgM沉积；脑脊液中免疫球蛋白IgG增高。

2. 脑血管病变说 从本病的部分病例的病理解剖上发现有脑血管壁细胞的浸润、肿胀、增生和坏死等。

3. 淋巴细胞毒说 有报告本病血清淋巴细胞毒抗体对神经精神障碍的发生起着重要作用。

【临床表现】

1. 躯体症状

（1）全身症状：起病可急可缓，多数早期表现为非特异的全身症状，如发热，尤以低热常见，全身不适、乏力、体重减轻等。感染、日晒、药物、精神创伤、手术等均可诱发或加重。

（2）皮肤和黏膜：约40%患者有面部典型红斑称为蝶形红斑。急性期有水肿、色鲜红，略有毛细血管扩张及鳞片状脱屑，严重者出现水泡、溃疡、皮肤萎缩和色素沉着。也可以出现其他皮肤黏膜损害，如毛发易断裂、斑秃、口腔黏膜出现水泡、溃疡等。15%～20%患者有雷诺现象。

（3）关节、肌肉：多数患者有关节肿痛，且往往是就诊的首发症状，最易受累的是手近端指间关节，膝、足、踝、腕关节均可累及。

（4）肾脏：约一半患者有肾脏疾病临床表现，如蛋白尿、血尿、管型尿、白细胞尿、低比重尿、水肿、血压增高、血尿素氮和肌酐增高等，少数患者还可发生狼疮性肾炎。

（5）心脏：部分患者可以出现心脏病变，包括心包炎、心肌炎、心内膜及瓣膜病、心脏扩大、充血性心力衰竭等病变的症状，如有胸闷、胸痛、心悸，少数患者死于冠状动脉梗死。

（6）肺：部分患者可以出现狼疮性肺炎、胸膜炎和胸腔积液等。

(7) 神经系统:神经系统损害约占 20%,可以表现为癫痫样发作、偏瘫及蛛网膜下腔出血等,一旦出现,多提示病情危重。

(8) 血液系统:几乎全部患者在某一阶段发生一项或几项血液系统异常,依次有贫血、白细胞减少、血小板减少、血中抗凝物质引起出血现象等。

(9) 其他:部分患者在病变活动时出现淋巴结、腮腺肿大。眼部受累较普遍,如结膜炎和视网膜病变,少数视力障碍。患者可有月经紊乱和闭经。

2. 精神障碍 精神障碍是 SLE 最常见的症状之一。其发生率为 17%~50%不等。精神症状颇为复杂,但是无特异性,大致归纳为以下四类。

(1) 类神经症症状:如失眠、头痛、焦虑、抑郁、情绪不稳定及强迫观念等。

(2) 类精神分裂症症状。

(3) 类心境障碍症状:可以表现为类躁狂状态或类抑郁状态。

(4) 器质性精神障碍:部分急性期严重患者可以出现意识障碍、定向障碍及谵妄、昏迷等。后期可以出现慢性脑器质性精神障碍,如记忆障碍、人格改变及智力障碍等。

【实验室检查】

1. 一般检查 患者常有贫血、白细胞和血小板减少,或表现为全血细胞减少。血沉常增快、血胆固醇增高。肾损害者有程度不等的尿检查异常,如蛋白尿、血尿等。

2. 免疫学检查 血中存在多种自身抗体是其特点,抗核抗体在病情活动时几乎 100%(+)。狼疮细胞(+)。

3. 狼疮带实验 即应用免疫荧光法在患者皮肤的真皮和表皮结合部位,见到免疫球蛋白和 IgG、IgM 和补体沉积,呈粒状、球状或线状排列成黄绿色荧光带。

4. 免疫病理学检查 肾穿刺活体组织切片免疫荧光研究提示,免疫球蛋白主要是 IgG、IgM 和补体沉积于 SLE 肾炎的肾中。

5. 其他检查 部分 SLE 患者类风湿因子(+)。部分患者梅毒血清反应呈假阳性。

6. X 线及影像学检查 有助于早期发现器官的损害。

五、肝豆状核变性所致精神障碍

病例 2-2-5

患者,女性,36 岁,集体工人。患者 19 年前与同学生气后渐出现夜眠差,心烦、外走,不找不知归家,脾气变坏,见谁骂谁,将家里物品、食物送与他人,曾多次入精神病院治疗。家族史:其孪生哥哥为肝豆状核变性,18 岁时抽搐至死。体检:神志清,发音含糊,强笑面容,走路摇摆、前倾,四肢肌张力正常。精神检查:主动接触,表情兴奋,装扮奇特,穿红戴绿,答话切题,未引及幻觉及妄想内容。计算力减退。情感反应肤浅、幼稚,情绪不稳,易激惹,一会眉开眼笑,一会破口大骂。举止轻浮、幼稚。辅助检查:血铜蓝蛋白减少。

问题:

1. 该患者的诊断是什么?
2. 该患者的诊断依据是什么?
3. 本病病因及主要临床表现是什么?

参考答案和提示:

1. 诊断 肝豆状核变性伴发精神障碍。

2. 患者 17 岁发病，以精神症状为首发症状，同胞中有类似疾病，其孪生哥哥为肝豆状核变性，18 岁时抽搐至死。结合患者精神症状以人格改变、情绪变化为主，无精神分裂症首级症状及情感性精神障碍三高三低特点，有锥外系运动障碍：面具脸、发音含糊、走路摇摆，无明显缓解期。化验检查：血铜蓝蛋白减少。据上可诊断肝豆状核变性伴发精神障碍。

3. 肝豆状核变性是一种铜代谢障碍的隐袭性遗传性疾病。主要的病理生理变化是血浆铜蓝蛋白减少，导致铜沉积于豆状核、肝脏、角膜和肾脏。

精神症状可出现于疾病早期，随着病情的发展，精神症状渐趋明显。于儿童期起病者，病情发展快，可表现为情绪不稳，随后出现假性延髓病（假性球麻痹）和锥体外系症状，如肌痉挛和肌强直。于青少年和成人期起病者，病程多迁延，可出现震颤、强直和运动减少，极少出现抽搐；随后可伴随情绪高涨，有时可表现幻觉、妄想综合征，亦可出现敌对和其他反社会性人格改变，不久可发展为痴呆。

精神症状无特异性，临床可根据角膜外缘出现的黄褐色环（K-F）和尿与大便铜排泄量增加以及血浆铜蓝蛋白减少确诊。

临床思维：肝豆状核变性所致精神障碍

肝豆状核变性是一种常染色体隐性遗传性疾病，引起铜代谢障碍，又名 Wilson 病。其特点为肝硬化、大脑基底核软化和变性、角膜色素环（Kayser-Fleischer 环），伴有血浆铜蓝蛋白减少和氨基酸尿症。

【临床表现】

1. 肝脏　以肝病为初起者年龄往往较小。其临床表现往往差异很大，可表现为急性或慢性肝炎、暴发性肝功能衰竭或肝硬化，因而，肝脏病变在此病诊断中不具特异性。

2. 神经系统　神经系统表现一般出现在 12～30 岁患者，几乎同时都伴有 K-F 环，开始起病轻，但如得不到及时治疗则很快向严重程度发展。早期有腕部震颤、扮鬼脸、口吃和书写困难等，同时有步态僵直、吞咽困难，四肢呈波动性强直，表情贫乏和固定，不断流涎，智力尚可。脑电图为非特异性慢波，无助于诊断。

3. 精神症状　表现为行为异常，躁狂抑郁或精神分裂、痴呆。至少有四方面精神障碍：情感异常、行为异常、精神病性症状和认知障碍。

4. 眼　K-F 环位于角膜周围缘的膜后弹力层，呈棕色、绿色或金黄色，宽可达 2mm，用斜照灯或肉眼即可看到。此环的出现有助于诊断，但并不是特征性表现。

5. 血液系统　常出现血性血管内溶血，常是短暂和自限性的。

6. 肾脏　肾功能受损程度不一，包括肾小球滤过率降低、肾血流量减少和肾小管病变。

7. 骨骼　临床症状常不明显，患者可有膝关节或其他大关节疼痛和僵硬。

8. 其他　心脏可有心律失常、心肌病和自主神经功能异常，继发于肝病的内分泌变化，年轻女性有闭经，男性发育迟缓，乳房发育，胰腺受损有胰功能不全和糖尿病，指甲弧呈蓝色。

第二节　酒精所致精神障碍

病例 2-2-6

患者，男性，46 岁，已婚，工人，汉族，高中毕业。因习惯饮酒 20 年、严重嗜酒 7 年，酒后出现幻觉、大汗、共济失调半月入院。患者 20 年前开始间断饮酒，每天约 2 两，多喝一点则思睡，醒后工作学习正常。7 年前开始酒量增加，每天要喝半斤到 1 斤，不喝不行，家人劝阻则发脾气。近两年来嗜酒如命，每天不断喝酒，每次可喝 1 斤。为此，爱人控制其支出，儿子也加以劝阻，患者只得赊酒喝，将赊来的酒到处隐藏，如厨房、床下及垃圾堆中。两年来有 6 次发生面色青紫、浑身哆嗦、四肢无力、走路不稳、大汗淋漓、不省人事。记忆力减退，时常记错时间。半月前患者空腹饮酒 1 斤多后，不认识妻子儿女，听到床下有小孩的哭泣声和与他谈话的声音，听到外面有人呼唤他，看见一小孩爬上其床顶，诉该小孩无皮肤，头发在燃烧，看见院内有许多小鸟和蛇，听到小鸟的鸣叫声，看见有的小鸟长着四个头，还看见一个奇形怪状叫不出名称的动物，其口齿不清，言语凌乱，步态蹒跚，面色青紫，大汗淋漓，家人扶上床后沉沉入睡，次日上午醒后埋怨家人未做饭，又喝了半斤酒跑出家门。被儿女找回后仍手不离酒瓶，被家人强制送入院。查体：血压 150/90mmHg，双手有细震颤，余未见异常。精神检查：意识清楚、言谈切题、接触合作，无幻觉妄想，无虚构错构，能准确回忆工作、结婚等生活经历中重大事件发生的年月。能正确回答入院前后的经过，告知大夫姓名也能记住，但对半月前的言行大部分不能回忆。只是模模糊糊记得看见床上挂着一个孩子头，床底下有一个不认识的动物，称 7 年来喝酒成瘾，总想喝酒，否则心里不痛快，坐立不安，开始还能自己控制酒量，近两年已无法自控，没钱买酒就去赊账。称 7 年来脾气暴躁易怒，否认不顾家庭、亲人或为酒而偷、骗的情况。诉半年来手脚时常哆嗦，但不严重，生气或喝酒后加剧。患者注意力尚集中，智能无障碍，简单计算能顺利完成。情感反应适切。

问题：

1. 本病例有何特点？

2. 该患者的诊断及诊断依据是什么？

参考答案和提示：

1. 20 年饮酒历史，近几年对酒耐受性增加，对酒有明显依赖性，不喝酒有生理心理不适，喝后感到舒服。

2. 诊断　酒精所致精神障碍，戒断综合征。本例慢性酒中毒的诊断可以确立，近两年来在慢性酒中毒基础上，每日饮酒的过程中，数次出现短暂定向障碍、肢体震颤与共济失调，大汗淋漓，偶有生动幻视与幻听。一次大量饮酒后急性醉酒状态可以出现这类症状，而更为常见的是每日定期饮酒患者有 1～2 餐停饮或减少饮酒后，出现戒断反应，或间歇性豪饮后 1～2 日未饮，也出现戒断反应，本例以此种综合征最为可能，他尚未达到典型震颤谵妄的程度，也不是酒中毒性幻觉症，后者在意识清晰状态下发生，幻听多见，持续时间较久。

本患者已经出现不喝酒便心烦、头昏及其他躯体不适症状，且工作能力有所下降，性格改变，有肢体震颤及精神症状等，说明已进入中毒期。

临床思维：酒精所致精神障碍

酒精是世界上应用最为广泛的成瘾性物质之一，它是一种亲神经性物质，一次相对大量饮酒即可导致精神异常，如果长期反复大量饮酒，则会引起脑功能减退和各种精神障碍，甚至导致不可逆的病理改变。长期饮用可以引起各种精神障碍，包括依赖、戒断综合征以及精神病症状。过量饮酒除可导致精神障碍之外，还可引起躯体、心理、社会等多方面损害。在临床上常见到长期饮酒对消化系统和神经系统造成的损害，如胃肠道疾病、肝硬化、胰腺炎、营养不良等多种躯体疾病。酒精的滥用不仅损害人们的身体健康，导致躯体多器官、多系统的并发症，还给家庭、社会带来了沉重负担。

【临床类型及临床表现】　酒精所致精神障碍大体上可分为急性和慢性酒中毒两大类；按酒中毒的性质及临床特征又可将急、慢性酒中毒分为若干亚型。

1. 急性酒中毒

(1) 普通醉酒：又称单纯性醉酒状态，是由一次大量饮酒引起的急性中毒，临床症状的严重程度与患者血液酒精含量及酒精代谢速度有关。在醉酒初期，醉酒者的自我控制能力减退，语言增多，内容流于夸大；情绪兴奋，出现与环境不甚协调的欢乐，但情绪不稳定，具有易激惹和发泄特点；动作也在酒醉时增多，行为变得轻浮，常显挑衅性，有时不顾后果。临床上也见部分醉酒者情绪消沉、少语、悲泣，或者出现困倦。与此同时，绝大多数醉酒者发生构因不清、共济失调、步态不稳，并伴有心率加快、血压下降、颜面和全身皮肤潮红，有时有恶心或呕吐。若醉酒进一步发展，则出现意识障碍，如意识清晰度下降和(或)意识范围狭窄，乃至出现嗜睡、昏睡甚至昏迷。除重症者外，一般能自然恢复，且无后遗症状。

(2) 病理性醉酒：是一种小量饮酒引起的精神病性发作。患者饮酒后急剧出现环境意识和自我意识障碍，多有片段的恐怖性幻觉和被害妄想，临床上表现为高度兴奋、极度紧张恐惧。在幻觉和妄想支配下，患者常突然产生攻击性，往往是暴力行为，如毁物、自伤或攻击他人等。该醉酒状态一般持续数分钟、几个小时乃至一整天，随患者进入酣睡状态而终止发作。在清醒后，患者对发作过程不能回忆。与单纯醉酒不同，病理性醉酒患者没有言语增多、欣快和明显的中毒性神经系统症状。这类患者对酒精的耐受能力极低，所引用酒量对于大多数人不会产生中毒。另外，过度疲劳或长期严重失眠有时可能促使病理性醉酒的产生。

(3) 复杂性醉酒：患者一般均有脑器质性病史，或者患有影响酒精代谢的躯体病，如癫痫、颅脑外伤、脑炎、脑血管病及肝病等。在此基础上，患者对酒精的敏感性增高，小量饮酒后便发生急性中毒反应，出现明显的意识障碍，常伴有错觉、幻觉或片段被害妄想，有显著地情绪兴奋、易激惹，攻击和破坏行为多见，偶尔有无目的重复与刻板动作。此类发作通常持续数小时，缓解后患者对经过部分或完全遗忘。

2. 慢性酒中毒

(1) 依赖综合征：俗称“酒瘾”，是长期饮酒所致一种特殊的心理状态。患者有对酒的渴求和不断需要饮酒的强迫感，可持续或间断出现，若停止饮酒则出现心理和生理戒断症状。该综合征有以下几个临床特点。

1) 对饮酒的渴求，无法控制。

2) 固定的饮酒模式，患者必须在固定的时间饮酒而不顾场合，以避免或缓解戒断症状。

3) 饮酒已成为一切活动的中心，以致明显影响工作、家庭生活以及社交活动。

4) 耐受性逐渐增加，患者为取得饮酒初期达到的效果，或者防止生理性戒断症状的发生而需要不断增加饮酒量。

5) 戒断综合征反复出现，如果患者减少酒量或延长饮酒间隔，即引起体内酒精浓度下降而出现戒断综合征。最常见的症状是手、足、四肢和躯干震颤，共济失调，情绪急躁，易有惊跳反应；还可见多汗、恶心和呕吐。若及时饮酒，上述戒断症状能迅速消失。因夜睡时间较长，血浆酒精浓度下降明显，故戒断症状多发生于清晨。所以，绝大部分患者均在清晨饮酒，借以缓解戒断症状引起的不适，这种现象称作“晨饮”，对依赖综合征的诊断有重要意义。病情较重的患者，如若相对或绝对戒断，可出现严重惊厥、意识浑浊或震颤谵妄。

6) 酒依赖患者经过一段时间的戒断后，如重新饮酒则更为迅速地再现依赖综合征的全部症状。

(2) 震颤谵妄：患者在长期饮酒后骤然减少酒量或停饮后可很快产生短暂的意识障碍。震颤谵妄也可由躯体疾病和精神刺激诱发，但较少见；某些患者在发作数日前即有情绪低落、焦虑紧张和失眠等前驱症状。发作时患者意识不清，有时间和地点的定向障碍，出现生动而鲜明的幻视与被害妄想，并常伴有发热、大汗、心率过速、血压升高以及瞳孔散大等，严重时可危及生命。震颤谵妄持续时间不等，一般为3～5天，恢复后患者对病情经过部分或全部遗忘。

(3) 酒中毒性幻觉症：这是一种因长期饮酒引起的幻觉状态。患者在突然减少或停止饮酒后1～2天内出现大量丰富鲜明的幻觉，以幻视为主。常见原始性幻视以及评论性和命令性幻听，在幻觉基础上，亦可出现片段妄想以及相应的紧张恐惧或情绪低落。发病期间，患者的意识状态清晰，亦无明显精神运动性兴奋和自主神经功能亢进症状。酒中毒性幻觉症持续时间不定，少则几小时，长则几个月，最长一般不超过6个月。

(4) 酒中毒性妄想症：患者在意识清晰地的情况下出现嫉妒妄想与被害妄想，临床上以前者多见。患者无端怀疑配偶不忠，为此常有暴怒反应，也可导致对怀疑对象或配偶进行攻击，有时酿成凶杀恶果，以往也将其称作酒中毒性嫉妒。酒中毒性妄想症起病缓慢，病程迁延，如长期坚持戒酒可以逐渐恢复。

(5) 酒中毒性脑病：这是慢性酒中毒最为严重的精神病状态，是长期大量饮酒引起脑器质性损害的结果。临床以谵妄、记忆力缺损、痴呆和人格改变为主要特征，绝大多数患者不能完全恢复正常。

1) 韦尼克脑病：是慢性酒中毒常见的一种代谢性脑病，也是一种维生素 B_1 缺乏所致的急症。典型的韦尼克脑病患者可出现三组症状：眼肌麻痹、精神异常和共济失调。死亡率为10%～20%。

2) 柯萨可夫综合征：多数患者在一次或多次震颤谵妄后发生，也可在饮酒数十年以及营养缺乏的基础上缓慢起病。临床特点为近记忆缺损突出，学习新知识困难，常有虚构和错构，无意地编造自己的经历与情节或远事近移以填补记忆的空白。除近记忆损害之外，很多患者有欣快表情、定向力障碍和感觉运动性失调。尽管病情较重，多数患者无明显即刻记忆障碍、意识障碍和广泛的认知功能损害。

3) 酒中毒性痴呆：由于长时间饮酒以及多次出现震颤谵妄发作后可逐渐发展至痴呆状态，呈现多种高级皮质功能障碍，如记忆、思维、理解、计算、定向力和语言功能的损害。严重者常常影响日常生活，不能自理。人格改变也非常显著，患者变得自私、控制能力丧失、行为粗暴和残忍。

【辅助检查】

1. 化验检查　三大常规，肝肾功，电解质，空腹血糖，免疫(甲、乙、丙肝炎，HIV抗体)，甲状腺功能检查，性病检查等。

2. 器械检查　心电图、心脏B超、胸片、脑电图、头颅CT或MRI、腹部(肝、胆、脾、胰)B超。

3. 量表检查　简易智能筛查量表、BPRS、人格测验等。

第三节　精神分裂症

病例 2-2-7

患者，男性，23岁，教师，未婚，大专毕业，学习成绩好。4年前无明显诱因渐起失眠、头痛。3年前时常因头痛请假看病，以后生活懒散、工作拖拉，与他人交往减少，领导、同事提醒他仍无改进。近2年来时有迟到或无故旷工。1年来话少、发呆，有时无故自笑，长期不洗澡理发，偶尔遇到某件小事就大发脾气，基本不去单位，与家人、亲属也逐渐疏远，什么事都不管不问。在家人强制下到医院就诊。体检无异常。对医生询问只是回答："行"、"还好"、"没什么"、"不知道"，多问少答，对以后生活及是否住院治疗感觉无所谓。

问题：

1. 患者目前存在哪些主要症状？
2. 该患者的诊断及主要诊断依据是什么？

3. 如进行量表检查？选择哪些量表比较合适？

4. 首选哪些药物进行治疗？

参考答案和提示：

1. 仔细分析病史，结合精神检查，该患者病情应概括为缓慢起病，表现为兴趣与意志活动的日益减退，情感活动的日益平淡，社会交往的日益减少，到医院就诊时对医生询问只是单调应答为“还好”“没什么”“不知道”，对以后生活无打算，这些特点都符合情感淡漠、思维贫乏、意志活动减退等表现。

2. 根据患者临床表现为以情感淡漠、思维贫乏、意志活动减退等阴性症状为主的一组精神症状，缓慢病程，达 4 年之久，且有逐渐加重趋势，既往病史中无突出幻觉、妄想，有显著个人行为改变。体检无异常，临床上考虑诊断为单纯型精神分裂症较为合适。

3. 精神病症状量表检查既对精神疾病诊断具有一定辅助作用，又可以对每一种疾病作出严重程度评估。根据相关的因子分析，通过评估作出患者主要在哪一方面的障碍更为明显。此外可用于判断临床疗效，帮助作出一致的客观评价。简明精神病评定量表(BPRS)主要用于观察评定治疗精神分裂症的症状与疗效，它的总分越高，反映病情越严重。阳性和阴性症状量表(PANSS)进行阳性症状和阴性症状复合评分，可以提示患者阳性和阴性症状的突出性，它包括了精神病理学和心理学的项目，除能对精神症状评估外，还可以对患者整体情况及认知、情感、社会功能和日常生活能力进行评估。阴性症状评定量表(SANS)，它主要适应于阴性症状为主的精神分裂症患者，以面谈观察为主，必要时结合病史及知情人提供的情况予以评定。

4. 典型的抗精神病药物(第一代抗精神病药物)主要作用于脑内 D_2 受体，为 D_2 受体阻断剂。临床上主要用于治疗幻觉、妄想、思维障碍、行为紊乱、兴奋、激越、紧张症状群具有明显的疗效。对于核心的阴性症状作用微小，有时还可以产生继发性阴性症状。甲硫哒嗪，氯丙嗪均为典型抗精神病药物，故对此病例不宜使用。非典型的抗精神病药物(第二代抗精神病药物)具有较高的 5-羟色胺 2 受体阻断作用，对阴性和阳性症状有效，也可以改善认知功能，它们包括奥氮平、阿立哌唑、氯氮平、利培酮等。

病例 2-2-8

患者，男性，19 岁，学生。3 月前急性起病，表现为话多，说话主题不定，内容凌乱，令人难以理解。行为怪异，上课时突然拍桌子踢椅子，吃饭时将碗中的食物抛出窗外。有时将牙膏涂在头发上，将宿舍弄得乱七八糟，问其原因不能解释。自述听见远方亲戚呼唤自己的声音，有时感到有人跟踪自己。入院后躯体及神经系统无阳性发现。对病史中提供的症状均予以否认，不承认自己有病。

问题：

1. 该患者的诊断是什么？

2. 该患者有哪些主要症状？

3. 需与哪些疾病鉴别？

参考答案和提示：

1. 诊断　精神分裂症青春型。

2. 主要症状　言语性幻听、思维破裂、幼稚愚蠢行为、自知力丧失。

3. 本病需与以下疾病相鉴别　①偏执性精神障碍；②急性短暂性精神障碍；③癔症性精神病。

病例 2-2-9

患者，女性，22 岁，大学生。自幼胆小内向，上学成绩较好。因为迟到老师批评后急性发病，沉闷少语，下课后即回宿舍卧床，或呆坐于床上，有时半夜起床开窗向外看，或在窗前长时间站立不动；听课时不做笔记，时常发愣，对老师的提问不回答，有时喃喃自语，或无故自笑。1 周前行为迟缓，吃一顿饭要 1 个多小时，还坐在餐桌前发呆。3 天前开始卧床不语不动，不起来吃饭，叫她推她均无反应。体检：轻度出汗，表情呆板，全身肌张力增高，上举四肢或抬高其头部保持此姿势不变，令其张嘴反而紧闭。

问题：

1. 患者有哪些主要精神症状？
2. 诊断是什么？易误诊为什么疾病？
3. 目前可以选用哪些治疗？

参考答案和提示：

1. 这是一个青年急性起病，主要临床表现可以概括为"紧张型木僵状态"，有无思维内容等方面障碍，目前还无法查知。"主动性违拗"、"空气枕头"和"蜡样屈曲"是紧张性木僵的典型表现形式，这是在紧张综合征中最常见的症状。问题 1 主要的症状为主动性违拗，空气枕头，蜡样屈曲。

2. 诊断并不难，精神分裂症紧张型。假若你对老师的批评看作是比较重的应激源，认为患者存在严重抑郁等就有可能作出应激相关障碍，抑郁症，癔症—转换型（或分离性）障碍的诊断。假若你认为老师批评后，学生对老师的批评产生抵触，故意不语不动，就有可能作出诈病的诊断。关于精神分裂症—偏执型诊断以后是否成立，目前我们还没有发现在临床上占主要地位的幻觉、妄想等精神症状，故诊断还不能成立。

3. 对于该类型急性期最有效的治疗应该是抗精神病药物治疗或电休克治疗。

病例 2-2-10

患者，男性，23 岁，1 月前因连续发热 3 天，体温在 38.5℃，伴咳嗽、咽痛，在当地治疗 1 周痊愈后，出现急性精神异常，多疑，认为有人要害他，在他吃的食物里放了毒物。自言自语，说话颠三倒四，诉听到有人说要他去自杀。一次在听到声音后突然扑到汽车轮胎下面自杀未遂。后自己买来了锤子、钳子等工具要搞发明创造，要造航天飞机，母亲生病住院也不予关心、探望，不认为自己有病，被骗来就诊。体检无阳性体征。

问题：

1. 该病例提示哪些精神症状？
2. 诊断与鉴别诊断是什么？
3. 治疗原则是什么？

参考答案和提示：

1. 该患者主要临床表现为"幻觉妄想状态"，有命令性幻听，在思维的连贯性方面表现为言语颠三倒四，故存在思维破裂。对于母亲病重住院也不关心，故有情感淡漠，不能认识到自己精神状态的改变，不承认自己有病，拒绝就诊治疗，故没有自知力。要造航天飞机等说明其脱离现实，有夸大妄想。

2. 诊断精神分裂症偏执型，需与下列疾病鉴别：

(1) 躯体疾病所致的精神障碍多发生于一致的躯体疾病,且精神症状多与躯体疾病的严重程度相消长。此患者的精神症状发生在躯体症状的消退之后;

(2) 散发性脑炎所致精神障碍多有神经系统损害的体征或自主神经功能紊乱的表现,精神症状以幻视等较为常见。

(3) 心因性反应起病前多有异乎寻常的精神创伤。

(4) 偏执性精神障碍缓慢起病,临床症状以系统的比较接近现实的妄想为主要表现,多无幻觉。

3. 治疗依据经济条件可选用Ⅰ型、Ⅱ型抗精神病药物。

临床思维:精神分裂症

【病因】 精神分裂症是一组病因未明的精神疾病。多起病于青壮年,具有思维、情感和行为等多方面障碍及精神活动不协调。通常意识清晰,智力尚好,有的患者在疾病过程中可出现认知功能损害,病程多迁延,呈反复加重或恶化。但是,部分患者可以保持痊愈或基本痊愈状态。

目前关于精神分裂症病因有以下共识:精神分裂症的病因不只有一个;致病因素中没有一个因素可以单独导致疾病的形成;多因素共作用是显而易见的。精神分裂症的相关因素如下。

1. 遗传因素 流行病学调查发现,本病患者近亲中患病率比一般居民高数倍。与患者血缘关系越近,精神分裂症发病率越高。有关孪生子研究报告,本病单卵孪生的同病率比双卵孪生的一般高 4～6 倍。寄养子研究也支持遗传因素在本病的发生中起一定作用。

2. 神经生化研究

(1) 多巴胺神经功能异常假说:从中脑腹侧被盖部经多巴胺神经传导到边缘系统,被称为中脑—边缘多巴胺能通路;当中脑-边缘通路多巴胺神经功能亢进时,激动边缘系统多巴胺神经元的 D_2 受体,引起阳性症状,如幻觉妄想等。

(2) 从中脑腹侧被盖部经多巴胺神经传导到前额皮质,故又称“中脑-皮质”多巴胺能通路。当中脑-皮质通路多巴胺神经功能低下时,引起阴性症状,认知缺陷。前额皮质背内侧部、眶部、扣带皮质前额的多巴胺 D_1 受体功能低下,引起抑郁等情感症状。

(3) 从前额皮质到边缘系统,它先由谷氨酸能神经元,中途换氨基丁酸能,终止于边缘系统谷氨酸能神经元,故又称“皮质-边缘”(谷氨酸能-氨基丁酸)通路。当前额皮质功能低下时,传导功能降低,抑制边缘系统的多巴胺功能减低,导致多巴胺能脱抑制性释放,激动多巴胺 D_2 受体,也引起阳性症状。

3. 心理社会环境因素 包括母孕期以及围生期感染、合并症等,病前个性,心理因素的研究。

4. 大脑病理和脑结构的变化以及神经发育异常假说 包括 CT、MRI、PET 的研究等。

【临床表现】

1. 精神分裂症早期症状

(1) 性格改变:可以表现对亲属、同事或同学的态度从热情变得冷淡,生活懒散,没有进取心,不注意个人卫生,不守纪律,不拘小节或一向温和沉静的人,突然变得蛮不讲理,为一点微不足道的小事发脾气。

(2) 类神经症症状,如头痛、失眠、多梦易醒,做事丢三落四,注意力不集中,学习成绩下降,或焦虑、抑郁、倦怠乏力,虽有诸多不适,但无痛苦体验,且又不主动就医。

(3) 零星出现不可理解行为,如有的患者突然作出一些出乎意料的、不可理解的行为。

(4) 多疑,如有的患者可以突然出现对周围环境的恐惧、害怕,对某些人或某件事不放心;有的患者对自身的长相或身体的某个部位不合理的关注等。由于早期症状缺乏特性,并且出现的频率较低，加上患者此时其他方面基本保持正常，因而很容易被忽视。

2. 急性症状　又称阳性症状，主要是指在感知、思维、情感和行为等多个方面心理功能的障碍。常见阳性症状有：

(1) 知觉障碍：精神分裂症最常见是幻听，内容可以是非言语性的，也可以是言语性的，对精神分裂症诊断具有特征的幻听是命令性幻听、评论性幻听、思维鸣响等。患者行为常受幻听支配，如与幻听对话、发怒、恐惧、自语、倾听、自笑。幻听可以是真性的，也可以是假性的。此外，精神分裂症还可以出现视幻觉、嗅幻觉、触幻觉、味幻觉、内脏性幻觉、本体幻觉、功能幻觉以及各种类型感知障碍等。

(2) 思维联想障碍，是精神分裂症特征性症状之一。患者在意识清醒情况下，联想散漫或思维破裂。联想过程缺乏连贯性和逻辑性，联想内容缺乏具体性和现实性，交谈时可表现对问题回答不切题，对事物叙述不中肯，使人感到难以理解，称思维松弛，严重时，言语支离破碎，即破裂性思维。此外，有时患者在无外界原因影响下，出现思维剥夺、思维中断、思维云集(强制性思维)、思维插入等。

(3) 思维逻辑障碍：所有的思维障碍应该都和逻辑有关，而精神症状中所涉及的逻辑障碍有病理性象征性思维、语词新作等。而其他凡是涉及概念形式、判断、推理等方面障碍的症状均属于这里所说的思维逻辑障碍。

(4) 妄想：精神分裂症可以出现各种形式妄想，各种妄想在精神分裂症所出现的频度以及对疾病诊断的意义各有不同。对诊断具有特征性的为原发性妄想，包括妄想知觉、妄想心境和妄想记忆。对精神分裂症的诊断具有重要意义的妄想有影响妄想、被控制感、被洞悉感、思维扩散、广播等。在临床上精神分裂症最常出现的妄想有被害妄想、关系妄想、嫉妒妄想、夸大妄想、非血统妄想等。

(5) 内向性思维：精神分裂症经典的思维障碍症状之一，主要是患者沉浸在最近的思维活动中，生活在主观世界里，并且分不清主观和客观之间的界限，故患者表现为明显脱离现实。

(6) 情感障碍：精神分裂症急性期主要包括情感不协调、情感倒错、矛盾情感等。另外值得注意的情感障碍是抑郁情绪，可出现在疾病早期、中期或急性症状缓解的后期。

(7) 行为障碍：有些患者可以没有行为方面障碍，有的可以表现为退缩、无故发笑、独处、发呆、冲动行为或表情姿势的作态，或出现紧张性木僵、蜡样屈曲、违拗、被动性服从、刻板言语等。此外，自杀也是值得高度重视的问题。

3. 慢性症状　又称阴性症状。

(1) 思维贫乏：表现为言语减少，谈话内容空洞，应答时间延长等。

(2)情感淡漠：表现为表情变化的减少或面部表情完全没有变化，自主活动减少，对外界可以引起各种情感变化刺激的反应减少或完全没有反应。对周围的人和事自己漠不关心，情感淡漠往往伴随意志活动的明显减退。

(3)意志活动减退：表现在各方面，如不注意个人卫生、不修边幅、不能坚持自己正常工作或学习、精力缺乏、社交活动减少或完全停止、和家人朋友保持亲密的能力丧失、对自己现在和未来没有任何计划和打算。

4. 认知障碍　认知功能指感知、思维、学习等方面的能力，认知功能是中枢神经系统基本功能，一般包括智力、超前计划的能力、对环境作出正确反应的能力、从周围环境获取经验的能力、解决实际问题的能力、对外界可能发生事件的预见能力等。目前普遍认为认知障碍是精神分裂症常见症状之一，也是核心症状之一，有以下几方面：

(1) 智力损害：出现在患病后最初两年内或首先发病过程中，而疾病以后发展过程中患者智商变化不大。

(2) 学习记忆能力损害：可能与颞叶结构某些变化有关。

(3) 注意损害。

(4) 运动协调性损害。

(5) 言语功能损害,难以沟通。

(6) 自知力损害。

【临床类型】

1. 偏执型 最常见,以妄想、幻觉为主要临床表现,起病较缓慢,发病年龄偏晚,以青年和中年为主。病初敏感多疑,逐渐发展成妄想,并有泛化趋势,以后可以出现各种妄想和幻觉,一般以被害妄想,关系妄想及听幻觉等症状最为常见。患者在幻觉妄想影响下,出现情绪和行为方面的异常,表现为恐惧,甚至出现自伤及伤人毁物等。妄想结构初期可较系统,以后内容日益凌乱、荒谬、脱离现实等。该类型在发病后相对较长时间内可以保留部分社会功能,较少出现精神衰退现象,治疗预后效果较好。

2. 青春型 以思维联想障碍、情感不协调及严重行为紊乱为主要临床表现。患者可以出现思维联想散漫、思维破裂、幼稚行为、冲动行为和作态等,有的患者可伴有片断幻觉、妄想,有的可出现本能行为亢进。此类型一般起病急,发病年龄早,发病后对社会功能影响较大,部分患者可出现精神衰退现象,治疗预后效果较差。

3. 紧张型 除有精神分裂症一般特征外,以紧张性症状群为主要临床表现,起病急,缓解较快,出现精神衰退情况较少,治疗效果及预后较好。

4. 单纯型 起病年龄轻,病程多缓慢,诱因不明显,早期可有头痛、失眠、精神不振等类神经症样症状。逐渐对环境不感兴趣、人格改变、孤独懒散、与家人情感疏远、言语和动作缓慢减少,少有幻觉妄想,多以阴性症状为主,后期可走向衰退,治疗预后不良。

5. 未定型 具有精神分裂症基本症状,多数患者以阳性症状为主要表现,有的可以伴有阴性症状,但不能归入以上各型,或为以上各型的混合形式。

6. 残留型 精神分裂症经过一定治疗后,大部分症状消失,只是残留个别的阳性症状和阴性症状,如片断的幻觉、妄想或思维贫乏、情感淡漠、意志活动减退等。

7. 分裂后抑郁 指精神分裂症症状部分或基本消失后出现的抑郁综合征。

【辅助检查】

1. 化验检查 血、尿、便常规,肝肾功能,电解质,空腹血糖,免疫(甲、乙、丙肝炎,HIV 抗体),甲状腺功能检查,性病检查,血药浓度监测等。

2. 器械检查 心电图、心脏 B 超、胸片、脑电图、头颅 CT 或 MRI、肝胆脾 B 超。

3. 量表检查 诊断量表与症状量表等。诊断量表如健康问题和疾病定量测试法(RTHD)等,症状量表如 BPRS、PANS、SANS、PANSS 等。

第四节 心境障碍

病例 2-2-11

患者,女性,42 岁。大学文化,已婚。平素性格开朗,与同事相处关系好,平时工作勤快,常常受到表扬。3 个月来情绪低落,兴趣索然,自觉高兴不起来,称:自己的脑子不灵了,像生锈了的机器,认为自己是家庭和社会的累赘,成了废物,生不如死,常诉:胸闷、心悸、心慌,自认为有严重的心脏病,不能自拔,主动性言语及活动减少,生活被动,喜独处,曾多次自杀未遂。睡眠不好,早醒,食欲减退,体重减轻近 5kg。近来常卧床,不能工作,不料理家务,不愿出门。入院后患者拒绝治疗,不认为自己有病,认为住院治疗浪费钱。

躯体及神经系统检查、辅助检查均未见阳性发现。精神科检查：意识清，被动交谈，检查基本合作，情感低落，思想悲观。感到大脑迟钝，能力下降，认为自己患了癌症，心烦不安，焦虑，有自杀企图与行为。临床汉密尔顿抑郁量表评定 36 分，诊断为抑郁发作。经过使用阿米替林等治疗 2 周后一反常态，表现为兴奋话多，自我感觉好，自我评价高，管闲事，忙碌不停，转为躁狂发作。因此目前诊断为双相心境障碍。

病例 2-2-12

患者，男性，38 岁，干部，已婚。平素性格内向，做事稳重得体，与同事相处关系好。20 天前与领导吵架后突然话多、兴奋，晚上睡眠时间减少。半月前，彻夜不眠，向中央纪委写信说单位领导有经济问题，认为自己有能力，精力旺盛，逢人便打招呼，但情绪不稳，常为小事勃然大怒。说领导故意排挤他。家人认为他有精神病，他也认为家人是受了他人指使。

入院后体格检查未见明显异常。精神检查：主动与医生交谈，检查基本合作，说单位领导有重大经济问题等，否认自己写信的事，认为自己将来能做大事，情感高涨，言语多，兴奋，并且说“三十八，人要发。”今天（二月二十六日）住院“儿子以后也会一辈子顺利”。做事虎头蛇尾，不服从管理。入院诊断为心境障碍躁狂发作，经碳酸锂治疗病情好转。

问题：

1. 作为首诊医师，你认为病例 2-2-12 患者有哪些临床症状？
2. 躁狂发作的患者可以选用哪些治疗？
3. 碳酸锂治疗及中毒的早期副作用有哪些？
4. 病例 2-2-11 你认为患者有哪些临床症状？
5. 三环类抗抑郁剂的副作用主要有哪些？

6 诊断抑郁发作的首要症状是什么？

参考答案和提示：

1. 夸大妄想，情感高涨，思维奔逸，音联意联，意志活动增强。
2. 治疗　氟哌啶醇、碳酸锂、利培酮、氯丙嗪、丙戊酸镁等药物治疗；电休克（排除禁忌证）治疗。
3. 胃肠不适，稀便，恶心，胃痛，口渴，多尿。
4. 情感低落，思维迟缓，疑病妄想，自杀意念与行为。
5. 心血管副作用。
6. 情绪低落，兴趣下降。

临床思维：心境障碍

心境障碍又称为情感性精神障碍，是以明显而持久的心境高涨或低落为主的一组精神障碍，并有相应的思维和行为改变，可有精神病性症状，如幻觉、妄想等。大多数患者有反复发作倾向，每次发作多可以缓解，部分可有残留症状或转为慢性。

【临床表现】

1. 抑郁发作　抑郁发作的典型临床症状是情感低落、思维迟缓、意志活动减退，即所谓的“三低症状”。目前认为抑郁的核心症状包括情绪低落、兴趣缺乏和快感缺失，可伴有躯体症状、自杀观念和行为等。发作应至少持续 2 周，且社会功能有不同程度地损害，或给本人造成痛苦或不良后果。抑郁可一生仅发作 1 次，也可反复发作。若抑郁反复发作，按 ICD—10 归类于复发性抑郁障碍。情绪低落:主要表现为显著而持久的情感低落,悲观失望。患者终日忧心忡忡、郁郁寡欢、愁眉苦脸、长吁短叹。部分患者可伴有焦虑、激越症状。典型的病例其抑郁症状多具有晨重夜轻、节律变化的特点,如出现则有助于诊断。

(1) 兴趣缺乏:患者对以前喜爱的各种活动兴趣显著减退甚至丧失。

(2) 快感缺失:患者丧失了体验快乐的能力,不能从平日从事的活动中得到乐趣。

(3) 思维迟缓:患者思维联想速度缓慢,反应迟钝,思路闭塞。临床表现为主动言语减少,语速明显减慢,声音低沉,患者感到脑子不能用了,思考问题困难,工作和学习能力下降。

(4) 运动性迟滞或激越:患者意志活动呈显著持久的抑制。临床表现为行为缓慢,生活被动,不想做事,不愿与人交往,常独坐一旁,或整日卧床,不愿参加平常喜欢的活动。严重时不语、不动、不进食,可达木僵状态,称为"抑郁性木僵",但仔细精神检查,患者仍流露痛苦抑郁情绪,伴有焦虑的患者,可有坐立不安,搓手顿足等症状。严重抑郁发作的患者常伴有消极自杀的观念或行为。激越患者表现为紧张、烦躁不安、难以控制自己,甚至出现攻击行为。

(5) 焦虑:表现为莫名其妙地紧张、担心、坐立不安、甚至恐惧。抑郁常伴发不同程度的焦虑。

(6) 自责自罪:在情感低落影响下,常产生无用感,无助感。感到自己无能力,认为自己连累了家庭和社会。在悲观失望的基础上,产生孤立无援的感觉,伴有自责自罪,严重时可出现罪恶妄想,亦可在躯体不适的基础上产生疑病观念或妄想等。

(7) 自杀观念和行为:患者感到生活中的一切,甚至生活本身都没意义,以为死是最好的归宿。可有自杀计划和行动,反复寻求自杀。

(8) 躯体症状:主要有睡眠障碍、食欲减退、体重下降、性欲减退、便秘、阳痿、闭经、乏力以及身体某个部位的疼痛等。躯体不适主诉可涉及各脏器。自主神经功能失调的症状也较常见。睡眠障碍主要表现为早醒,一般比平时早醒 2～3 小时,醒后不能再入睡,这对抑郁发作诊断具有特征性意义。患者也常表现为食欲减退与体重减轻,少数患者可表现为食欲增加、体重增加。

(9) 精神病性症状:一般在抑郁存在一段时期后可出现幻觉和妄想。内容可与抑郁心境相协调,如罪恶妄想,伴嘲弄性或谴责性幻听;也可与抑郁心境不协调,如被害妄想,没有情感色彩的幻听等。

(10) 其他:抑郁发作时也可出现人格解体、现实解体及强迫症状。

老年抑郁患者除有抑郁心境外,多数患者有突出的焦虑烦躁情绪,有时也可表现为易激惹和敌意。老年患者精神运动性迟缓和躯体不适主诉较年轻患者更为明显,因思维联想明显迟缓以及记忆力减退,可出现较明显的认知功能损害症状,类似痴呆表现,如计算力、记忆力、理解和判断能力下降,国内外学者将此种表现称之为"抑郁性假性痴呆"。躯体不适主诉以消化道症状较为常见,如食欲减退、腹胀、便秘等,常常纠缠于某一躯体主诉,并容易产生疑病观念,进而发展为疑病、虚无和罪恶妄想。病程较冗长,易发展成为慢性。

2. 躁狂发作 躁狂发作的典型临床症状是情感高涨、思维奔逸和意志活动行为增强,即所谓的"三高症状"。可伴有夸大观念或妄想、冲动行为等。发作应至少持续 1 周,并有不同程度的社会功能损害,或给别人造成危险或不良后果。躁狂可一生仅发作 1 次,也可反复发作。

(1) 情感高涨:患者的情感活动显著增强,总是表现得欢欣喜悦、轻松愉快,自我感觉良好,整天兴高采烈、得意洋洋、笑逐颜开。患者这种高涨的心境具有一定的感染力,常引起周围人的共鸣。有的患者尽管情感高涨,但情绪不稳,变幻莫测,时而欢乐愉悦,时而激动易怒,部分患者临床上是以愤怒、易激惹、敌意为特征,动辄暴跳如雷、怒不可遏,甚至可出现破坏及攻击行为,但常常很快转怒为喜。患者情感高涨时,自我评价过高,表现为高傲自大、盛气凌人、不可一世,甚至可出现夸大观念与妄想,但内容多并不荒谬。患者有时也可出现关系妄想,被害妄想等其他精神病性症状,多继发于情感高涨,一般持续时间不长。

(2) 思维奔逸:表现为联想过程明显加快,自觉思维非常敏捷,思维内容丰富多变。常表现为言语增多、滔滔不绝、手舞足蹈。即使口干舌燥、声音嘶哑,仍要讲个不停。但讲话的内容较肤浅,且凌乱不切实际,常给人以信口开河之感,由于患者注意力随境转移,思维活动常受周围环境变化的影响致使话题突然改变,讲话的内容常从一个主题很快转移到另一个主题,即表现为意念飘忽,有的患者可出现音联意联。

(3) 意志活动行为增强:即协调性精神运动性兴奋。其内心体验与行为、行为反应与外在环境较为统一。与精神运动性迟滞恰恰相反,患者表现为精力旺盛、兴趣广泛、动作快速敏捷、活动明显增多,且忍耐不住,整天忙忙碌碌,做事虎头蛇尾、有始无终。患者爱管闲事,对自己的行为缺乏正确判断,常常是随心所欲、不考虑后果,社交活动增多,行为轻浮,且好接近异性。严重时自我控制能力下降,举止粗鲁,甚至有冲动毁物行为。

(4) 夸大观念及夸大妄想:内容多与现实接近。

(5) 躯体症状:常表现为面色红润,两眼有神,体格检查可发现瞳孔轻度扩大、心率加快,且有交感神经亢进的症状如便秘。因患者过度兴奋,体力过度消耗,容易引起失水、体重减轻等。患者食欲增加、性欲亢进。睡眠需要减少是躁狂发作特征之一。

(6) 其他:在发作极为严重时,患者呈极度的兴奋躁动状态,可有短暂、片段的幻听,行为紊乱而毫无目的指向,常伴有冲动行为;也可出现意识障碍,有错觉、幻觉及思维不连贯等症状,称为谵妄性躁狂。多数患者在疾病的早期即丧失自知力。躁狂发作临床表现较轻者称为"轻躁狂"。老年躁狂发作的患者临床上表现为心境高涨的较少,主要表现为易激惹、狂妄自大、有夸大观念及妄想,言语增多,但常较啰嗦,可有攻击行为。

3. 双相障碍 临床特点是反复(至少2次)出现心境和活动水平明显紊乱的发作,有时表现为心境高涨(躁狂或轻躁狂),有时表现为心境低落、精力减退和活动减少(抑郁)。发作间期通常以完全缓解为特征。最典型的形式是躁狂和抑郁交替发作。临床上以目前发作类型确定双相障碍的亚型:①目前为轻躁狂;②目前为不伴精神病性症状的躁狂发作;③目前为伴有精神病性症状的躁狂发作;④目前为轻度或中度抑郁;⑤目前为不伴精神病性症状的重度抑郁发作;⑥目前为伴精神病性症状的重度抑郁发作;⑦目前为混合性发作;⑧目前为缓解状态。

4. 持续性心境障碍

(1) 环性心境障碍:主要特征是持续性心境不稳定。心境波动通常与生活事件无明显关系,波动幅度相对较小,每次波动极少严重到轻躁狂或轻度抑郁的程度。一般开始于成年早期,呈慢性病程,可一次持续数年,有时甚至占据个体一生中的大部分时间,不过有时也可有正常心境,且一次稳定数月。

(2) 恶劣心境:原称抑郁性神经症,是指一种以持久的心境低落状态为主的轻度抑郁,从不出现躁狂。常伴有焦虑、躯体不适感和睡眠障碍,但无明显的精神运动性抑制或精神病性症状,患者抑郁常持续2年以上,期间无长时间的完全缓解,如有缓解,一般不超过2个月。患者有求治要求,生活不受严重影响。恶劣心境通常始于成年早期,持续数年,有时终生,与生活事件和性格有很大关系。

【辅助检查】

1. 化验检查 三大常规,肝肾功,电解质,空腹血糖,免疫(甲、乙、丙肝炎,HIV抗体),甲状腺功能检查等。

2. 器械检查 心电图、心脏B超、胸片、脑电图、头颅CT或MRI、肝胆脾B超。

3. 量表检查 诊断量表与症状量表等。诊断量表如健康问题和疾病定量测试法(RTHD)等,症状量表如Bech-Rafaelsen躁狂量表、HAMD、HAMA、Montgomery Asberg抑郁量表、抑郁自评量表等。

第五节　偏执性精神障碍

病例 2-2-13

患者，男性，38 岁，机关干部。6 年前逐渐发病，表现为爱发脾气，诉自己有本事，和上司发生矛盾后，开始认为上司处处压制自己，联络市里领导整自己、迫害自己、夜眠差，并为此反复告状，家人劝说则认为家人受他人威胁。曾于 3 年前在当地精神病院以“躁狂症”住院 2 月余，服用“碳酸锂”等药“好转”出院。出院后在原单位上班，仍坚信原领导压制迫害他，近因原领导升迁，反复多次去市里告状，夜不眠写检举信，话多，其爱人劝说则打骂爱人，为此再次被强迫送进精神病院。

入院后，体格检查未见异常。患者表现趾高气扬，不愿与主管医生谈话，诉要主任和院长与自己谈，反复强调自己没病，是家人被骗了，才送自己入院的。在病室爱管闲事，说起话来滔滔不绝，并写了二十余页的病情经过。初步诊断躁狂症。经碳酸锂 1.0g/d，治疗 1 月余，患者睡眠好转，但仍对被陷害之事深信不疑，经会诊考虑更改诊断为偏执性精神病。经治疗半年，患者表现情绪较前稳定，以“好转”出院，1 个月后患者从北京打来电话说他找到熟人，仍坚持要去告状。

问题：

1. 根据病史，该患者应考虑哪些疾病？
2. 哪些辅助检查有助于诊断？
3. 偏执性精神病检查要点有哪些？
4. 偏执性精神病主要有哪些临床表现？
5. 偏执性精神病的治疗主要有哪些？
6. 该疾病预后与哪些因素有关？

参考答案和提示：

1. 应考虑心境障碍，偏执性精神病。病史中无躯体疾病依据，可排除躯体疾病所致精神障碍。病史表现不符合癔症和神经症的表现，可排除。存在夸大及易激惹等思维内容，有情感障碍、行为增多以及意志增强的表现，应考虑心境障碍。该患者病史迁延，有一定现实基础，且患病后能坚持工作，除涉及妄想的内容外，其他社会功能受损不明显，应考虑偏执性精神病的诊断。病史中无异乎寻常的刺激，病期 6 年，无回避、回闪等表现，故排除应激相关障碍。该患者 32 岁起病，有明确的起病时间，故人格障碍诊断予以排除。

2. 有助于诊断的辅助检查　MMPI PANSS HAMD。MMPI 是测验患者人格特征的常用量表，PANSS 量表是测定精神病性症状的，HAMD 量表主要是评定患者的抑郁情绪，这些都对患者的诊断有帮助。

3. 检查要点　有无明显的社会心理因素，疾病的发展过程，妄想内容是否固定系统，有无感知障碍，情感反应是否协调。

4. 临床表现　思维内容障碍，妄想接近现实，自知力缺乏，可有幻觉，可出现情感高涨、低落。

5. 治疗　碳酸锂、丙戊酸盐、利培酮、氯硝西泮、奋乃静等药物治疗；心理治疗。

6. 相关因素　能否坚持服药，有无生活中的不良应激事件，有无长久的心理治疗和心理疏导，能否参加有益的社会活动，能否培养良好的个性和兴趣，减少药物副作用，年龄的增长。

临床思维：偏执性精神病

偏执性精神病是一组病因未明的疾病总称。以持久、系统且比较固定的妄想为主要临床特征。妄想症状一般是独立产生的。行为、情感反应与妄想内容相一致，没有幻觉或仅偶伴幻觉。可间断性地出现抑郁症状甚至完全的抑郁发作，但在没有心境障碍时妄想仍持续存在；病程长而无明显的精神衰退，智力保持良好。

【临床表现】 本组障碍的特点是出现一种或一整套相互关联的妄想，妄想往往持久，有时持续终身。妄想内容形形色色，从被害、疑病、夸大、嫉妒或诉讼妄想，到坚信身体畸形，确信他人认为自己身体有异味或是同性恋者。典型病例可间断出现抑郁症状，某些患者可出现幻嗅和幻味。老年患者偶尔可有短暂幻听。起病常在中年，但有时可在成年早期。妄想的内容及出现时间常与患者的生活处境有关。除了与妄想或妄想系统直接相关的行为和态度外，情感、言语和行为正常。

1. 偏执狂 发病缓慢且以系统妄想为主要症状，并伴有相应的情感活动和意向活动，人格保持较完整。妄想建立在与患者人格缺陷有关的一些错误判断或病理思考的基础上，结构有层次，条理分明，其推理具备一定的逻辑性，内容不荒谬、不泛化、不伴幻觉，患者坚信不疑。

2. 偏执状态 妄想结构没有偏执狂那么系统，也不固定，可伴有幻觉。患者多于30～40岁起病。以女性较常见，且以未婚者居多。

3. 特殊偏执状态的临床表现 诉讼狂，色情狂，夸大狂，嫉妒狂。

第六节　神　经　症

一、焦虑性神经症

（一）广泛性焦虑障碍

病例 2-2-14

患者，男性，34岁，已婚，职员。以“发作性心慌，濒死感，极度恐惧8个月”为主诉入院。患者同胞3人，排行老大，自幼生长在农村，母亲体弱多病，有时哮喘发作，样子十分可怕，患者总担心母亲有一天会突然离他而去。患者很小就开始帮助母亲做事和照顾弟妹，病前性格：做事认真，追求完美，敏感，容易紧张，情绪容易波动。9个月前患者父亲因车祸去世，患者因此精神不振，睡眠不佳。1个月后，患者突然出现头晕、心慌、心脏剧烈跳动、气促、呼吸困难、出汗、极度恐惧、濒死感、心电图检查“窦性心动过速”，给予普萘洛尔、地西泮片治疗。以后多次出现类似上述症状发作，多则每周发作3～4次，少则1个月发作2～3次，每次发作表现基本相同，均无明显诱因，持续十几分钟到1小时不等。患者于半小时前就餐时再发作，症状同前，程度较以前重，入院。

体格检查：意识清，体温正常，血压130/90mmHg，心率92次/分，心律齐，未闻及病理性杂音，双肺听诊无异常，腹软，上腹部压痛不明显，无腹肌紧张，神经系统检查未见异常。精神检查：意识清晰、年貌相称、衣着整洁、接触好、表情焦虑、双眉紧锁、言谈切题、能主动完整地叙述病情。

既往身体健康，在最初发作的间歇期无明显躯体不适感，患者只是担心再次发作，不敢单独外出，经常由妻子陪伴上下班。病情逐渐发展，不敢独处，独自乘车，独自买菜，一个人在家时，则十分紧张，担心发生意外无人救助。担心家人和孩子发生意外，无法集中注意力做事。经常感到头晕、心慌、坐立不安、胸闷、乏力、入睡困难、易醒、梦多，感到无法正常生活和工作，十分痛苦，曾经多次想以死解脱，但很矛盾，舍不得孩子和母亲。

入院后诊断为广泛性焦虑障碍，惊恐发作。经卧床休息，氯硝西泮肌内注射，普萘洛尔口服后患者症状缓解。

问题：

1. 此病例急诊措施应包括哪些？
2. 患者次日无诱因再次发作，为控制症状可以采用哪些药物治疗？
3. 对于体质差、低血压、心功能不全并伴有哮喘的患者应尽量避免使用哪些专科用药？

参考答案和提示：

1. 急诊应该查血常规、心电图、超声心动图、腹部透视，排除胃穿孔、急性阑尾炎、心肌梗死、二尖瓣脱垂等。如果可以排除躯体器质性病变可以嘱患者卧床休息，肌内注射氯硝西泮、口服普萘洛尔。
2. 临床上可以给予 BDZ_S、TCA_S、$SSRI_S$、β受体阻滞剂，无须给予抗精神病药物及心境稳定剂。
3. 应尽量避免使用阿米替林、氯米帕明、曲唑酮、普萘洛尔。

（二）惊恐障碍

病例 2-2-15

患者，女性，30 岁，已婚，会计。10 个月前忙于年终工作又需参加自学考试，某晚入睡前，突然感到紧张、烦躁、坐立不安、心急、心慌、胸闷、气憋、胸部被压感，颈部像被什么束缚住似的，呼吸困难，恐惧，并有濒死感，伴出汗、手抖。怕自己发疯失去控制或突然死去。被家人送往医院急诊科，行心电图、电解质、胸片等检查，均在正常范围，约十几分钟后自行缓解。恢复期基本正常，可继续上班、学习，但总担心“心脏病”发作。之后反复出现上述表现 7～8 次，且间歇期逐渐缩短。家族史、既往史、实验室检查无异常。病前性格多疑多虑，易急躁。自知力存在。

问题：

惊恐障碍的治疗方法有哪些？

参考答案与提示：

常用的方法有药物治疗和心理治疗。对伴有惊恐障碍的焦虑症患者，以较快地改善和减轻患者的精神紧张和各种躯体不适感为首要目的。

(1) 药物治疗：①抗焦虑剂中苯二氮䓬类最常用，常用氯硝西泮 1～2mg 和阿普唑仑 1～2 次/d，肌内注射或者口服。②三环类抗抑郁剂：如丙咪嗪、氯米帕明对广泛性焦虑和惊恐发作均有效。有睡眠障碍的可改用阿米替林。③五羟色胺再摄取抑制剂如氟西汀、氟伏沙明、帕罗西汀、舍曲林等可选用。

(2) 心理治疗：解释性心理治疗、放松治疗、行为治疗、认知治疗及催眠疗法可以选用。

临床思维：焦虑性神经症

焦虑性神经症是以广泛、持续性焦虑或反复发作的惊恐不安为主要特征，常伴有自主神经紊乱、肌肉紧张与运动性不安，临床分为广泛性焦虑障碍和惊恐障碍两种主要形式。焦虑障碍和其他精神障碍的共病率较高，40%～80%的患者的患者伴有抑郁症状，20%～40%的患者常伴酒精或其他物质滥用，7%的惊恐障碍患者自杀，惊恐障碍合并抑郁症状恶化的自杀率增加。

广泛性焦虑障碍的基本特征为泛化且持续的焦虑，不局限于特定的外部环境。症状高度变异，但以下主诉常见：总感到神经紧张、发抖、肌肉紧张、出汗、头重脚轻、心悸、头晕、上腹不适。患者常诉及自己或亲人很快会有疾病或灾祸临头。这一障碍女性更为多见，并常与应激有关。病程不定，但趋于波动并成为慢性。

惊恐障碍又称急性焦虑障碍，其特点是发作的不可预测性和突然性，反应程度强烈，焦虑、紧张十分明显，患者常体验到濒临灾难性结局的害怕和恐惧，发作后常迅速终止。

惊恐障碍发作的特点是患者在无特殊的恐惧性处境时，突然感到一种突如其来的惊恐体验，伴濒死感或失控感，有严重的自主神经功能紊乱症状。惊恐发作通常起病急骤，终止迅速，一般历时5～20分钟，很少超过1个小时，但不久可突然再发。

【病因】 临床观察研究认为，焦虑症的发生与生理遗传因素、早年的经历（失去与分离的体验）、家庭环境、性格特点以及生活中的压力有关。

【临床表现】

(1) 无明显原因突然出现极度恐惧、濒死感、失控感。

(2) 自主神经功能障碍：头晕、心脏剧烈跳动、窒息感、出汗等。

(3) 发作频率每周发作3～4次，每次发作持续30～60分钟不等。

(4) 发作间歇期，因预期恐怖，即担心再次发作而不敢单独外出。随着病情发展，精神紧张及躯体不适感持续存在，工作和生活均受到影响。

(5) 躯体和神经系统检查及辅助检查均未发现异常。

(6) 自知力存在，十分痛苦，主动求治。

二、强迫性神经症

病例 2-2-16

患者，男性，22岁，在校大学生。主因“怕脏，反复洗涤及重复动作8年，加重2年”入院。8年前患者的一位关系较好的同学因病去世，患者担心自己也会传染某种疾病而死，从此不敢接触一些脏的物体，不小心接触了一些脏东西时就反复洗手以消除不洁。刚开始时只洗一次就可以了，后来开始按照一定的模式洗手，如果洗手过程中有人打扰了，或自认为洗的不够标准，就必须重新再洗，有时一次洗手就耗时2小时。患者认为洗干净了才能消除内心的不安。2年前患者考入大学，症状加重。逐渐出现了反复检查及重复动作。路过“脏”东西时，患者时常会因“刚才碰了它们”，于是要回去检查，以减轻这种焦虑。认为4这个数字不吉利，而6和8是吉利数字，于是每次洗手要洗6遍、8遍或是6或8的倍数才行。患者为此深感苦恼，知道这样是徒劳无益的，但不这么做就十分焦虑。病后开始变得性格暴躁，稍有不顺心就大发脾气，家人阻止其反复行为时甚至出手打家人，自己十分苦恼，曾多次想一死了之。患者主动求医，急切寻求帮助。体检无明显异常。患者情感反应适度，略显焦虑，言语累赘但无其他思维障碍。意志行为亦未见异常。患者自幼生长于知识分子家庭，患者父亲长期在外工作很少回家，母亲个性强，能干，教育子女非常严格，患者从小十分听母亲的话，性格温顺，在家是乖孩子，在学校是好学生。干事小心谨慎，循规蹈矩，遇到小事也要反复思考利弊。

问题：

1. 精神分裂症的强迫症状与强迫症的强迫症状有哪些区别？

2. 此患者用氯米帕明250mg/d口服，治疗6周，无效，可用其他什么方法？

3. 强迫症患者应用哪些心理治疗方法可能会有更好的疗效?

参考答案和提示:

1. 精神分裂症患者往往不为强迫症状苦恼,无主动克制或摆脱的愿望,常无自知力,无明显治疗要求;精神分裂症的强迫症状内容多荒谬离奇;最主要的特点是分裂症患者具有其他精神病性症状。

2. 可用其他方法　①换用 $SSRI_s$;②合并 $MAOI_s$;③合并丙戊酸钠;④合并卡马西平;⑤合并电抽搐。

3. 精神分析疗法、认知行为疗法、森田疗法。

临床思维:强迫性神经症

强迫性神经症的基本特征是以强迫思维和强迫行为为主要临床症状,其特点是有意识的自我强迫与反强迫并存。两者强烈冲突使患者感到焦虑和痛苦;患者体验到的观念和冲动来源于自我,但违反自己意愿,需极力抵抗,却无法控制;患者也意识到强迫症状的异常,但无法摆脱。病程迁延者可表现为以仪式动作为主而精神痛苦减轻,但社会功能严重受损。

【临床表现】 发病平均年龄 20 岁左右,男女患病率近似,常在无明显诱因下缓慢起病,若不伴有明显抑郁症状,转成慢性的可能性较大。患者的生活和职业功能显著受影响。

强迫性神经症的共病率较高,依次为抑郁症、惊恐发作、疑病症、贪食症、厌食症、抽动障碍、冲动控制障碍等。其基本症状为强迫观念和强迫行为,多数患者有多种强迫观念和强迫动作。

1. 强迫观念

(1) 强迫性对立思维:患者脑子内出现一个观念,马上出现一个与其完全对立的另一个观念。

(2) 强迫性穷思竭虑:患者对日常生活中的一些事情或自然现象,反复思索,寻根问底,明知没必要,但不能控制,迫使患者无休止地想下去,可以相当一段时间老是固定在某一件事或问题上,也可碰到什么想什么。

(3) 强迫怀疑:患者总怀疑自己是否确实说过或做过某事,怀疑自己说错或做错了。

(4) 强迫情绪:主要表现为强迫恐怖,是对自己情感的恐怖,患者害怕自己丧失自控,害怕会发疯干坏事,内心极度紧张不安。

(5) 强迫回忆:患者经历过的事频频出现于回忆中,无法摆脱,有的强迫性回忆可达表象程度。

(6) 强迫意向:患者感到一种强有力的内在驱使马上就要行动起来的冲动感,但实际上并不直接转变为行动。这种强烈的内心冲动,明知荒谬不可能,并努力控制自己不去做,但却无法摆脱。

2. 强迫动作和行为

(1) 强迫检查:多为减轻强迫怀疑引起的焦虑而采取的措施。

(2) 强迫洗涤:患者为了消除受到脏物、毒物或细菌的污染,反复洗手、洗餐具或衣服,而且要求与他一起生活的人也洗。

(3) 强迫性仪式动作:他人看来不合理或荒谬可笑的重复动作,但可减轻强迫观念引起的紧张不安。

(4) 强迫询问:患者不相信自己,为消除强迫性穷思竭虑而带来的焦虑,反复要求他人不厌其烦地给予解释和保证。

(5) 强迫性缓慢:患者起病时举止行动便是缓慢的,具有明显仪式化特征,患者承认他在思考行动的计划是否恰当,但很少焦虑。

3. 回避行为　回避可能是强迫障碍最突出的症状,患者回避触发强迫观念和强迫行为的各种情境,在疾病严重时回避可能成为最受关注的症状,而在治疗过程中,随着回避行为的减少,强迫行为可能增加,因为治疗过程增加了患者暴露在诱发强迫症状的环境中。

4. 其他

(1) 继发焦虑。

(2) 强迫症状加重时常出现抑郁,故抑郁症状的加重或减轻一般会伴有强迫症状严重度的平行改变。

(3) 强迫性神经症的患者常常有病态的人际关系。

(4) 部分患者可能有神经系统软体征和精细运动协调障碍,且左侧明显;与强迫障碍的严重度一致。

三、恐 怖 症

病例 2-2-17

患者,女性,26 岁。害怕一个人独处或出门去拥挤的场所半年余,患者总是害怕离开家里或独处,害怕去拥挤的地方如商店,剧场等,因为患者担心上述的那些地方出现恐惧感时,没有人帮她,所以都不去这些场所,即便是要去,也要人陪着,一个人根本不敢出门,严重影响患者的生活和工作,并为此感到痛苦和烦恼。

病例 2-2-18

患者,男性,33 岁,未婚。因"与人交往时紧张,不敢在公共场合讲话 15 年"入院。患者 18 岁与一女同学交谈时,同学无意中说其发型很难看,回家后反复照镜子,感到在女同学面前丢了脸。以后每看到这位女同学就想起这件事,并担心再次在同学面前丢脸,不敢见这位同学,之后这种感觉进一步加重,看到同龄女性都有这种感觉,以后见到男性也有这种不适。在学校不敢和同学交往,不敢正视她们,每逢不得不和别人说话时,总是紧张得直冒汗,当感觉到对方的目光在注视自己时,更是手足无措,不知说什么好。害怕感严重时,常伴心慌、手抖、出汗。这种恐惧在女同学面前尤为严重,总是担心别人会看出他言行不合时宜。患者日益自卑,逐渐回避与别人的交往。患者 2 年前被提拔为中层干部后,上述症状进一步加重,不敢在公共场合讲话,每逢开会需要发言时,要喝酒壮胆,否则就面红耳赤、全身发抖、心慌、大汗淋漓、脑子一片空白。因羞于与异性交往至今单身。患者为此十分苦恼,前来就医。

问题:

1. 常用的恐怖症的治疗方法有哪些?
2. CCMD-3 中恐怖症临床分型有哪几类?
3. 恐惧与焦虑的区别有哪些?

参考答案和提示:

1. 三环类抗抑郁剂:丙咪嗪及氯米帕明;选择性五羟色胺再摄取抑制剂;抗焦虑剂;β 受体阻滞剂;行为疗法。
2. 场所恐怖症、特定的恐怖症、社交恐怖症。
3. 看有无具体的环境或情境、有无回避行为。

临床思维:恐怖症

恐怖症原称恐怖性神经症,以过分和不合理地惧怕外界某种客观事物或情境为主要表现。患者明知这种恐惧反应是过分的或不合理的,但仍反复出现,难以控制。恐惧发作时常伴有明显的焦虑和自主神经症状,患者极力回避导致恐惧的客观事物或情境,或是带着畏惧去忍受,因而影响其正常活动。恐怖症患者恐惧的对象达数百种之多，通常将其归纳为三大类：场所恐怖症、社交恐怖症、单一恐怖症。

【病因】

1. 遗传因素 某些特定的恐怖症具有明显遗传倾向，如血液和注射恐怖，先证者中约2/3的生物源亲属患有相同疾病。这类患者对恐怖刺激所产生的反应也与一般的恐怖症患者不同，他们表现为心动过缓而不是心动过速，易发生晕厥。

2. 生化研究 某些研究发现，社交恐怖症患者出现恐惧症状时血浆肾上腺素水平升高。

【临床表现】 恐怖症患者所畏惧的对象达数百种之多，通常将其归纳为三大类。

1. 广场恐怖症 又称场所恐怖症、旷野恐怖症等。恐惧发作时常伴有抑郁、强迫、社交焦虑、人格解体等症状，若不有效治疗，症状虽可波动，但一般会转入慢性。

2. 社交恐怖症 又称社交焦虑障碍。常见的恐惧对象是异性，严厉的上司和未婚夫（妻）的父母等，或是熟人，可伴有自我评价低和害怕批评，可有脸红、手抖、恶心、尿急等症状，症状可发展到惊恐发作的程度。部分患者可伴有突出的广场恐怖与抑郁障碍；一部分患者可通过物质滥用来缓解焦虑而最终导致物质依赖，特别是酒依赖。

3. 特定恐怖 患者的恐惧局限于特定的情境，如害怕接近特定的动物，害怕高处、雷鸣、黑暗、飞行、封闭空间，害怕在公厕大小便、进食某些东西、牙科治疗、目睹流血或创伤，害怕接触特定的疾病，害怕促发惊恐的具体情境。对恐怖情境的害怕一般不波动，导致功能残缺的程度取决于患者回避恐怖情境的难易程度。

四、躯体形式障碍

病例 2-2-19

患者，女性，38岁。2年前无明显诱因出现右髋部不适，有时隐疼，不敢过久行走，症状时轻时重。约2个月后感觉左侧髋部有类似的感觉，担心患了疾病，去医院行X线、CT等检查，无任何阳性发现。在医院给予理疗，疗效不明显，为此曾反复去多家医院就治，因症状缓解不明显而伴有心急、心烦及失眠。近1个月来，除上述部位不适外，感到前胸，双肩及背部出现游走性疼痛，再次行胸片、MRI、血液等相关的检查，仍无阳性发现。

问题：

1. 躯体形式障碍临床分型有哪些？
2. 疑病症的鉴别诊断有哪些？
3. 治疗躯体形式障碍使用抗抑郁剂的原则是什么？

参考答案和提示：

1. 躯体形式障碍包括躯体化障碍、未分化躯体形式障碍、疑病症、躯体形式紊乱、躯体形式疼痛障碍等主要临床类型。

2. 疑病症的鉴别诊断 ①与抑郁症鉴别：抑郁症常伴有疑病症状，如为重性抑郁症，还可有生物学方面的症状，如早醒，情绪昼重夕轻的节律改变，食欲、性欲减退，体重下降等，以抑郁情绪为主可资鉴别，隐匿性抑郁症应特别注意与疑病症相鉴别，前者以躯体症状掩盖了抑郁的本质，但经抗抑郁剂治疗常能获得显著疗效，疑病症则很困难。②与精神分裂症的鉴别：早期有疑病症状，但其内容多离奇，不固定，有思维障碍和常见的幻觉和妄想，患者并不积极求治，可以鉴别。③与其他神经症相鉴别：如焦虑症、神经衰弱和抑郁性神经症均可有疑病症状，但这些疑病症状均为继发性，而疑病症之疑病症状为原发或首发症状，注意症状发生的顺序。

3. 治疗躯体形式障碍使用抗抑郁剂的原则 ①小剂量即可奏效；②睡前一次服用以减少副作用；③用药前详细交代药物可能出现的副作用；④症状一旦好转，应适时加强心理社会康复治疗。

临床思维：躯体形式障碍

躯体形式障碍的主要特征是患者反复陈述躯体症状，不断要求给予医学检查，无视反复检查的阴性结果，不接受医师关于其症状并无躯体病变基础的再三保证。即使患者有时患有某种躯体障碍，但也不能解释症状的性质，程度或患者的痛苦与先占观念。即使症状的出现和持续与不愉快的生活事件、困难或冲突密切相关，患者也拒绝探讨心理病因。患者认为其疾病本质上是躯体性的，需进一步检查，若不能说服医师接受这一点，便会愤愤不平。常伴有焦虑或抑郁情绪。躯体化障碍的患者多为女性，主要来自低社会阶层。

【临床表现】

1. 躯体化障碍 又称 Briquet 综合征，女性多见，常在成年早期发病。临床表现多种多样，反复出现，时常变化，查无实据的躯体主诉至少 2 年，未发现任何恰当的躯体疾病来解释上述症状；不断拒绝多名医生关于其症状没有躯体解释的忠告与保证，不遵医嘱；注意集中于症状本身及其影响，过度使用消除症状药物，部分患者可能出现药物依赖或滥用；症状及其所致行为造成一定程度的社会和家庭功能损害。常见的症状是胃肠道症状、异常的皮肤感觉，性及月经方面的主诉也很多；通常存在明显的抑郁和焦虑。本病为慢性波动性病程，常伴有社会、人际及家庭行为方面长期存在的严重障碍。

2. 未分化躯体形式障碍 常诉述一种或多种躯体症状，症状具有多变性，其临床表现类似躯体化障碍，但构成躯体化障碍的典型性不够，其症状涉及的部位不如躯体化障碍广泛，也不那么丰富，或者完全不伴发社会和家庭功能损害，病程半年以上，但不足 2 年。

3. 疑病症 又称疑病障碍，特征是患者存在先占观念，坚持认为可能患有一种或多种严重进行性的躯体疾病，正常的感觉被患者视为异常，患者很苦恼；患者把注意力集中在身体的一或两个器官或系统，患者对患病的坚信程度以及对症状的侧重，在每次就诊时通常有所不同。常伴有明显的抑郁和焦虑；患者总是拒绝接受多位医师关于其症状并无躯体疾病的忠告和保证，并频繁更换医师寻求保证；害怕药物治疗。

4. 躯体形式的自主神经功能紊乱

5. 躯体形式的疼痛障碍

6. 其他躯体形式障碍

【辅助检查】

1. 化验检查 血、尿、便常规，肝肾功能，电解质，空腹血糖，免疫（甲、乙、丙肝炎，HIV 抗体），甲状腺功能检查等。

2. 器械检查 适当检查，避免不必要的医学检查。心电图、心脏 B 超、胸片、脑电图、头颅 CT 或 MRI、肝胆脾 B 超。

3. 量表检查 诊断量表与症状量表等。诊断量表如健康问题和疾病定量测试法（RTHD）等；症状量表如 MMPI 量表、HAMA、焦虑自评量表、SCL-90。

五、神经衰弱

病例 2-2-20

患者，男性，40 岁。1 年前提拔到领导岗位，近年来出现脑力活动效率明显下降，反应不灵敏，注意力不易集中，头昏、耳鸣、易疲乏，感到精力不足，白天无精打采，昏昏欲睡，但入睡时却出现回忆和联想增多且控制不住，兴奋伴有不快感，但无言语运动增多。醒后感到不解乏，易激惹，脾气变大，常有肢体肌肉酸痛，不愿上班。为缓解症状，曾口服过补脑液等，疗效不佳，今主动来院求医。

问题：

神经衰弱的治疗措施有哪些？

参考答案和提示：

治疗措施　①药物治疗：可根据患者的具体症状，选择三环类抗抑郁剂、$SSRI_S$、苯二氮䓬类等治疗。②心理治疗：是治疗神经衰弱的基本方法。支持性心理治疗是很必要的。重要的是帮助他们了解某些症状具有心理方面的解释，这使他们更容易寻求心理治疗。对患者疾病的解释是治疗成功非常关键的因素。认知行为疗法的目的是使患者认识到某症状维持的认知方面的因素，确定行为改变的目标，一旦有所改善将进一步帮助患者更积极的自我帮助行为。③采用生物反馈技术来改善患者的肌肉紧张以及自主神经系统症状是十分有帮助的。

临床思维：神经衰弱

神经衰弱是指患者由于长期处于紧张和压力下，出现精神易兴奋和脑力易疲乏现象，常伴有情绪烦恼、易激惹、睡眠障碍、肌肉紧张性疼痛等；这些症状不能归因于脑、躯体疾病及其他精神疾病。症状时轻时重，波动与心理社会因素有关，病程多迁延。

【临床表现】

神经衰弱的表现形式有很大的文化差异，其两种主要类型彼此有相当的重叠。一种类型的特点是主诉用脑后倍感疲倦，常伴有工作效率下降；另一类型特点是在轻微的体力劳动后即感虚弱和极为疲乏，伴以肌肉疼痛和不能放松。

(1) 精神易兴奋。

(2) 易疲乏，“心有余而力不足”，可伴有头昏、紧张性头痛、普遍的不安定感。

(3) 紧张性头痛往往持续存在，但程度不严重，部位不固定，似乎整个头部都不适，常有入睡和中段睡眠紊乱，但也可能表现为睡眠过度。

(4) 自主神经症状、抑郁或焦虑症状在本病中的严重程度和持续时间均不突出，后者主要表现为对脑力和躯体状况下降所致的烦恼、易激惹、快感缺失等症状。

(5) 上述表现常时好时坏，波动与心理社会因素有关，病程多迁延。

六、分离性障碍

病例 2-2-21

患者，男性，29 岁。工人，初中文化。主因“被打后行走困难 7 天”就诊。7 天前，患者与邻居发生冲突，被邻居打中头部致头皮血肿，未经治疗，次日起床后出现行走困难，说话吐字不清，言语做作，像小孩一样嗲声嗲气。计算能力差，问 2 加 3 等于几？答 6，遂就诊。既往无癫痫、颅脑外伤病史，无精神疾病、癫痫阳性家族史。患者平时爱表现自己，善开玩笑，喜读爱情小说。17 岁时与同学打架后有过类似发作，出现不会说话，只用手语与人交流，1 天后自行缓解。5 年前，与妻子吵架后也有发作，2 天后未经治疗缓解。躯体检查及神经系统未见阳性体征。精神检查：意识清，年貌相称，检查合作，对答切题，未引出幻觉妄想，有自知力。血常规、肝功能、心电图、脑电图、脑 CT 扫描检查均正常。MMPI 检测结果：Hs 64 分，D 52 分，Hy 83 分，Pd 69 分，Mf 51 分，Pa 46 分，PT 75 分，Sc 66 分，Ma 73 分，Si 42 分。

问题：

1. 分离性障碍主要表现有几种？

2. 分离性障碍的治疗措施有哪些？

参考答案和提示：

1. 分离性障碍主要表现有以下几种：①意识障碍；②情感爆发；③Ganser 综合征：表现为明显的幼稚行为时称童样痴呆；④阶段性遗忘或选择性遗忘：其遗忘往往能达到回避的目的；⑤伴有精神病样症状的分离障碍。

2. 早期充分治疗对防止症状反复发作和疾病的慢性化十分重要。心理治疗有重要地位，药物治疗主要是适当服用抗焦虑、抗抑郁药，可以强化心理治疗效果；另外，通过药物消除伴发的焦虑、抑郁和躯体不适症状，从而减少患者自我暗示的基础。心理治疗方法主要如下：①暗示疗法：经典治疗方法，特别适用于急性起病的患者；②催眠疗法：在催眠状态下，使被遗忘的创伤性体验重现，受压抑的情绪获得释放，达到消除症状的目的；③行为治疗：多采用系统脱敏法循序渐进、逐步强化地对患者进行训练，适用于对暗示治疗无效、有肢体或语言功能障碍的慢性病例；④其他心理治疗。药物治疗以小剂量抗精神病药物治疗以对症。另外，针刺或电兴奋治疗可以治疗功能障碍。电抽搐对于急性精神病性症状发作效果好。

临床思维：分离性障碍

在 ICD-10 中，癔症的概念已经被废弃。取而代之的是分离(转换)性障碍，疾病共同特点是丧失了对过去的记忆、身份意识、即刻感觉以及身体运动控制四个方面的正常整合。一般认为癔症预后较好，60%～80% 的患者可在一年内自行缓解。

【临床表现】

1. 分离(转换)性障碍 特点是部分或全部丧失了对过去的记忆或身份，或出现具有发泄特点的情感爆发。患者可以有遗忘、漫游、人格改变等表现，症状可具有发作性。

(1) 分离性遗忘：主要表现为突然出现的不能回忆自己重要的事情，遗忘可以是部分性和选择性，一般都是围绕创伤性事件。

(2) 分离性漫游：表现为患者突然从家中或工作场所出走，往往是离开一个不能耐受的环境，到外地旅行，旅行地点可能是以往熟悉或有情感意义的地方。清醒之后对病中经过不能完全回忆。

(3) 分离性木僵：常在精神创伤之后或被创伤体验所触发，患者出现精神活动的全面抑制。表现为在相当长时间维持固定的姿势，完全或几乎没有言语及自发的有目的运动，行为符合木僵标准，检查找不到躯体疾病的证据，一般数十分钟即可自行醒转。

(4) 出神与附体：表现为暂时性地同时丧失个人身份感和对周围环境的完全意识，对过程有全部或部分遗忘，是不随意的，非己所欲的病理过程。

(5) 分离性运动和感觉障碍:临床表现复杂多样,主要为运动和感觉功能障碍,体格检查、神经系统检查和实验室检查都不能发现其内脏器官和神经系统有相应的器质性损害,其症状和体征不符合神经系统解剖生理特征。症状在被观察时常常加重,患者对症状的焦虑增加时,症状也趋于加重。常见类型有:

1) 分离性运动障碍。

2) 分离性抽搐:也称假性癫痫发作,较常见为痉挛发作、局部肌肉抽动或阵挛。痉挛发作与癫痫大发作十分相似,但无舌咬伤、跌伤及大、小便失禁,持续时间也较长,抽动幅度大,多发生于有人在场时。局部肌肉抽动和肌阵挛与癫痫局部发作或舞蹈症十分相似,两者区别主要靠脑电图和临床观察。

3) 分离性感觉障碍。

2. 特殊表现形式 ①多重人格障碍;②Ganser 氏综合征;③情感爆发;④集体性癔症。

【辅助检查】

1. 化验检查 血、尿、便常规,肝肾功能,电解质,空腹血糖,免疫(甲、乙、丙肝炎,HIV 抗体),甲状腺功能检查等。

2. 器械检查 适当检查,避免不必要的医学检查。心电图、心脏 B 超、胸片、脑电图、头颅 CT 或 MRI、肝胆脾 B 超。

3. 量表检查 诊断量表与症状量表等。诊断量表如健康问题和疾病定量测试法(RTHD)等,症状量表如 MMPI 量表、EPQ、暗示性测试等。

第七节 儿童少年期精神障碍

一、儿童少年行为和情绪障碍

(一) 注意缺陷与多动障碍

病例 2-2-22

患儿,男性,8 岁。因好动、上课活动多,影响他人学习就诊。患儿幼儿期活动多,1 岁多能走之后,喜欢到处攀爬,喜欢与小朋友追逐打闹,常摔得头破血流。经常主动挑起事端,好冒险,不顾后果,不能安静下来看图书或听故事。6 岁入学,上课发言不遵守纪律,经常插话,不听从老师管教,扰乱课堂秩序,管教困难,前来就诊。体检:发育营养可,未见任何先天性畸形改变,心肺正常,腹软,肝脾未触及,手掌皮纹正常。神经系统检查:脑神经正常,四肢活动自如,共济及协调动作好,双手的精细动作不显笨拙,反射对称,未见病理征。精神检查:主动交谈,言语流畅。入室后多动不宁,不停拿桌子上的东西。在医生询问家长时,经常插话。未发现幻觉、妄想或其他思维障碍,承认坐不住,上课喜欢搞小动作,思想开小差。患儿也想好好学习,但管不住自己。情绪适度,比较活跃。智力粗测未见异常,自知力存在。辅助检查:WISC-CR 测验结果 FIQ98,VIQ99,PIQ97。

问题:

1. 患儿诊断什么疾病?
2. 需与哪些疾病鉴别?
3. 美国精神障碍分类系统将注意缺陷与多动障碍分为哪些类型?
4. 治疗方案是什么?
5. 采用中枢兴奋剂利他林治疗时的注意事项有哪些?

参考答案和提示：

1. 诊断　注意缺陷与多动障碍。

2. 本病需与以下疾病相鉴别　儿童孤独症、精神发育迟滞、品行障碍、儿童期精神病、情绪障碍及神经系统疾病所致精神障碍。

3. 分为以下类型　注意缺陷型、冲动多动型、混合型。

4. 见临床思维相关部分。

5. 略。

临床思维：注意缺陷与多动障碍

注意缺陷多动障碍（ADHD）又称儿童多动症，指发生于儿童时期，与同龄儿童相比，具有明显的、持续的注意力不能集中、活动过度、任性、冲动等一组综合征。目前认为是多种生物学因素、心理社会因素协同所造成的综合征，早期发现及干预可改善预后。

【临床表现】

1. 注意障碍　在需要集中注意的场合（如学习时）表现出与其年龄不相称的容易分心、缺乏持久性，很容易从一种活动转移到另一种活动。

2. 活动过度　与其年龄或所处场合不相符的动作增多，在需要相对安静的场合中表现更明显，如上课时不能静坐，做小动作，高声大叫，喜欢恶作剧，骚扰别人。

3. 冲动性　情绪不稳，易激惹冲动；在有危险的场合下鲁莽行事、干扰他人的活动等。

4. 学习困难　常有学习成绩不佳，但智力正常。

（二）抽动障碍

病例 2-2-23

患者，男性，9岁，三年级学生。因不自主发出屏气声和扭颈1年半就诊。患者于1年半前无原因出现无法控制的喉部屏气声，持续3个月后自行缓解。2个月前开始不自主扭颈、耸肩、点头和双眼上翻，并出现喉部屏气声，有时发出叫喊声。在课堂上也无法克制，为此十分苦恼和自责。在应试或参加围棋比赛前，或家长特别关注时发生频率明显增加，严重时每1～4分钟发生1次。患者是早产，分娩时胎膜早破，新生儿评分9分，幼年生长发育正常。患者曾有抽搐、哮喘和遗尿史，无精神神经疾病家族史，躯体检查无其他阳性发现。

问题：

1. 该患者的诊断是什么？

2. 此病病因是什么？需与哪些疾病鉴别？

3. 治疗方案是什么？

参考答案和提示：

1. 诊断　Tourette综合征。

2～3. 详见临床思维。

临床思维：抽动障碍

抽动障碍是一组主要发病于儿童期，表现为运动肌肉和发声肌肉抽动的疾病。根据发病年龄、病程、临床表现和是否伴有发声抽动分为短暂性抽动障碍、慢性运动或发声抽动障碍、

Tourette 综合征三种临床类型。多起病于学龄期,运动抽动常在 7 岁前发病,发声抽动多在 11 岁以前发病。国外报道学龄儿童抽动障碍的患病率为 12%～16%。学龄儿童中曾有短暂性抽动障碍病史者占 5%～24%,慢性抽动障碍患病率为 1%～2%,Tourette 综合征终身患病率 4/万～5/万。国内报道 8～12 岁人群中抽动障碍患病率为 2.42‰,男性学龄儿童患病危险性最高,男女性患病比率为 3∶1～4∶1。

【病因】 抽动障碍的具体病因不清,Tourette 综合征、慢性运动或发声抽动障碍以生物学因素,特别是遗传因素为主要病因。短暂性抽动障碍可能以生物学因素或心理因素之一为主要发病原因,也可能两者皆有,若以生物学因素为主,则容易发展成慢性抽动障碍或 Tourette 综合征;若以心理因素为主,则可能是暂时性应激或情绪反应,在短期内自然消失。

1. 遗传 研究已证实与 Tourette 综合征病因有关,但遗传方式不清。研究还发现 Tourette 综合征患者亲属中慢性抽动障碍、强迫症、注意缺陷与多动障碍患病率显著增高。

2. 神经生化学 Tourette 综合征与多巴胺过度释放或突触后多巴胺 D_2 受体的超敏、中枢去甲肾上腺素能系统功能亢进、内源性阿片肽、5-HT 等有关。

3. 心理因素 儿童在家庭、学校以及社会中遇到各种心理因素,或者引起儿童紧张、焦虑情绪的原因都可能诱发抽动症状,或使抽动症状加重。

4. 其他 部分患者有围生期并发症,如产伤、窒息、早产、低出生体重,少数有头部外伤史。

【临床表现】

1. 基本症状 抽动主要表现为运动抽动或发声抽动,包括简单或复杂性抽动两种形式,可发生在单个部位或多个部位。运动抽动的简单形式是眨眼、耸鼻、歪嘴、耸肩、转肩或斜肩等,复杂形式如蹦跳、跑跳和拍打自己等。发声抽动的简单形式是清理喉咙、吼叫声、嗤鼻子、吠叫声等,复杂形式是重复语言、模仿语言、秽语等。

抽动症状的特点是不随意、突发、快速、重复和非节律性,可以受意志控制在短时间内暂时不发生,但却不能较长时间地控制自己不发生抽动症状。在受到心理刺激、情绪紧张、躯体疾病或其他应激情况下发作较频繁,睡眠时症状减轻或消失。

2. 临床类型

(1) 短暂性抽动障碍:又称抽动症,为最常见类型。主要表现为简单的运动抽动症状。多首发于头面部,如眨眼、耸鼻、皱额、张口、侧视、摇头、斜颈和耸肩等。少数表现为简单的发声抽动症状,如清嗓、咳嗽、吼叫、嗤鼻、大叫或"啊"、"呀"等单调的声音。也可见多个部位的复杂运动抽动,如蹦跳、跑跳和拍打自己等。部分患者的抽动始终固定于某一部位,另一些患者的抽动部位则变化不定,从一种表现形式转变为另一种。这类抽动障碍起病于学龄早期,4～7 岁儿童最常见,男性为多。抽动症状在一天内多次发生,至少持续 2 周,但不超过一年。

(2) 慢性运动或发声冲动障碍:多数患者表现为简单或复杂的运动抽动,少数患者表现为简单或复杂的发声障碍,一般不会同时存在运动抽动和发声抽动。抽动部位除头面部、颈部和肩部肌群外,也常发生在上下肢或躯干肌群,且症状表现形式一般持久不变。某些患者的运动抽动和发声抽动在病程中交替出现。抽动的频度可能每天发生,也可能断续出现,但发作的间隙期不会超过 2 个月。慢性抽动障碍病程持续,往往超过 1 年以上。

(3) Tourette 综合征:又称发声与多种运动联合抽动障碍,或抽动—秽语综合征。以进行性发展的多部位运动抽动和发声抽动为主要特征。一般首发症状为简单运动抽动,以面部肌肉的抽动最多,呈间断性,少数患者的首发症状为简单的发声抽动。随病程进展,抽动的部位增多,逐渐累及肩部、颈部、四肢或躯干等部位,表现形式也由简单抽动发展为复杂抽动,由单一运动抽动或发声抽动发展成两者兼有,发生频度也增加。其中约 30%出现秽语症或猥亵行为。多数患者每天都有抽动发生,少数患者的抽动呈间断性,但发作间隙期不会超过 2 个月。病程持续迁延，对患者的社会功能影响很大。

(4) 其他症状：部分患者伴有重复语言和重复动作，模仿语言和模仿动作。40%～60%的患者合并强迫性格和强迫症状，50%～60%的患者合并注意缺陷与多动障碍。尚可合并情绪不稳或易激惹、破坏行为和攻击性行为、睡眠障碍等症状。使用中枢兴奋剂治疗注意缺陷与多动障碍可能诱发抽动症状或使原有的抽动症状加重。

【实验室检查】 50%～60%的患者脑电图异常，表现为β慢波和棘波增多，出现在额叶中部。有的患者常规脑电图正常，但在诱发实验时异常。10% Tourette 综合征患者的 CT 有非特异性异常，PET 示脑基底核部位对葡萄糖的利用率高。

（三）儿童少年期情绪障碍

病例 2-2-24

患者，女性，7 岁，2 年级学生。因不愿与母亲分离片刻 1 月就诊。1 个月前父母因家务事吵架，母亲回到外祖母家去住了 1 夜。以后患者总怕母亲离开自己，上课时不安心，中午也要跑到母亲单位去找。母亲怕耽误患者中午休息，不让患者去看自己，患者下午在课堂上便突然哭泣起来，说自己很想念妈妈。最近 1 周拒绝上学，一步也不离开母亲，母亲多次保证自己再也不会离开患者了，但患者总不放心，担心母亲欺骗自己。围生期和幼年生长发育正常。6 岁入学，成绩优秀，性格内向，胆小怕羞。无神经和精神疾病家族史。内科及神经系统检查无其他阳性发现。

诊断：分离性焦虑障碍。

临床思维：儿童少年期情绪障碍

儿童少年期情绪障碍是一组特发于儿童少年期，以心理社会因素为主要病因，表现为焦虑或恐惧情绪的精神障碍。据国内调查，各类情绪问题发生率为 17.7%，女性多于男性，城市患病率高于农村。遗传易感素质，幼儿期养成的胆怯、敏感、过分依赖的心理特点，家长对儿童过分保护或过分严厉、苛求、粗暴等不当家庭教育方式，儿童患躯体疾病等因素均使儿童容易发生情绪问题。当儿童遇到一些心理应激因素，如初次上幼儿园、转学、受批评、学习负担过重、父母离异等，可促使发病。

【临床表现】

1. 分离性焦虑障碍 儿童与所依恋的对象分离时产生的过度焦虑情绪，依恋对象多是患者的母亲，也可是祖父母、父亲、其他抚养者或照管者。多起病于 6 岁以前，表现为与依恋对象分离前过分担心依恋对象可能遇到伤害，或者会一去不复返。过分担心依恋对象不在身边时会发生自己走失、被绑架、被杀害或住院等情况，以至可能自己再也见不到亲人。患者每次分离时出现头痛、恶心、呕吐等躯体症状，或因害怕分离而不想上学，甚至拒绝上学。也可表现为分离时、分离后出现过度的情绪反应，如烦躁不安、哭喊、发脾气、痛苦、淡漠或社会型退缩。在没有依恋对象陪同情况下绝不外出活动，晚上没有依恋对象在身边时不愿意上床就寝，或反复出现与分离有关的噩梦，以至多次惊醒。

2. 特定性恐惧障碍 儿童对日常生活中的一般客观事物或处境产生过分的恐惧情绪。多发生在学龄前儿童，表现为患者过分害怕某些事物和情景，但实际上这些事物和情景并不具有危险性，或者虽有一定危险性但患者所表现的恐惧大大超过了客观存在的危险性。恐惧内容有：恐惧死亡、恐惧出血等身体损伤；恐惧自然环境中的动物（如蜘蛛、狗）、某种特殊事件或场景

（如黑暗、雷电、风暴、高处、隧道、电梯、飞行等）。当患者面对恐惧对象时，表现极度恐惧的情绪，或哭闹，发脾气，可能伴有心跳加速、面色煞白、出汗、小便不能自主控制等自主神经功能紊乱，并竭力迅速远离恐惧对象。患者对特定事物的恐惧影响正常生活、学习和社交活动。

3. 儿童社交焦虑障碍 对新环境或陌生人产生焦虑、恐惧情绪和回避行为。在新环境中，或与陌生人，包括同龄人交往时，持续性紧张不安，过分害羞、尴尬，过分关注自己的行为，或进入新环境时过分纠缠父母、尾随父母、与父母寸步不离，或哭喊、发脾气、不语、退缩、冷漠。可伴有出汗、面红、心悸、震颤腹泻、尿频等躯体焦虑，或头痛、身体不适等躯体症状。因此，患者极力回避所害怕的社交场景，拒绝面对陌生人，如上台发言、表演、上体育课、去人多的地方等。但是，患者与家人或熟悉者在一起时社交关系良好。

二、儿童少年期心理发育障碍

（一）精神发育迟滞

病例 2-2-25

患者，男性，19岁，无业，小学文化，未婚。自幼愚劣，自语自笑，随地便溺6年，加重2天入院。患者自幼体弱多病，讲话、走路均较同龄人迟，3岁时走路还扶墙，4岁方开口说话，反应迟钝，学习困难，行动笨拙，对识字、看画不感兴趣，8岁还不会系鞋带、扣纽扣，简单的玩具、家电反复指导也不会使用，穿衣、吃饭也要家人帮忙，如厕要别人擦屁股，洗脸洗不干净，刷牙不用牙膏，洗澡要别人督促帮忙，出门常闹笑话，受其他小朋友欺负。8岁进陪智学校学习，成绩差，不善与人交往。至今识字不到80个，不能读书看报纸。五年前患者出现注意力不集中，上课时做小动作，爱惹是非，常与同学发生争执。行为异常逐步加重，经常大喊大叫，稍不如意就发脾气甚至动手打人，摔东西。在家随地大小便，不时自笑，自言自语，经常外跑。既往无重大躯体疾病史。个人史：母孕期正常，难产，有窒息史。家族史阴性。体检未见阳性体征。精神检查：衣着不整，不修边幅，接触被动，检查时不合作，大叫“我要打你”。注意力不集中，表现吵闹，被保护于床，用力挣脱，不听劝阻，行为紊乱，姿态怪异。辅助检查：韦氏智力测定智商为45。

问题：

1. 该患者的主要诊断是什么？
2. 需与哪些疾病鉴别？
3. 治疗方案是什么？

参考答案和提示：

1. 根据智能情况及社会适应能力诊断为中度精神发育迟滞。
2. 本病需与以下疾病相鉴别：器质性疾病导致智能低下及精神分裂症、抑郁症。
3. 治疗方案 见临床思维相关部分。

病例 2-2-26

患者，女性，22岁，无业。自幼智力低下，自语傻笑，行为紊乱半年入院。患者自幼智力低下，7岁上学，学习成绩差，每门功课均不及格，小学一年级留级一年，勉强读至三年级，因无法完成学业而辍学在家。在家帮助父母做些家务事，如扫地、洗菜等，也能做些简单农活。近半年来渐渐出现精神异常，表现为自言自语，傻笑，行为幼稚，不管见到谁，都是叫叔叔、阿姨，不知羞耻，当众脱衣服，做下流动作，吵闹不休，遂家人陪来院。既往体健，无重大躯体疾病史。个人史：足月产钳助产，有窒息史。家族史阴性。体检未见阳性体征。辅助检查：韦氏智力测定智商为58。

问题：

1. 该患者的主要诊断是什么？
2. 需与哪些疾病鉴别？
3. 治疗方案是什么？

参考答案和提示：

1. 根据智能情况及社会适应能力诊断轻度精神发育迟滞。
2. 本病需与以下疾病相鉴别　器质性疾病导致智能低下及精神分裂症、抑郁症。
3. 治疗方案　见临床思维相关部分。

临床思维：精神发育迟滞

精神发育迟滞指精神发育不全或受阻，以在发育阶段的技能损害为主要特征，包括认知、语言、运动和社会能力等不同程度的受损。智商测评对于诊断本病有重要参考价值，但不能仅凭IQ诊断，应结合其社会适应能力等作整体评估。

【临床表现】

(1) 主要是智力低下及社会适应能力低下，按其严重程度可分为以下4级。

1) 轻度精神发育迟滞：语言发育有些迟滞，但语言能力足以应付日常生活及一般交谈。生活能自理，在实用技术及家务劳动上可独立。努力者可完成初中学业，但学习成绩欠佳。患者还常有情绪及社会能力的不成熟，在较复杂的社会环境中难以应付自如。智商在50～69。

2) 中度精神发育迟滞：语言理解及表达能力的发育均明显迟滞，最终仅能简单地表达自己的意见。生活自理和运动技能的发展也迟滞，部分人终身需要监护。其学习能力有限，部分人可勉强学会读、写、算的基本技能，勉强完成小学1～2年级的学业。在耐心帮助下，可从事简单的非技术性劳动。智商在35～49。

3) 重度精神发育迟滞：常伴有中枢神经损害的明显体征或发育异常，在出生不久即发现其精神及运动发育明显落后，仅能学会简单的词，生活不能自理，不能接受学校教育，也无法学会简单的技能，还常有运动障碍，终身需要人完全照顾。智商在20～34。

4) 极重度精神发育迟滞：完全没有语言能力，基本上无法与他人交流。多数同时有运动障碍，生活完全需要他人料理。智商在20以下。常在幼年期夭折。

(2) 轻、中度患者一般无躯体或神经系统异常，但某些病因所致者，可有特殊的躯体、颜面、五官、皮肤、指、趾甚至内脏异常。亦可有视听障碍，癫痫发作，肢体瘫痪等神经系统损害。

(3) 合并其他精神障碍时，轻、中度患者会呈现相关疾病的特殊性症状，重度者则无法识别。

（二）儿童孤独症及其他广泛发育障碍

病例 2-2-27

患者，男性，6岁，幼儿园大班学生。孤僻，不与人交往，语言表达能力差4年余。患儿1岁前发育正常，约1岁半后出现孤僻，不与别的孩子一起玩，喜欢一个人玩，在原地转圈，看手玩手，平时与父母及其他亲属关系不亲，父母离开也无所谓，与亲人和周围的人很少有目光的对视。2 岁时祖母从外地来照管他，对此不能适应，大哭大闹。3 岁刚上幼儿园时还不会说完整的句子，而是大声哭闹，直到 1 个月后才不哭，但从不与小朋友一起玩耍，在幼儿园不听指令，随便下地，老师教课时，他不跟着学，但回家后又无意中把部分上课的情景反映出来，平时看电视只喜欢看广告和天气预报，喜欢玩电器开关、水龙头开关。患者对响声较敏感，但有时喊他名字不予理睬，未发现听力有异常。当需要东西时不会用语言说出来，而是拉着大人的手走到想要的东西前。语言表达能力差，不能讲完整的句子，你我他不分，有时重复别人的话。生活自理能力差，吃饭要大人喂，吃饭要坐在固定的位置，用固定的餐具，否则哭闹。5 岁时解大小便仍需大人协助，不会独立穿衣服。患儿机械记忆力好，能认 100 多个字，去过的地方下次再去能认路。患者对疼痛反应不敏感，小时候打针从不哭，好像针打在别人身上。既往史：2 岁时有高热惊厥。个人史：第一胎，足月剖宫产，童年无不良遭遇。个性孤僻少语。家族史：阴性。体检无阳性发现。精神检查：神智清，在诊室内表现多动，注意力不集中，喜欢玩水龙头、电灯开关，坐不住，拉母亲的手去开门。缺乏与人眼对视，看手玩手，自得其乐。与之讲话时无应答，有时口中叽叽咕咕，不知所云。辅助检查：①图片词汇测验：智商 40。②孤独症行为评定量表：109。③儿童期孤独症评定量表：35。④感觉统合功能评定：前庭功能 35；触觉防御 28；本体感 36；学习能力 20。

问题：

1. 该患者的诊断是什么？
2. 诊断依据有哪些？
3. 本病主要治疗方案是什么？
4. 该患者的预后如何？

参考答案和提示：

1. 诊断　儿童孤独症。

2～4. 详见临床思维。

临床思维：儿童孤独症及其他广泛发育障碍

广泛发育障碍的特点是社会人际交往和沟通模式有质的异常；兴趣与活动内容局限、刻板和重复；常有不同程度的语言损害，严重者完全无语言能力，轻者也有社会语言能力低下。多数发育异常始于婴幼儿期，少数较晚，但均在 5 岁以内就有明显异常。70％以上患儿常同时伴有不同程度的认知损害，然而智力低下与否不能作为诊断本病的依据。

【临床表现】　可分为以下 5 个亚型，以儿童孤独症较常见。

1. 儿童孤独症　为本组最常见的一种发育障碍，起病于 3 岁以前，男孩多见。

(1) 社交障碍：在人际交往方面，有质的异常，常孤身独处，不能眼对眼地注视他人，也不会以表情、姿势等与人交流。不能与同龄人发展友谊及分享兴趣、活动。对他人的情绪缺乏适当的反应，不会玩扮演性游戏，不参与集体游戏等。

(2) 语言交流障碍：程度不等。最严重者，表现为口语完全丧失，不理解别人的语言也不会用语言或姿势、手势等表达自己的要求。有语言能力者，常不主动与人交谈，仅能被动应答，不会使用代词，语言刻板重复，自语乱语，语音怪异，语调平板。

(3) 行为障碍：兴趣范围狭窄、刻板重复的行为，如不停地转圈等。兴趣狭窄、古怪，如爱看不停旋转的电扇，喜欢玩具的无功能性质等。有的还迷恋看天气预报、广告片等。

(4) 智能障碍：75％～80％患者伴有不同程度的精神发育迟滞。智能损害模式具有特征性，即智能的各方面发展不平衡，操作智商高于言语智商，在智力测验时运用机械记忆和空间视觉能力来完成的题目所得成绩较好，而依靠把握意义的能力来完成的题目所得成绩较差。由于代偿的机制，一些患者具有良好的机械记忆、空间视觉能力。患者的最佳能力与最差能力之间的差距非常大，但多数患者的最佳能力仍然低于同龄儿童。智力水平正常或接近正常者被称为高智能型孤独症，有明显智能损害者被称为低智能型孤独症。

(5) 精神神经症状：多数患者有注意缺陷和多动症状，约 20%合并抽动症状，其他症状有强迫行为、自伤行为、攻击和破坏行为、违拗、作态、性自慰、拔毛发行为，偏食、拒食、反刍及异食等进食问题，焦虑、恐惧、惊恐发作、幻觉、睡眠障碍。30%患者脑电图异常，12%～20%患者癫痫发作，以大发作类型居多，低智能型患者的发生率较高。

其中前三条过去称为 Kanner 三联征，为孤独症的主要表现。

2. 不典型孤独症　表现类似孤独症，但症状不典型，和(或)发病年龄不典型，3 岁以后才显现发育障碍。男孩多于女孩。

3. Rett 综合征　起病于婴幼儿期(通常为 7～24 个月)，仅见于女孩。早期一般发育正常，以后渐出现精细运动障碍，搓扭手指等刻板行为，步态不稳，躯干运动协调不良，同时有语言能力部分或完全丧失。社会化技能也迅速丧失，有的患儿出现特殊的社交性微笑表情，但不会与人交往。本症病程进展较快，预后较差。

4. Heller 综合征　又称童年瓦解性精神病、婴儿痴呆或衰退性精神病。这类患儿病前有一正常发育期，一般起病于 2～4 岁，病程进展较快，一般在半年左右症状明朗化，病前已获得的言语、生活及社会技能迅速衰退，甚至丧失。对亲人、游戏及与人交往均丧失兴趣。男孩多见，预后较差。

5. Asperger 综合征　本症的语言及认知发育没有明显的异常。主要表现为社会交往能力障碍，孤独少友，兴趣狭窄，重复、刻板。还可有运动技能低下，动作较笨拙。常到学龄期症状才会明朗化，男孩多见。

复 习 题

1. 阿尔茨海默病的鉴别诊断有哪些？
2. 阿尔茨海默病患者常见的妄想有哪些？
3. 记忆过程包括哪几个方面？
4. 慢性脑病综合征主要表现是什么？
5. 对癫痫大发作疗效好且无催眠作用的药物是什么？用于癫痫持续状态首选药是什么？
6. 系统性红斑狼疮伴发精神障碍的患者临床有哪些特点？
7. 酒精中毒性脑病有几个亚型？
8. 试举出至少六种有助于诊断精神分裂症的临床症状，诊断精神分裂症除了症状学标准外，还应具备哪些条件？
9. 精神分裂症的临床亚型有哪些？
10. 躁狂发作、抑郁发作诊断的症状学标准是什么？
11. 抑郁症与恶劣心境的鉴别要点有哪些？
12. 偏执性精神病和精神分裂症偏执型的鉴别要点有哪些？
13. 偏执性精神病诊断时，病史应侧重询问哪几点？
14. 分离性障碍的抽搐发作和癫痫大发作应如何鉴别？
15. 抑郁症和焦虑症的鉴别要点有哪些？
16. 儿童多动症的临床表现有哪些？
17. 抽动障碍的病因有哪些？
18. 精神发育迟滞按其严重程度可分几级？各有什么临床特点？

参考答案

1. 阿尔茨海默病的鉴别诊断见本书第二部分第五章表 2-5-1、表 2-5-2，表 2-5-3。

2. 嫉妒妄想、被窃妄想。

3. 回忆、识记、再认、保持。

4. 智能减退、记忆障碍、人格改变。

5. 苯妥英钠。地西泮。

6. 精神障碍是 SLE 最常见的症状之一。其发生率为 17%～50%不等。精神症状颇为复杂，但是无特异性，大致归纳为以下四类：①类神经症症状：如失眠、头痛、焦虑、抑郁、情绪不稳定及强迫观念等；②类精神分裂症症状；③类心境障碍症状：可以表现为类躁狂状态或类抑郁状态；④器质性精神障碍：部分急性期严重患者可以出现意识障碍、定向障碍及谵妄、昏迷等。后期可以出现慢性脑器质性精神障碍，如记忆障碍、人格改变及智力障碍等。

7. 酒精中毒有以下亚型：①韦尼克脑病；②柯萨可夫综合征；③酒中毒性痴呆。

8. 幻觉、妄想、被动体验、思维散漫、思维破裂、思维贫乏、情感平淡或淡漠。诊断精神分裂症除了症状学标准外还应具备病程标准、严重程度标准、排除标准。

9. 精神分裂症的临床亚型如下：①偏执型；②紧张型；③青春型；④单纯型；⑤未分化型。

10. 略。

11. 心境恶劣与抑郁症的鉴别要点如表 2-2-1 所示。

表 2-2-1　心境恶劣与抑郁症的鉴别要点

鉴别标准	心境恶劣	抑郁症
病因	家族史不明显	内因为主，家族遗传明显
精神运动性抑制	不明显	明显
生物学特征性症状	不明显	可有
伴发精神症状	无	有限性
病程	长，间歇期短	自限性
病前性格	不一定或循环性格	多愁善感，内向，郁郁寡欢

12. 略。

13. 偏执性精神病诊断时，病史应侧重询问的要点如下：有无明显的社会心理因素、疾病的发展过程、有无抑郁病史、社会功能保持如何、既往治疗效果、治疗依从性、患者就医态度、病前性格特征。

14. 分离性障碍的痉挛发作与癫痫大发作十分相似，但无口舌咬伤、跌伤及大小便失禁，持续时间也较长，抽动幅度大，多发生于有人在场时。

15. 抑郁症和焦虑症的鉴别要点如表 2-2-2 所示。

表 2-2-2　抑郁症与焦虑症的鉴别要点

鉴别标准	抑郁症	焦虑症
起病年龄	少年或老年	16～40 岁多见
基本心境	情绪低落、快感丧失、兴趣丧失	警觉性增高、害怕、紧张不安
运动性阻滞	有	无
生物节律	晨重夕轻	晨轻夕重

续表

鉴别标准	抑郁症	焦虑症
睡眠	早醒	入睡困难
生活事件	多为伤心失败的	威胁性的
抗抑郁剂	有效	惊恐障碍无效
体重	上升或下降	可无变化
食欲	下降	无变化
认知内容	倾向于过去，对以往的丧失感	倾向于将来可能的威胁

16～18. 略。

（韩宇辉）

诊 疗 常 规

第三章 精神障碍的病史采集及精神状况检查

第一节 精神障碍的病史采集

应全面、完整、有重点地收集患病资料

1. 精神病的特点 由于精神病患者大多数自知力缺乏，往往否认有病，故病史需由亲属或其他知情者提供，还应仔细观察患者的行为表现及言语思维表现。

2. 病史采集注意事项 采集病史时，患者不应在场，以免供史人知而不言。若发现供史者之间介绍病情时存在较大分歧，则应分别采取，然后由医生权衡进行整理。

3. 病史采集方式 除口头询问外，也要收集患者在发病前后的有关书写材料（如信件、作品等）。

4. 儿童患者 多数家长或抚养者提供病史，注意观察家长的情绪变化，必要时请幼儿园或学校老师予以补充或做家庭访问。

5. 老年患者 注意询问有无脑器质性疾病的可能，如意识障碍、人格改变和智能障碍等。

6. 采集病史的项目 一般资料、现病史、既往史、个人史及家族史，尤其个人史需要注意询问，有些疾病需要详细描述。

第二节 精神状况检查

1. 精神检查的一般原则

(1) 事先熟悉病史，掌握有关线索和询问重点，注意建立良好医患关系。

(2) 不轻易打断患者谈话，善于引导启发。

(3) 不过早评论患者谈话和给予说服指导。

(4) 注意对不同对象采用不同的交谈方式。

2. 精神检查的注意事项

(1) 注意环境安静，避免外界干扰，家属与亲友不宜在场。

(2) 适当掌握时间和进度，可以与一般查体与神经系统检查结合进行。

(3) 直接交谈与间接观察有机结合，一般先为启发式交谈，然后再作针对性询问式交谈。

(4) 精神检查时，如患者情况允许，应随时做好记录或录音、录像。

(5) 对儿童患者进行精神检查时，应注意儿童特点，应注意掌握接触患儿的技巧。

(6) 对脑器质性疾病患者应注意有关智能检查。

3. 合作患者的精神检查提纲

(1) 一般表现

1) 接触情况：接触情况及合作性，对周围环境态度，意识情况。

2) 日常生活：外貌、衣着、修饰、清洁卫生、饮食、二便及睡眠，在病房活动情况，与医护人员和病友接触情况。

3) 注意力和定向力。

(2) 认知障碍

1) 感知障碍:错觉、幻觉、感知综合障碍。要注意感知障碍出现的种类、性质、强度、广度,出现时间、频度、对社会功能的影响及与其他精神症状的关系。如问:你是不是有过一段时期经常感到身上难受、不舒服,有时觉得身体里有气走来走去无定处,有时又觉得头难受,胃里难受,皮肤里有虫爬的感觉等?你能具体说明吗?这种情况有多久了?(内感性不适与感觉异常);如问:你是否感到过自己的脸部或身体某一部位大小、形状、颜色等方面变得明显不同寻常?可以说具体一些吗?别人又怎么样呢?(躯体感知综合障碍);如问:你是否看到不存在的或其他人看不到的东西,听到或闻到不存在的或其他人听不到的声音或闻不到的气味?有多久了?(幻觉);如问:你是否不止一次听到别人听不到的声音?你听到了什么?确实是听不清说什么吗?确实是仅仅听到声音叫你的名字吗?(非言语性幻听);如问:你是否不止一次听到别人听不到的声音?你听到了什么?请举例说明。是在相互交谈、争论,还是向你发号施令?(言语性幻听)

2) 思维障碍:

a. 思维形式障碍:注意语量、语速、言语流畅性、连贯性、逻辑性、应答及时性,切题与否。如问:你是否感到必须说话很快、很急,自己难以控制,因此别人很难听懂你说什么?这时你的脑筋是否转得特别快?好像自己的嘴都跟不上?(思维奔逸)

b. 思维内容障碍:注意观念与妄想的种类、性质、强度、广度、出现时间、持续时间、频度、对社会功能的影响及与其他精神症状的关系。如问:你是否有别人不理解的想法,有多久了?你怀疑过有人在监视你吗?你怎么知道的呢?你怀疑过总有人在跟踪你吗?是否有人在背后议论你、讥笑你?你真的认为这都是真实可信的吗?(关系妄想);如问:是否有人想给你制造麻烦、反对你、让你难受,或者想伤害你,使你不得不时时防范呢?(被害妄想);如问:你是否怀疑有人在秘密考验你,拿你做实验,想操纵你,控制你?你是否感到正在被外界的一种力量所控制呢?你的思想和行动真的不受你支配吗?(被控制妄想);如问:你是否感到过有神仙鬼怪或者野兽等进到你的身体里并占据了你的身体?(附体妄想);如问:人们是否能用某种方法知道你在想什么?是不是他们只是从你的表情、姿势中猜出来的?或者他们同你很熟悉,猜一下就猜准了?(被洞悉感);如问:你是否相信过你的思想可以通过某种方式扩散出去,让别人都知道?别人是怎么知道的呢?他们是像听广播一样听到你的思想吗?声音是在头脑里还是广播出去通过自己的耳朵又听到的呢?(思维播散或广播);如问:你是否相信有一种外界力量(不论是人的或物体的)从你的脑子里把你的思想夺走,使你脑子里的思想少了?他们如何做到的?(思维被夺);如问:你是否相信过有不属于你自己的奇怪想法被直接放到你的脑子里?(思维被插入);如问:你是否有一个时期自我感觉特别好,觉得有特殊的天赋与能力,拥有特别大的权力或特别高的地位或是特别重要的人物,出身高贵,能做别人所不能做的事情?对这一切你是怎么看的?(夸大妄想);如问:你是否感到做了亏心事对不起别人或应该受到惩罚?或者感到自己犯罪了?(罪恶妄想);如问:你是否感到自己患了某种疾病,但多方检查没有结果?(疑病妄想);如问:你是否感到自己在身体之外,或好像某一部分不属于你自己,或你已被切开或漂浮,或好像自己在做梦一样?(解体妄想)

c. 思维逻辑障碍:注意逻辑障碍的种类、性质、出现时间、持续时间、频度、对社会功能的影响及与其他精神症状的关系。主要注意病理性象征性思维、语词新作、诡辩症、其他病理性逻辑障碍。

d. 其他观念与想法:忧虑、强迫观念或行为、自卑感、绝望感、自杀观念和行为、自伤观念和行为等。;如问:你是否有令人不愉快的想法经常出现在脑子里?是否对某一特定的具体问题有些不必要的烦恼?你把注意力转到别处(如看书或看电视),或做一些日常喜爱的事结果会怎样？（忧虑或沉思默想）；如问：你是不是有过2周或更长时间，几乎每天都有一些小而不必要的想法盘旋在脑海里，因不能摆脱而烦恼？甚至还付诸行动（如怕手脏而反复洗手，离家时一次次去看门是否锁好了等）？（强迫观念与行为）；如问：你是不是有过两周或更长时间几乎每天都觉得不如人，是一个没用的人，几乎对任何事情都不想谈自己的看法？（自卑感）；如问：你是否有过两周或更长时间，对死的问题想得很多？甚至自己愿意去死，并想好怎么死的方法？你真的采取过自杀的行动吗？（自杀观念和行为）

3）智能：包括一般常识、专业知识、计算力、理解力、分析综合、抽象概括能力等。

a. 计算力：如问：请你算一道数学题：100递减7是多少？

b. 理解、判断力：对一般事物的判断，如比较两种不同事物的异同。如问：请问鸭与鸡有什么不同？飞机和轮船有什么不同？

c. 一般常识：根据患者文化程度及职业不同而提问，如冰冻三尺非一日之寒，掩耳盗铃是什么意思。国家主席、总理是谁等。

d. 必要时进行智能量表测试。

4）记忆力：瞬时记忆、近事记忆、远事记忆。如问：你是否近来记忆不如以前？脑子不如以前好用？是不是比以前容易忘事？例如忘记把东西放在哪里或忘了熟人的名字？有没有过在住所附近迷过路？如问：现在我要问你一些问题，检查你的记性好不好。今年是哪一年？今天是几月几日？如问：我现在告诉你三样东西，钢笔、钥匙、皮鞋，请重复一遍。请记住，过一会我还要问你。

5）定向力：时间、地点、人物、环境定向。如问：这是什么地方？我们在哪个城市？现在是上午、还是下午？

6）自知力：患者对自身疾病的认识与分辨能力。即是否知道自己有病，具体的病态表现、严重程度、疾病的性质及发病原因等。

（3）情感障碍：注意背景性情绪、情感反应适切性、表情与情感反应的一致性。患者情感障碍的种类、性质、强度、广度、出现时间、持续时间、频度、对社会功能的影响，与其他精神症状的关系。注意患者的表情、姿势、言语声调、内心体验、情感稳定性、对周围人与事物的反应性、态度和感染力等。如问：你是不是有过一星期或更长时间，睡眠比平时减少，几乎整夜不睡，但不感到困乏？别人也感到你睡眠比平时明显少了吗？如问：你是不是曾经有过2周或更长时间，几乎每天都感到忧愁不快？在这期间常常流泪吗？如问：一天的什么时候你常觉得更好或更坏，或无明显不同？如问：在你感到神经紧张（害怕、焦虑）时，是否感到心慌气短、手足发冷、发抖、头痛等？具体有哪些。如问：你是否难以作出日常决定？作出决定（较平时）是否要拖更长时间，如穿什么、煮什么、去哪里、买什么等？因此是否使你不能做完有些本应做完的事情？

（4）意志行为：注意患者的意志行为障碍种类、性质、强度、广度、出现时间、持续时间、频度、对社会功能的影响、与其他精神症状的关系。还要注意意志行为的指向性、自觉能动性、坚定性、果断性、切实可行性等方面的障碍。如问：你是不是有过在1星期或更长的时间，几乎每天都感到精力特别充沛，整天忙个不停？为此是否曾使别人感到担心，甚至让你去看医生？如问：你是不是有过1星期或更长的时间，花钱太多，因此造成你（或家庭的）经济困难，或者由于你做事鲁莽草率惹了麻烦，或者你特别好管闲事而别人认为你做得太过分？别人注意到你的这些表现吗？有没有让你去看医生？如问：你是不是常常照镜子？有别人说你或问你为什么总是照镜子吗？

4. 兴奋、木僵和不合作患者的精神检查

（1）一般外表

1）意识状态：一般可从患者的自发言语、面部表情、生活自理情况及行为等方面进行判断。对兴奋躁动患者，尤其要注意其言语运动性兴奋状态，分析有无意识障碍，并可通过患者的自发言语、生活起居、对医护人员接触时的反应，分析判断定向力障碍。

2）姿势：注意姿势是否自然，有无怪异姿势、姿势是否持久不变或多动不停。患者肢体被动活动时的肌张力和反应。

3）日常生活：饮食、睡眠、二便自理情况。女患者料理经期卫生情况。拒食患者对鼻饲、输液的反应。

(2) 言语：注意兴奋患者言语的连贯性及其内容、吐词清晰性、音调高低、能否用手或表情示意。缄默不语患者有无用文字表达能力，有无失语症。

(3) 面部表情与情感反应：注意患者面部表情变化与环境的协调性。患者独处时，睁闭眼情况，有无双目凝视、精神恍惚等表现。

(4) 动作与行为：观察患者的活动量，有无本能活动亢进、怪异姿势如蜡样屈曲与异常动作如刻板动作、持续动作、模仿动作等。执行要求情况如违拗、被动服从等。有无自伤自杀、冲动攻击行为。

第三节　病历格式与内容

1. 一般资料　姓名、性别、年龄、籍贯、婚姻、民族、职业、住址等项目。

2. 主诉　疾病的主要表现、起病缓急及病程。

3. 现病史　按时间先后顺序描述疾病起始及其发展的临床表现，直至入院时的现状。

(1) 起病原因或诱因：如有精神刺激因素，应说明刺激的性质、强度和持续时间；从事工作的环境与发病有无关系，注意有无职业性中毒；有无躯体疾病及重大手术或药物过量或过敏。

(2) 起病急缓及早期表现。

(3) 根据病程的不同，可按时间先后，逐日、逐月或逐年地描述疾病的发展和演变过程。描述病态表现应客观，注意病程的连贯性或是否属于间歇发作。对有诊断意义的临床症状应详细记载并举例说明。

(4) 发病后的一般情况，如学习、工作、饮食起居及睡眠等可根据不同的病种酌情叙述，月经周期及性生活情况也应询问。

(5) 若为复发病例，对既往诊断、住院次数、治疗情况及其疗效，应详细记载，以供诊治参考。

4. 个人史　一般是指从母亲妊娠期到发病前的整个生活经历。应根据具体情况重点询问。儿童则应详问母亲怀孕时的健康状况及分娩史，身体精神发育情况，学习及家庭教育情况。成年和老年患者则应重点询问与疾病有关的情况，如学习、工作能力有无改变，生活中有无特殊遭遇，是否受过重大精神刺激，婚姻情况等。女性应询问月经史、生育史。对个性特点的了解要综合多方面的观察才能做出评价，如人际关系、生活习惯、心境和情绪及价值标准等。有无特殊爱好及某种嗜好等。

5. 既往史　重点询问患者既往的疾病史，如有无脑外伤、抽搐、感染、高烧、昏迷、重大手术及性病等。若有精神病史，则应详细询问。不可忽略药物过敏史。

6. 家族史　两系三代中有无神经、精神病患者；有无近亲婚配；家庭成员之间的关系是否融合。

7. 体格检查

8. 精神检查

9. 实验室检查及辅助检查

10. 病例摘要　包括简要的病史、主要的临床表现、躯体阳性体征、精神检查的内容。

11. 入院诊断　首先列出精神病的诊断，包括疾病的名称及其亚型，若不能分型时，则应写明当时的精神状态。对入院后不能确诊的病例，可提出印象或综合征，如偏执状态、妄想幻觉状态等。

（赵玉环）

第四章　精神疾病的常用治疗手段

第一节　精神疾病的药物治疗

【概述】　药物治疗是指通过应用精神药物来改变病态行为、思维或心境的一种治疗手段，是改善精神障碍，尤其是严重精神障碍的主要和基本措施。

精神药物在传统上按其临床作用特点分为：①抗精神病药物；②抗抑郁药物；③心境稳定剂或抗躁狂药物；④抗焦虑药物。此外，还有用于儿童注意缺陷和多动障碍的精神振奋药和改善脑循环及改善神经细胞代谢的脑代谢药。

药物的选择主要取决于副作用的差别。在剂量充足情况下，传统抗精神病药间的疗效没有多少差异。兴奋躁动者宜选用镇静作用强的抗精神病药物或采用注射制剂治疗。如患者无法耐受某种药物，可以换用其他类型的药物。长效制剂有利于解决患者服药不合作的问题，从而减少复发，但发生迟发性运动障碍可能性较大。慢性疾病患者普遍对药物治疗依从性差，精神疾病患者更是如此。掌握精神药物治疗的原则，提高患者和家属对服药必要性的认识，减少药物不良反应的发生以及新一代药物或长效缓释制剂的使用，是解决依从性差的有效手段。

【抗精神病药物】　抗精神病药物治疗作用可以归于三个方面：①抗精神病作用，即抗幻觉、妄想作用（治疗阳性症状）和激活作用（治疗阴性症状）；②非特异性镇静作用；③预防疾病复发作用。

1. 分类

(1) 第一代抗精神病药：又称神经阻滞剂，传统抗精神病药物，典型抗精神病药，或称多巴胺受体阻滞剂。代表药为氯丙嗪，氟哌啶醇等。第一代抗精神病药物可进一步分为低，中，高效价三类。低效价类以氯丙嗪为代表，镇静作用强，对心血管和肝脏毒性较大，锥体外系副作用较小，治疗剂量较大；中效价类和高效价类分别以奋乃静和氟哌啶醇为代表，抗幻觉妄想作用突出，镇静作用较弱，对心血管和肝脏毒性小，锥体外系副作用较大，治疗剂量较小。

(2) 第二代抗精神病药：又称非传统抗精神病药，非典型抗精神病药，新型抗精神病药，现代抗精神病药等。目前，新一代抗精神病药物在临床应用中有取代传统药物的趋势。按药理作用分为四类。

1) 5-羟色胺和多巴胺受体拮抗剂：如利培酮、齐拉西酮。

2) 多受体作用药：如氯氮平、奥氮平、喹硫平。

3) 选择性多巴胺 D_2/D_3受体拮抗剂：如氨磺必利。

4) 多巴胺受体部分激动剂：如阿立哌唑。

2. 常用抗精神病药物

(1) 氯丙嗪：多为口服用药，也有注射制剂用于快速有效地控制患者的兴奋和急性精神病性症状。

(2) 奋乃静：自主神经副作用较少。适用于老年或伴有脏器（如心，肝，肾，肺）等躯体疾病患者。主要副作用为锥体外系副作用。

(3) 氟奋乃静：口服给药或肌肉注射长效制剂，后者使用较普遍。主要副作用是锥体外系症状。长期用药可致迟发性运动障碍及药源性抑郁。

(4) 氟哌啶醇：注射剂常用于处理精神科急诊问题，也适用于老年或伴有躯体疾患的兴奋躁动的精神病患者。小剂量也可用于治疗儿童抽动秽语综合征。主要副作用为锥体外系症状。长效制剂较口服用药锥体外系副作用轻。

(5) 五氟利多：为口服长效制剂，每周给药一次。该药碾碎后易溶于水，无色无味，给药方便，在家属协助下常用于治疗不合作患者。主要副作用为锥体外系症状，少数患者可发生迟发性运动障碍和抑郁。

(6) 舒必利：治疗精神分裂症需较高剂量。静脉滴注可用于缓解患者的紧张性症状。主要副作用为引起内分泌变化，如体重增加、泌乳、闭经、性功能减退。

(7) 氯氮平：目前尽管氯氮平在国内使用仍广泛，但国内外专家主张慎用。推荐用于难治性病例。该药几乎不引起锥体外系症状及迟发性运动障碍。易引起直立性低血压、过度镇静、粒细胞缺乏症发生几率为1%，体重增加，心动过速，便秘，流涎等；此外还可见体温升高、癫痫发作、心肌炎和恶性综合征。临床使用中应进行血象和血糖监测。

(8) 利培酮：对精神分裂症疗效较好。有口服片剂和水剂以及长效注射剂。其代谢物9-羟利培酮(帕潘立酮)已作为新型抗精神病药开发上市。主要不良反应为激越、失眠以及泌乳、闭经等。较大剂量可出现锥体外系反应。

(9) 奥氮平：化学结构和药理作用与氯氮平类似，但对血象无明显影响，对精神分裂症疗效较好，主要副作用为体重增加，嗜睡，便秘等，锥体外系反应少见。临床使用中应进行血糖监测。

(10) 喹硫平：治疗精神分裂症的有效剂量范围较宽，对情感症状也有一定疗效，几乎不引起锥体外系反应及迟发性运动障碍。主要副作用是嗜睡，直立性低血压等。

(11) 齐拉西酮：可能对于阴性症状和伴发抑郁的疗效略有优势，几乎不引起体重增加，锥体外系反应少见。临床应用中应注意监测心电图QT间期。

(12) 阿立哌唑：治疗精神分裂症的疗效与氟哌啶醇相当，其激活作用有利于改善阴性症状和紧张性症状，但用药初期易导致激越、焦虑。该药物几乎不影响体重，极少发生锥体外系症状。

3. 药物的选择

(1) 急性期：此时患者往往以兴奋躁动、幻觉妄想、联想障碍、行为怪异以及敌对攻击等症状为主。对于兴奋躁动较严重，不合作者常采用注射给药，注射给药应短期应用，注射时固定好患者体位，避免折针等意外，并采用深部肌内注射，通常使用氟哌啶醇或氯丙嗪。一般来说，氟哌啶醇5～10mg或氯丙嗪50～100mg，必要时24小时内每6～8小时重复一次，也可以采用静脉注射或静脉滴注给药。患者卧床休息，出现肌张力障碍可以注射抗胆碱能药物东莨菪碱0.3mg来对抗。也可以采用苯二氮䓬类药物如氯硝西泮、劳拉西泮、地西泮注射给药。此时可减少合用的抗精神病药物的剂量。

合作患者以口服药为主。多数情况下，通常采用逐渐加量法，一般1～2周内逐步加至有效治疗剂量。急性症状在有效剂量治疗2～4周后可开始改善，多数患者4～8周症状可得到充分缓解。如剂量足够，治疗4～6周无效或疗效不明显者，可考虑换药。

(2) 恢复期的巩固治疗：也称继续治疗。在急性期症状获得较为彻底缓解的基础上，仍要继续以急性期有效剂量巩固治疗至少6个月，然后可以缓慢减量进入维持治疗。

(3) 稳定期的维持治疗：抗精神病药物的长期维持治疗可以显著减少精神分裂症的复发。一般维持剂量比治疗剂量低，传统药物的维持剂量可以缓慢减至治疗剂量的1/2；除氯氮平外，新一代药物安全性高，可以采用略低于急性期有效剂量维持治疗。对于首发、缓慢起病的患者，维持治疗时间至少5年；急性发作、缓解迅速彻底的患者，维持治疗时间可以相应较短。最终，只有不足20%的患者可能停药。

4. 不良反应和处理

(1) 锥体外系反应,包括四种表现。

1) 急性肌张力障碍:出现最早,男性和儿童比女性更常见。患者呈现不由自主的、奇特的表现,包括眼上翻、斜颈、颈后倾、面部怪相和扭曲、吐舌、张口困难、角弓反张和脊柱侧弯等。处理:肌注东莨菪碱 0.3mg 或异丙嗪 25mg 可即时缓解。有时需减少药物剂量,加服抗胆碱能药如盐酸苯海索,或换服锥体外系反应低的药物。

2) 静坐不能:在治疗 1～2 周后最为常见。患者表现为无法控制的激越不安、不能静坐、反复走动或原地踏步。处理:苯二氮草类药和 β 受体阻滞剂如普萘洛尔等有效,而抗胆碱能药通常无效。有时需减少抗精神病药剂量或选用锥体外系反应低的药物。

3) 类帕金森症:最为常见,治疗的最初 1～2 个月发生。女性比男性更常见,老年患者常见并因淡漠、抑郁或痴呆而误诊。表现可归纳为:运动不能、肌张力高、震颤和自主神经功能紊乱。最初始的形式是运动过缓,体征上主要为手足震颤和肌张力增高,严重者有协调运动的丧失、僵硬、佝偻姿势、慌张步态、面具脸、粗大震颤、流涎和皮脂溢出。处理:服用抗胆碱能药物盐酸苯海索,抗精神病药物的使用应缓慢加药或使用最低有效剂量。

没有证据表明常规应用抗胆碱能药会防止锥体外系症状发展,反而易发生抗胆碱能副作用。如果给予抗胆碱能药物,应该在 2～3 个月后逐渐停用。常用的抗胆碱能药物是安坦,剂量范围是 2～12mg/d。

4) 迟发性运动障碍(TD):多见于持续用药几年后,极少数可在几个月后发生。女性略高于男性,老年和脑器质性患者中多见。TD 是以不自主的、有节律的刻板式运动为特征。其严重程度波动不定,睡眠时消失,情绪激动时加重。TD 最早体征常是舌或口唇周围的轻微震颤或蠕动。处理:尚无有效治疗药物,关键在于预防,使用最低有效剂量或换用锥体外系反应低的药物。抗胆碱能药物会促进和加重 TD,应避免使用。早期发现,早期处理有可能逆转 TD。

(2) 其他神经系统不良反应。

1) 恶性综合征:是一种少见的、严重的不良反应。临床特征是:意识波动、肌肉强直、高热和自主神经功能不稳定。最常见于氟哌啶醇、氯丙嗪和氟奋乃静等药物治疗时。药物加量过快、用量过高、脱水、营养不足、合并躯体疾病以及气候炎热等因素可能与恶性综合征的发生、发展有关。处理:停用抗精神病药物,给予支持性治疗。可以使用肌肉松弛剂丹曲林和促进中枢多巴胺功能的溴隐亭治疗。

2) 癫痫发作:多见于氯氮平,氯丙嗪和硫利达嗪治疗时。氟哌啶醇和氟奋乃静等在治疗伴有癫痫的精神病患者中可能较为安全。

3) 自主神经的副作用:抗胆碱能的副作用表现为口干、视力模糊、排尿困难和便秘等,硫利达嗪、氯丙嗪、氯氮平等多见,氟哌啶醇、奋乃静等少见。严重反应包括尿潴留、麻痹性肠梗阻和口腔感染,尤其是抗精神病药合并抗胆碱能药物及三环类抗抑郁药治疗时更易发生。α 肾上腺素能阻滞作用表现为直立性低血压、反射性心动过速以及射精的延迟或抑制。直立性低血压在治疗的头几天最为常见,氯丙嗪肌肉注射时最容易出现。患者由坐位突然站立或起床时可以出现晕厥无力、摔倒或跌伤,嘱咐患者起床或起立时动作要缓慢。有心血管疾病的患者,剂量增加应缓慢。处理:应让患者头低脚高位卧床;严重病例应输液并给予去甲肾上腺素、间羟胺等升压,禁用肾上腺素。

4) 体重和代谢内分泌的副作用:体重增加多见,与食欲增加和活动减少有关。氯氮平、奥氮平等体重增加最为常见,并能影响体内的糖脂代谢,甚至诱发糖尿病,因此需要定期监测血糖。

催乳素分泌增加多见，妇女中常见泌乳、闭经和性快感受损。男性较常见性欲丧失，勃起困难和射精抑制。

5）精神方面副作用：许多抗精神病药物产生过度镇静，这种镇静作用通常很快因耐受而消失；头晕和迟钝常是由于直立性低血压引起。舒必利、奋乃静、三氟拉嗪、氟奋乃静、利培酮和阿立哌唑等有轻度激活或振奋作用，可以产生焦虑、激越。抗胆碱能作用强的药物如氯氮平、氯丙嗪等较易出现撤药反应，如失眠、焦虑和不安。

6）其他副作用：抗精神病药物还有许多不常见的副作用。抗精神病药对肝脏的影响主要为谷丙转氨酶升高，多为一过性，可自行恢复，一般无自觉症状，轻者不必停药，合并护肝治疗；重者或出现黄疸者应立即停药，加强护肝治疗。胆汁阻塞性黄疸罕见，有时可以同时发生胆汁性肝硬化。

粒细胞缺乏罕见，氯氮平发生率较高，氯丙嗪和硫利达嗪有偶发病例。如果白细胞计数过低，应避免使用氯氮平、氯丙嗪、硫利达嗪等，并且应用这些药物应常规定期监测血象。

某些抗精神病药物尤其是硫利达嗪可导致心电图的 QT 间期延长（奎尼丁样作用）等，罕见的严重者可出现尖端扭转性室性心律失常。在老年人中，药物引起的心律失常会危及生命。密切关注心电图 QT 间期的变化有可能降低抗精神病药物的猝死风险。

其他罕见的变态反应包括药疹，伴发热的哮喘、水肿、关节炎和淋巴结病，严重的药疹可发生剥脱性皮炎，应立即停药并积极处理。氯丙嗪等吩噻嗪可以在角膜、晶状体和皮肤上形成紫灰色素沉着。

7）过量中毒：抗精神病药的毒性比巴比妥和三环类抗抑郁剂低，死亡率低，治疗基本上是对症性的。大量输液、注意维持正常体温、应用抗癫痫药物控制癫痫。即使过量数小时仍应洗胃。只能用作用于 α 受体的升压药如间羟胺和去甲肾上腺素等升压，禁用肾上腺素。

【抗抑郁药物】 是一类治疗各种抑郁状态的药物，但不会提高正常人情绪。部分抗抑郁药对强迫、惊恐和焦虑情绪有治疗效果。目前将抗抑郁药分为四类：①三环类抗抑郁药（TCA_S），包括在此基础上开发出来的杂环或四环类抗抑郁剂；②单胺氧化酶抑制剂（$MAOI_S$）；③选择性5-羟色胺再摄取抑制剂（$SSRI_S$）；④其他递质机制的新型抗抑郁剂。前两类属于传统抗抑郁药物，后两类为新型抗抑郁药物。除 $MAOI_S$ 只作为二线药物外，$SSRI_S$、其他递质机制的新型抗抑郁药及 TCA_S 均可作为一线抗抑郁药。

1. 三环类抗抑郁药 丙咪嗪、氯米帕明、阿米替林、多塞平、马普替林。

（1）适应证和禁忌证：适用于治疗各类以抑郁症状为主的精神障碍，包括精神分裂症患者伴有的抑郁症状，还可以用于治疗焦虑症、惊恐发作和恐惧症。小剂量丙咪嗪可用于治疗儿童遗尿症，氯米帕明则常用于治疗强迫症。严重心肝肾疾患、粒细胞减少、青光眼、前列腺肥大、妊娠头三个月禁用，癫痫和老年人慎用。

（2）药物的选择：丙咪嗪镇静作用弱，适用于迟滞性抑郁以及儿童遗尿症。氯米帕明和选择性 5-羟色胺再摄取抑制剂一样，既能改善抑郁，也是治疗强迫症的首选药物。阿米替林镇静和抗焦虑作用较强，适用于激越性抑郁。多塞平抗抑郁作用相对较弱，但镇静和抗焦虑作用较强，常用于治疗恶劣心境和慢性疼痛。

（3）用法和剂量：从小剂量开始，并根据副作用和临床疗效，用 1～2 周的时间逐渐增加到最大有效剂量。服用抗抑郁药物以后，患者的睡眠首先得到改善，抗抑郁疗效要在用药 2～4 周后出现，如剂量和血药浓度足够，治疗 6～8 周无效或疗效不明显者，可考虑换药。由于三环类抗抑郁药在体内半衰期长，一般可以每日 1 次，睡前服或以睡前剂量为主方式给药。经过急性期治疗，抑郁症状缓解，应以有效治疗剂量继续巩固治疗 4～6 周后进入维持治疗，一般维持 6 个月或更长时间。反复频繁发作者应长期维持，起到预防复发作用。

(4) 不良反应及其处理：三环类抗抑郁剂副作用发生的频度及严重程度与剂量和血药浓度呈正相关，同时与躯体状况亦有关。

1) 抗胆碱能副作用：最常见，表现为口干、便秘、视物模糊等。患者一般随着治疗的延续可以耐受，症状将会逐渐减轻。严重者可出现尿潴留、肠麻痹。处理：原则上应减少抗抑郁药物的剂量，必要时加拟胆碱能药对抗。

2) 中枢神经系统副作用：出现震颤可以减少剂量或换用抗抑郁药物或采用β受体阻滞剂如普萘洛尔治疗。在癫痫患者或有癫痫病史的患者中，三环类抗抑郁药容易促发癫痫发作，还可导致药源性意识模糊或谵妄，老年患者中易出现，还能诱发睡前幻觉、精神病性症状及躁狂。

3) 心血管副作用：是最主要的不良反应。可发生直立性低血压、心动过速、头晕等，老年人和患有充血性心力衰竭的患者更多见。所致奎尼丁样作用可诱发心律失常，还可引起危险的Ⅱ度和Ⅲ度传导阻滞，因而禁用于具有心脏传导阻滞的患者。临床应用中应监测心电图。

4) 性方面副作用：包括阳痿、射精障碍、性兴趣和性快感降低。性功能障碍会随抑郁症状的好转和药量的减少而改善。

5) 体重增加。

6) 变态反应：轻度皮疹，经过对症治疗可以继续用药；对于较严重的皮疹，应当逐渐减、停药。进一步的治疗，应避免使用已发生过敏的药物。偶有粒细胞缺乏发生，一旦出现立即停药，且以后禁用。

7) 过量中毒：死亡率高。临床表现为昏迷、癫痫发作、心律失常三联征，还可有高热、低血压、肠麻痹、瞳孔扩大、呼吸抑制、心跳骤停。处理：试用毒扁豆碱缓解抗胆碱能作用，每 0.5～1 小时重复给药 1～2mg。及时洗胃、输液，积极处理心律不齐，控制癫痫发作。

(5) 药物间相互作用：某些药物对三环类抗抑郁剂的血药浓度有影响。卡马西平、酒精、吸烟、口服避孕药、苯妥英、苯巴比妥可诱发药物代谢酶，增加三环类抗抑郁剂代谢，使其血浆浓度下降，而西咪替丁、派醋甲酯、氯丙嗪、氟哌啶醇、甲状腺素、雌激素、奎宁等可抑制三环类抗抑郁剂的代谢，使其血浆浓度增高。三环类抗抑郁剂对其他药物的影响表现为：拮抗胍乙啶、可乐定的抗高血压作用，加重酒精、安眠药等的中枢抑制，与拟交感药合用导致高血压、癫痫发作，增强抗胆碱能药、抗精神病药的抗胆碱副作用，促进单胺氧化酶抑制剂的中枢神经毒性作用。

2. 单胺氧化酶抑制剂 吗氯贝胺作为二线药物主要用于三环类或其他药物治疗无效的抑郁症。此外，对伴有睡眠过多、食欲和体重增加的非典型抑郁或轻性抑郁或焦虑抑郁混合状态效果较好。

3. 选择性 5-羟色胺再摄取抑制剂 氟西汀、帕罗西汀、舍曲林、氟伏沙明、西酞普兰、艾司西酞普兰，适应证包括抑郁症、强迫症、惊恐症和贪食症等。在强迫症、贪食症及减肥的治疗中剂量应相对较大。抗抑郁作用与三环类抗抑郁剂相当，但对严重抑郁的疗效可能不如三环类抗抑郁剂；前列腺肥大和青光眼患者可用。副作用主要包括恶心、腹泻、失眠、不安和性功能障碍。

4. 其他递质机制的新型抗抑郁药

(1) 5-羟色胺和去甲肾上腺素再摄取抑制剂：①文拉法辛低剂量时仅有 5-羟色胺再摄取阻滞，中至高剂量有 5-羟色胺和去甲肾上腺素再摄取阻滞，非常高的剂量有 5-羟色胺、去甲肾上腺素和多巴胺再摄取阻滞。中至高剂量用于严重抑郁和难治性抑郁患者。中至高剂量时副作用为失眠、激越、恶心及头痛和高血压。撤药反应常见，如胃肠反应、头晕、出汗等。②度洛西汀：除适用于严重抑郁外，还能改善慢性疼痛如糖尿病性周围神经痛。主要副作用包括胃部不适、头痛、口干、睡眠障碍、多汗、便秘、尿急和性功能障碍等。可见撤药反应，慢性酒精中毒和肝功不全者慎用，未经治疗的闭角型青光眼患者避免使用。

(2) 5-羟色胺阻滞和再摄取抑制剂：曲唑酮适用于伴有焦虑、激越、睡眠以及性功能障碍的抑郁患者，镇静作用较强。

(3) 去甲肾上腺素和多巴胺再摄取抑制剂：安非他酮适用于双相抑郁，迟滞性抑郁、睡眠过多，可用于认知缓慢或假性痴呆及对5-羟色胺能药物无效或不能耐受者，还可用于注意缺陷障碍、戒烟、兴奋剂的戒断和渴求。常见的副作用有坐立不安、失眠、头痛、恶心和出汗，有诱发癫痫的报道。

(4) 去甲肾上腺素再摄取抑制剂：瑞波西汀尤其对选择性5-羟色胺再摄取抑制剂治疗无效者可选用。主要副作用为口干、便秘、多汗、失眠、勃起困难、排尿困难、不安或直立性低血压等。不推荐用于老年患者，青光眼、前列腺增生、低血压及新近心血管意外者禁用。

(5) α_2 肾上腺素受体阻滞剂：米安色林、米氮平除抗抑郁作用外，还有较强的镇静和抗焦虑作用，有体重增加、过度镇静的副作用，少有性功能障碍或恶心、腹泻。米安色林有引起粒细胞减少的报道，应监测血象。米氮平可用于治疗严重抑郁和难治性抑郁患者。

【心境稳定剂】 又称抗躁狂药物，是治疗躁狂以及预防双相情感障碍的躁狂或抑郁发作，且不会诱发躁狂或抑郁发作的一类药物。主要包括锂盐和某些抗癫痫药如丙戊酸盐，卡马西平等。

1. 碳酸锂 为最常用心境稳定剂。

(1) 适应证和禁忌证：主要适应证是躁狂症和双相情感障碍，它是目前的首选药物，对躁狂症及双相障碍的躁狂发作或抑郁发作均有治疗和预防复发作用。分裂情感性精神病也可用锂盐治疗。对分裂症伴有情绪障碍和兴奋躁动者，可以作为抗精神病药治疗的增效剂。

急慢性肾炎、肾功能不全、严重心血管疾病、重症肌无力，妊娠头3个月以及缺钠或低盐饮食患者禁用。帕金森病、癫痫、糖尿病、甲状腺功能低下、神经性皮炎、老年性白内障患者慎用。

(2) 用法和剂量：饭后口服给药。一般开始每次给250mg，每日2～3次，逐渐增加剂量。有效剂量范围750～1500mg/d，偶尔可达2000mg/d。一般至少1周才能起效，6～8周可以完全缓解，此后应以有效治疗剂量继续巩固治疗2～3个月。在治疗急性病例时，血锂浓度宜为0.8～1.2mmol/L，超过1.4mmol/L易产生中毒反应，尤其老年人和有器质性疾病患者易发生中毒。为尽快控制急性躁狂症状，可在治疗开始时与抗精神病药或苯二氮䓬类药物合用，待兴奋症状控制后，应逐渐将苯二氮䓬类药物和抗精神病药物撤去，否则较长时间合用可掩盖锂中毒的早期症状。维持治疗剂量为治疗量的一半，即每日500～750mg，保持血锂浓度为0.4～0.8mmol/L。躁狂首次发作治愈后，一般可以不用维持治疗。维持治疗在第二次发作缓解后给予，维持时间为既往发作的2～3个循环的病情持续稳定或持续2～3年。

(3) 副作用：常发生在服药后1～2周，与血锂浓度有关，常饮淡盐水可以减少锂盐蓄积和副作用。

1) 早期副作用：无力、疲乏、嗜睡、手指震颤、厌食、上腹不适、恶心、呕吐、稀便、腹泻、多尿、口干等。

2) 后期副作用：患者持续多尿、烦渴、体重增加、甲状腺肿大、黏液性水肿、手指细震颤。粗大震颤提示血药浓度已接近中毒水平。女性患者可引起甲状腺功能减退。类似低钾血症的心电图改变亦可发生，但具有可逆性。

3) 锂中毒先兆：表现为呕吐、腹泻、粗大震颤、抽动、呆滞、眩晕、构音不清和意识障碍等。应立即检查血锂浓度，如血锂超过1.4mmol/L应减量，临床症状严重应立即停止锂盐治疗。血锂浓度越高，脑电图改变越明显，因而监测脑电图有一定价值。

4) 锂中毒及其处理：中毒症状包括共济失调、肢体运动协调障碍、肌肉抽动、言语不清和意识模糊，重者昏迷、死亡。一旦出现毒性反应需立即停用锂盐，大量给予生理盐水或高渗钠盐加速锂的排泄，或进行人工血液透析。一般无后遗症。

2. 抗癫痫药 常用的是丙戊酸盐和卡马西平。

(1) 丙戊酸盐：常用的是丙戊酸钠和丙戊酸镁。对躁狂症的疗效与锂盐相当，对混合型躁狂、快速循环型双相障碍以及锂盐治疗无效者可能疗效更好。可与锂盐合用治疗难治性患者。

肝脏和胰腺疾病者慎用。孕妇禁用。剂量范围 800～1800mg/ d。常见副作用为胃肠刺激症状以及镇静、共济失调、震颤等。转氨酶升高较多见，造血系统不良反应少见，极少数患者尤其是儿童曾出现罕见的中毒性肝炎和胰腺炎。

(2) 卡马西平：对治疗急性躁狂和预防躁狂发作均有效，尤其对锂盐治疗无效、不能耐受锂盐副作用以及快速循环发作的躁狂患者效果较好。卡马西平与锂盐合用预防双相患者复发，其疗效较锂盐与抗精神病药物合用要好。青光眼、前列腺肥大、糖尿病、酒依赖者慎用，白细胞减少、血小板减少、肝功能异常者以及孕妇禁用。剂量范围 400～1600mg/d。剂量增加太快，会导致眩晕或共济失调。治疗期间可出现视物模糊、口干、便秘等副作用。皮疹较多见，严重者可出现剥脱性皮炎，偶可引起白细胞和血小板减少及肝损害，应监测血象改变。

【抗焦虑药物】 目前应用最广的是苯二氮䓬类，其他还有 5-HT_{1A}受体部分激动剂丁螺环酮和坦度螺酮、β 肾上腺素受体阻滞剂如普萘洛尔(详见表 2-4-1)。

1. 苯二氮䓬类 具体表现为四类药理作用：①抗焦虑作用；②镇静催眠作用；③抗惊厥作用；④骨骼肌松弛作用。

(1) 适应证和禁忌证：用于治疗各型神经症、各种失眠以及各种躯体疾病伴随出现的焦虑、紧张、失眠、自主神经系统紊乱等症状；也可用于各类伴有焦虑、紧张、失眠、恐惧的精神病以及激越性抑郁、轻性抑郁的辅助治疗；还可用于癫痫治疗和酒精急性戒断症状的替代治疗。

凡有严重心血管疾病、肾病、药物过敏、药物依赖、妊娠头 3 个月、青光眼、重症肌无力，酒精等及中枢抑制剂使用时应禁用。老年、儿童、分娩前及分娩中慎用。

(2) 药物的选择：如患者患有持续性焦虑和躯体症状，以长半衰期的药物为宜，如地西泮、氯氮平。如患者焦虑呈波动形式，应选择短半衰期的药物，如奥沙西泮、劳拉西泮等。阿普唑仑具有抗抑郁作用，伴抑郁的患者可选择此药。对有睡眠障碍的患者常用硝西泮、艾司唑仑、氯硝西泮、咪达唑仑等。氯硝西泮对癫痫有较好效果。戒酒时地西泮替代最好。缓解肌肉紧张可用劳拉西泮、地西泮、硝西泮。应避免两种甚至三种苯二氮䓬类同时合用。

(3)多数苯二氮䓬类药物半衰期较长，所以每日给药 1 次即可。神经症患者病情常因心理社会因素而波动，症状时轻时重。因此，苯二氮䓬类药物控制症状后，无须长期应用，缓慢减药后仍可维持较长时间的疗效。对于病情迁延或难治性患者，应考虑采用抗抑郁药或丁螺环酮、坦度螺酮等长期治疗。

表 2-4-1 抗焦虑药和催眠药物的每日剂量范围、等效剂量和药代动力学特征

	药物	每日剂量范围毫克	相当于地西泮 5 毫克的大概计量/毫克	药物及其代谢产物的消除半衰期/小时
苯二氮䓬类	阿普唑仑	0.5～4	0.5	9～20
	溴西泮	6～9	3	8～30
	氯巴占	20～30	10	18.4
	氯硝西泮	2～8	0.25	19～60
	地西泮	5～30	5	14～70;30～200
	氟硝西泮	0.5～2	1	23,25,31
	劳拉西泮	2～4	1	8～24
	硝西泮	5～10	2.5	15～48
	奥沙西泮	45～90	15	3～25
	替马西泮	5～20	10	3～25
	三唑仑	0.125～0.5	0.25	1.5～5

续表

药物		每日剂量范围毫克	相当于地西泮5毫克的大概计量/毫克	药物及其代谢产物的消除半衰期/小时
其他	丁螺环酮	15～30		1～11
	唑吡坦	5～10		1.5～4.5
	佐匹克隆	3.75～7.5		3.8～6.5

（4）副作用较少，一般能很好耐受，偶有严重并发症。血液、肝肾方面副作用较少见。妊娠头3个月服用有引起新生儿唇腭裂的报道。

长期应用可产生依赖性，包括躯体依赖和精神依赖。躯体依赖症状多发生在持续3个月以上患者，并且短半衰期药物较易发生依赖，突然中断将引起戒断症状。戒断症状多为焦虑、激动、易激惹、失眠、震颤、头痛、眩晕、多汗、烦躁不安、耳鸣、人格解体及胃肠症状（恶心、呕吐、厌食、腹泻、便秘），严重者可出现惊厥，此现象可导致死亡。因此，苯二氮䓬类药物在临床应用中要避免长期应用，连续应用最好不要超过1个月，停药宜逐步缓慢进行。同一患者同时服用一种以上的苯二氮䓬类药物尚缺乏根据。

2. 丁螺环酮和坦度螺酮　为非苯二氮䓬类抗焦虑药。通常剂量下没有明显的镇静、催眠、肌肉松弛作用，依赖性和滥用的可能性很低。主要适用于各种神经症所致的焦虑状态以及躯体疾病伴发的焦虑状态，还可用于抑郁症的增效治疗。对惊恐发作疗效不如三环抗抑郁药。起效一般比苯二氮䓬类慢。孕妇、儿童和有严重心、肝、肾功能障碍者应慎用。不良反应较少，如口干、头晕、头痛、失眠、胃肠功能紊乱等。

第二节　无抽搐电休克（MECT）治疗

可用此法的适应证很广，是一种相对安全和可耐受的治疗方法，相较于传统的电抽搐治疗减少了诸如肌肉强直、抽搐、骨折、关节脱位等并发症的发生。其禁忌证也较传统电抽搐少，老年患者也可以应用。

【适应证】　目前临床上主要针对的是严重抑郁症。

（1）精神抑郁（ECT比抗抑郁药合用抗精神病药更有效）。

（2）抗抑郁药无效的抑郁症。

（3）严重精神运动性抑制，危及生命的绝食。

（4）严重的产后抑郁。

（5）躁狂；精神分裂症单纯药物治疗无效者。

最近，对精神分裂症复发患者进行ECT-抗精神病药联合治疗与单纯抗精神病药治疗比较研究发现，前者对激越症状是一种有价值的特定疗法，患者恢复得更快、更彻底。

【具体方法】　在麻醉师参与下施行，先后给予阿托品（减少分泌物）、昂丹司琼（止吐）、丙泊酚（全麻药）、氯化琥珀酰胆碱（肌肉松弛）。药物剂量根据患者体重及每次发作、恢复情况调整。当腱反射消失或减弱、呼吸变浅、全身肌肉变松弛时可通电2～3秒，观察脑电图，出现典型癫痫特异波形为一次有效治疗。

ECT治疗经过改良后目前包括个体化治疗剂量、监测发作后脑电图、并根据脑电图参数及临床反应调整剂量，个体化强、疗效好、副作用少。通常采用的是电极于右颞区近头顶部的高剂量单侧疗法，偶用双侧疗法。患者麻醉并给短效肌松药。

治疗一般1周3次，若无严重昏迷可减少至1周2次。常见昏迷、认知不良反应（包括记忆力下降），多出现于双侧疗法。偶见于高剂量单侧疗法，大多数患者出现记忆力下降。ECT治疗次数一般 6～14 次，有时需要 24 次。ECT 疗法最常见不良反应是肌肉痛（由治疗时肌松药引起）、头痛、短暂昏迷（约 1 小时）。治疗期间某些记忆力丧失，尤其是自我描述记忆（个人经历的记忆）。前驱事物记忆力丢失程度较轻。有些患者记忆力损伤程度较轻，但大多数患者损伤严重，范围广并持续发生，在疗效差的患者中最常见。有些患者接受 ECT 治疗后，接受新事物的能力似乎受影响，恢复后记忆力有所提高，少数患者则会在 ECT 治疗后很长一段时间内出现记忆力持续、广泛丧失。ECT 与精神类药物治疗：尽管有些病例中，二者可相互辅助，但尽量停用精神类药物。应尽量减少苯二氮䓬类，因为它会升高发作阈而影响 ECT 的疗效。锂不会削弱 ECT 的疗效，但偶致严重发作后昏迷，此时通常停用锂制剂。除非疗效不明显，或出现不良的相互作用（如与氯氮平偶合延长），对于急性发作精神病，可继续使用抗精神病药。常见与 ECT 相互作用的药物如表 2-4-2 所示。

表 2-4-2　与 ECT 相互作用的药物

药物	等级	相互作用	使用建议
抗胆碱能药物	3	除阿托品外，此类药物更易导致 ECT 后精神错乱的发生，但可减少癫痫发作的迷走神经效应	应注意如果服用抗胆碱能药物可能会发生 ECT 后的精神错乱
抗癫痫药	2	抗癫痫药用作情绪稳定剂可升高癫痫发作的阈值	在ECT 治疗期间，可采取不同方法，比如维持、减少抗癫痫药的剂量或暂停抗癫痫药
苯二氮䓬类药	2	可升高癫痫发作阈值，同时可破坏 ECT 疗效	在ECT 治疗前逐渐停止苯二氮䓬类药的服用
地高辛	3	有报道说当地高辛和琥珀胆碱一同服用可引发心律不齐，但未见在 ECT 治疗中联用的报道。如果地高辛处于治疗血浆药物浓度且钾血浆药物浓度正常则 ECT 可能是安全的	在进行 ECT 治疗前先检查地高辛和钾浓度
锂	2	有几例报道说即使在锂血清浓度很低的情况下也会出现精神错乱和神经效应	ECT 开始前停止服用锂或在 ECT 治疗期间密切监测精神错乱情况
不可逆非选择性 MAOI	3	没有相互作用	不需要 2 周的间隔；当 ECT 治疗之前的准备工作完毕之后即可停用 MAOI 开始 ECT 治疗
吗氯贝胺	3	没有报道	采用与不可逆非选择性 MAOI 相同步骤，当 ECT 治疗之前的准备工作完毕之后即可停用吗氯贝胺开始 ECT 治疗
茶碱	3	茶碱可能会延长癫痫持续时间	用于哮喘或慢性阻塞性肺疾病治疗时，应使用支气管扩张器并且保持茶碱血浆药物浓度<80mmol/L

注：等级 1 为避免联用，弊大于利；等级 2 为一般应避免联用，仅在特殊情况下可联用；等级 3 为危险最小；必要时可采取措施以降低危险性

复　习　题

1. 抗精神病药物治疗的作用有哪些？
2. 锥体外系反应包括哪些表现？
3. 抗精神病药引起的体位性低血压禁用哪种药物升压？
4. 锂盐中毒的先兆有哪些？

5. 什么是恶性综合征？

6. 什么是心境稳定剂？

参考答案

1. 可以归于三个方面：抗精神病作用，即抗幻觉、妄想作用（治疗阳性症状）和激活作用（治疗阴性症状）；非特异性镇静作用；预防疾病复发作用。

2. 包括四方面表现：急性肌张力障碍；静坐不能；类帕金森症；迟发性运动障碍。

3. 肾上腺素。

4. 锂盐中毒的先兆表现为呕吐、腹泻、粗大震颤、抽动、呆滞、困倦、眩晕、构音不清和意识障碍等。

5. 恶性综合征是一种少见的、严重的不良反应。临床特征是：意识波动、肌肉强直、高热和自主神经功能不稳定。

6. 心境稳定剂又称抗躁狂药物，是治疗躁狂以及预防双向情感障碍的躁狂或抑郁发作，且不会诱发躁狂或抑郁发作的一类药物。主要包括锂盐（碳酸锂）和某些抗癫痫药如卡马西平、丙戊酸盐等。

（韩宇辉）

第五章　精神科常见疾病诊疗常规

第一节　器质性精神障碍

一、阿尔茨海默病

【病史采集】

(1) 患者出现精神症状，表现为谵妄、遗忘综合征或痴呆等。

(2) 患者存在脑部疾病或有引起脑功能代谢障碍的情况。

(3) 脑病变或躯体疾病与精神症状发作有时间上的关系。

【体检及精神检查】

1. 全身检查　重点是脑部疾病或躯体疾病的相应表现，病理征是否存在，神经系统检查。

2. 精神检查　注意患者的意识清晰度、意识的水平和内容方面的变化，尤其是定向力；注意计算能力、记忆力、推断能力等智能方面的改变，有无幻觉、妄想、行为紊乱、人格改变等；自知力完整或缺如。

【诊断】　根据病史、临床表现及体格检查、精神状况检查、特殊器械检查多可作出诊断，具体每种不同的脑部疾病、躯体疾病可按照各自的诊断进行。

【鉴别诊断】　阿尔茨海默病与血管性痴呆、匹克病、真性痴呆鉴别要点如表 2-5-1、表 2-5-2、表 2-5-3 所示。

表 2-5-1　阿尔茨海默病与血管性痴呆的鉴别要点

鉴别标准	阿尔茨海默病	血管性痴呆
起病形式	缓慢	较急
高血压病史	无	可有可无
卒中史	无	有
病程	进行性发展	阶梯式发展
临床症状	早期记忆障碍、人格改变	早期人格保持较好
CT	大脑皮质萎缩，脑沟裂增宽	可见多处低密度病灶
局灶神经损害	早期多无	有

表 2-5-2　阿尔茨海默病与匹克病的鉴别要点

鉴别标准	阿尔茨海默病	匹克病
记忆	早期有记忆障碍	晚期出现
视觉空间障碍	早期出现	晚期出现
记忆力障碍	早期出现	晚期出现
失认	常见	少见
人格障碍	晚期出现	早期出现
抽搐	晚期出现	少见
CT	广泛性脑萎缩	颞叶和(或)额叶萎缩
神经病理	老年斑，颗粒泡变性神经元纤维缠结等	匹克小体，神经细胞肿胀
组织病理	老年斑，颗粒泡形成，树状突本身皱缩	有匹克小体，膨胀细胞树状突消失
化学病理	胆碱能神经元受累	无选择性递质受累

表 2-5-3　阿尔茨海默病与真性痴呆的鉴别要点

鉴别标准	阿尔茨海默病	真性痴呆
起病与发展	较快	隐匿、缓慢
幻觉	无	常有
妄想	罪恶妄想	被窃、被害妄想
情感	忧郁	淡漠
记忆障碍	可有可无	有
智力损害	无	有
人格改变	无	有
神经系统损害	无	有

【治疗】 目前尚缺乏特殊的病因治疗措施，一般生活上的照顾和护理极为重要。注意患者的饮食、营养和日常的清洁卫生，督促患者自己料理生活，鼓励患者参加适当活动，以减缓其精神衰退。避免让患者单独从事有可能发生危险的活动。对卧床的患者要严防产生褥疮，合并感染和骨折等。用于改善认知功能和促进脑部代谢的药物有：氨络酸、甲氯芬酯、吡硫醇、氧化麦角碱、核糖核酸、石杉碱甲、多奈哌齐以及钙离子拮抗剂尼莫地平等。一般患者不需要用抗精神病药物。有精神症状可以对症处理，兴奋、行为紊乱、难以管理者，可给少量抗精神病药物或抗焦虑药物，但需注意不良反应，症状改善后及时停药。

二、癫痫所致精神障碍

【诊断】 本病诊断主要依据既往有癫痫发作史、临床精神症状呈发作性、每次发作的基本表现相同、发作时伴有不同程度的意识障碍。躯体、神经系统与脑电图检查十分重要，必要时可作脑部 CT、MRI 及 SPECT 等检查。脑电图检查对癫痫的诊断有重要价值，90％的癫痫患者有脑电图异常。对于病程长而症状不典型的患者则需反复进行脑电图的检查，必要时可给予抗癫痫药物做诊断性治疗，若精神症状及脑电图在用药后均有改善，则可作为诊断癫痫的重要依据。

【治疗】 癫痫所致精神障碍的治疗，首先治疗癫痫。一般根据发作型用药，如大发作和局限性发作，选用抗癫痫药物的顺序为苯妥英钠、苯巴比妥、卡马西平、扑米酮或丙戊酸钠；小发作则常用丙戊酸钠、乙琥胺、地西泮或苯巴比妥；精神运动发作则首选卡马西平，其次为苯妥英钠、苯巴比妥、扑米酮、丙戊酸钠或地西泮；肌阵挛发作则宜选用地西泮、硝基地西泮或氯硝基地西泮。治疗原则：①及早用药，一经确诊原则上应及早用药；②一般主张单一药物治疗，并行血药浓度监测，控制癫痫发作，维持不发作 2～3 年，再根据情况逐步缓慢减药，若达到完全停药后仍无发作，则可视为临床治愈；③当一种药物在最大剂量及足够的疗程不能控制发作，应该换用另外一种抗癫痫药物治疗，如果仍然治疗无效或出现明显毒副作用，或有两种以上的发作类型时，可考虑两种药物的联合使用；④对少数晚期难治性癫痫经系统的药物治疗无效时，可行手术治疗。

癫痫所致精神障碍的治疗，对发作间的精神障碍则采用抗精神病药物进行治疗。应注意的是，许多抗精神病药物如氯氮平、氯丙嗪等及抗抑郁药物如三环类、四环类等均可诱发癫痫的发作。有智力障碍和性格改变的患者，应加强教育和管理，进行康复治疗。

三、脑血管病所致精神障碍

【诊断与鉴别诊断】

(1) 有高血压和脑动脉硬化的证据。

(2) 有短暂性脑供血不足或卒中发作史。

(3) 起病相对较急。

(4) 波动性病程阶梯性进展。

(5) 早期临床表现以情绪不稳和近记忆障碍为主,人格在较长时间内保持完整。

(6) 常伴有脑局灶性损害体征。

(7) 神经影像学有特殊异常发现。

(8) 可以排除其他病变造成的结果,如阿尔茨海默病等。

【治疗原则】

(1) 针对脑血管病治疗。

(2) 针对动脉粥样硬化、高血压等躯体合并症治疗。

(3) 针对精神障碍治疗:对兴奋躁动、幻觉、妄想常选用抗精神药物治疗,躁动者可对症给予利培酮、奥氮平、喹硫平等新型抗精神病药物。严重兴奋者也可以给予小剂量的氟哌啶醇等肌内注射,但不宜用药过久。抑郁、焦虑症状明显时可以给予抗抑郁或抗焦虑剂,抗抑郁应选用新型的抗抑郁剂,以免加重对认知功能的损害等。

四、系统性红斑狼疮所致精神障碍

【病史采集】

(1) 患者出现精神症状,包括意识障碍、认知障碍、人格障碍、精神病性症状、情感症状、神经症状等。

(2) 躯体疾病的情况。

(3) 躯体疾病与精神症状的发作有时间上的关系。

【体格检查及精神检查】

1. 全身检查 躯体感染的表现、内分泌障碍的表现、结缔组织疾病的表现、内脏器官疾病的表现。

2. 精神检查 注意患者的意识水平、认知功能、情感症状、行为障碍,有无幻觉、妄想等。

【诊断】

1. 临床表现 ①蝶形或盘形红斑、脱发、雷诺现象或血管炎;②无畸形的关节炎或关节痛;③口腔黏膜溃疡、浆膜炎等;④神经精神症状等。

2. 实验室检查 ①血沉增快、白细胞降低、血小板降低、贫血等;②蛋白尿或管型尿等;③狼疮细胞阳性(每片至少 2 个或至少 2 次阳性);④抗核抗体阳性。

【治疗】

1. 一般治疗 要防止诱发和加重精神障碍的各种因素(如停止使用抗结核药、磺胺类抗生素等)。急性活动期应卧床休息,慢性期或病情稳定者可适当参加工作,避免精神刺激,避免皮肤直接暴露于阳光,生育期妇女应严格避孕。

2. 药物治疗 肾上腺皮质激素一般应用于急性期,一旦确诊后应该尽早治疗,目前仍然主张大剂量短期给药,间歇或小剂量维持。

3. 免疫抑制剂的应用。

4. 抗精神病药物的应用 是本病的一个难点,因为吩噻嗪类抗精神病药物有诱发本病的报道,不宜使用,必要时可以慎用小剂量的非典型抗精神病药物。

5. 对症处理与支持治疗 辅助使用维生素 C、E、B_1 等,同时注重开展心理治疗。

【预后】 预后与个体的临床经过有关,急性型起病危重,多种脏器受累,发展迅速,预后差。亚急性起病缓慢,虽有多种脏器受损,但病程反复迁延,时轻时重,慢性起病隐袭。病变多只局限于皮肤，内脏累及少，进程缓慢，预后良好。死亡病例中，与 SLE 本身的多种并发症有关，如继发性感染肺炎、败血症为多，肾上腺皮质激素治疗引起的上消化道出血、胃肠道穿孔也是死亡原因之一。

五、肝豆状核变性所致精神障碍

【诊断】

1. 主要诊断条件　①K-F 角膜色素环；②血清铜蓝蛋白（CP）＜200mg/L 或血清铜氧化酶＜0.2 活力单位；③肝铜含量＞250μg/g（干重）；④24 小时尿铜排量＞100μg；⑤^{64}Cu 与血清铜蓝蛋白结合缺乏二次高峰。

2. 主要参考条件

（1）临床表现：①神经症状与体征：早期肌僵直引起的构语不清、流涎、进行性震颤、精神异常等；②肝症状：急、慢性和暴发性肝炎、肝硬化、门静脉高压症等。

（2）血清总铜量低于正常值的 1/2 以下。

（3）血清直接反应铜增高。

（4）消化道吸收铜增加。

（5）胆汁铜排泄显著减少。肌肉含铜量轻度增高。

【治疗】

1. 青霉胺　为首选药。成功的关键是早期诊断早期治疗。初始剂量为每日 1～2g，分 4 次餐前服用，可逆转或减轻肝、神经系统和精神病变。病变缓解快慢的个体差异很大，可数星期迅速康复，也可数年不见好转，有时甚至出现神经症状加重，后者可加大青霉胺用量至每日 4g，数年后，症状明显改善，病情稳定后可减至每日 1g，终身服药。

2. 低铜高蛋白饮食　每日铜摄入应低于 1.5mg，饮用水应软化。

3. 锌制剂　可抑制铜在肠道内的吸收，可促使肠道产生铜结合蛋白，使铜与肠黏膜隔离，用硫酸锌或醋酸锌制剂每次 50mg，每日 3 次，餐间服。

4. 肝移植

5. 对症治疗　保肝治疗。给予多种维生素、能量合剂等。针对锥体外系症状，可选用苯海索或东莨菪碱。如有溶血发作时，可用肾上腺皮质激素或血浆替换疗法。

第二节　酒精所致精神障碍

【病史采集】

（1）患者有精神活性物质使用史及活性物质使用有关的问题，心理社会史。

（2）由于过度使用出现依赖、耐受或戒断症状。

【体检及精神检查】

1. 全身检查　患者的一般情况、生命体征、交感神经、迷走神经兴奋的表现。

2. 精神检查　注意患者的意识清晰度、意识的水平和内容方面的变化，尤其是定向力；有无幻觉、妄想、行为紊乱、人格改变等，自知力完整或缺如。

【诊断】　根据精神活性物质使用史及依赖或戒断症状即可确诊。要诊断患者为何种物质滥用或依赖，是否出现戒断症状。

1. 症状学标准

（1）有精神活性物质进入体内的证据，并有理由推断精神障碍系该物质所致。

（2）出现躯体或心理症状，如中毒、依赖综合征、戒断综合征、精神病性症状及情感障碍、残留性或迟发性精神障碍等。

2. 严重标准 社会功能受损。

3. 病程标准 除残留性或迟发性精神障碍外，精神障碍发生在精神活性物质直接效应所能达到的合理期限之内。

4. 排除标准 排除精神活性物质诱发的其他精神障碍。

酒精所致精神障碍的诊断主要依靠具有明确的饮酒史，以及有充分的理由判断患者的精神症状直接由饮酒或戒断引起。急性酒中毒与饮酒量密切相关，常在一次大量饮酒后急剧发生；但在某些脑器质性因素基础上，少量饮酒即可产生与饮用酒量不相符的严重急性中毒反应。慢性酒中毒则以长期饮酒为基础，常在形成依赖之后逐渐出现各种临床综合征，突然减少酒量或停饮能急剧产生症状。除精神症状之外，无论急性或慢性酒中毒，患者均有短暂或持续存在的躯体症状和体征以及中毒性神经系统损害表现。

【鉴别诊断】 在掌握酒精所致精神障碍的诊断特点的基础上，要注意与其他精神障碍进行鉴别。

(1) 某些脑器质性疾病急性发作，如癫痫、脑血管意外等。

(2) 躯体疾病引起的谵妄状态。

(3) 其他精神活性物质所致精神障碍。

(4) 情感性精神障碍的躁狂发作。

(5) 精神分裂症和偏执性精神障碍。

(6) 柯萨可夫综合征、酒中毒性痴呆应与其他原因引起的认知功能减退、痴呆状态以及人格改变等相鉴别。

【治疗与预防】 对于酒精所致精神障碍，除轻症外一般应住院采用综合性治疗措施。

1. 戒酒 戒酒是治疗能否成功的关键步骤。首先要保证断绝酒的来源。一般根据酒中毒的程度来控制戒酒的进度，轻者可一次性戒酒，重者可用递减法逐渐戒酒，以免出现严重的戒断症状危及生命。在戒酒过程中应密切观察患者的生命特征、意识状态等变化。

2. 戒酒硫治疗 酒精硫为乙醛脱氢酶抑制剂，服用戒酒硫后再饮酒，数分钟内体内由于乙醛的聚集而产生“潮红反应”，如恶心、呕吐、面部发热发红、心悸、头痛、头晕等，使之厌恶饮酒。服用戒酒硫后 5 天内不能再饮酒，如饮酒量多，可以产生严重的乙醛中毒，可危及生命。有心血管疾病或躯体情况较差者禁用。具体用法是在饮酒后 24 小时服用戒酒硫，每次 0.25～0.5g，每日一次，连用 1～3 周。

3. 对症治疗 对慢性酒中毒的患者可肌内注射维生素 B_1 100mg，一是补充可能存在的维生素缺乏，二是预防韦尼克脑病的发生。如有韦尼克脑病发生的可能，可立即静脉注射维生素 B_1，在开始 12 小时内静脉滴注维生素 B_1 安全剂量可达 1g。对出现的戒断症状、抽搐发作者，可肌内注射地西泮 10～20mg。对兴奋躁动或幻觉妄想者，可用小剂量的氟哌啶醇等抗精神病药物肌内注射或口服。对有焦虑、抑郁、失眠者可对症给予抗焦虑、抗抑郁药物等治疗。

4. 支持治疗 注意患者的躯体及营养状况，纠正代谢紊乱，维持水电解质平衡，促进大脑代谢，补充大量的维生素，尤其 B 族维生素。

5. 康复治疗与预防 当患者戒酒结束后，回归社会，为避免复发，应该采用综合康复治疗的措施，如鼓励其积极参加各种文体活动，激发保持长期的戒酒愿望，促进职业康复。对于社会群体加强酒精对人体危害的宣传，提倡文明饮酒。

第三节 精神分裂症

【病史采集】 确认精神分裂症相关症状或症状群、数量和严重性。掌握精神分裂症发病情况、持续时间、病程特点。主要内容包括以下几方面。

1. 病前心理社会因素

2. 本次发作的临床表现　起病的缓急、起病的时间、精神症状(最早的症状、最突出的症状、精神症状的演变过程等)。

3. 病程特征　既往发作情况,首次发作时的年龄,每次发作的主要症状、严重程度、持续时间,间歇期或稳定期的长短和主要表现,有无残留症状。

4. 治疗情况

5. 既往史　有无重大躯体或神经精神疾病的历史,询问躯体疾病或物质滥用引发精神病性症状的可能。

6. 个人史　母亲孕期的健康情况、酗酒或物质滥用问题、围生期发现的先天缺陷或损伤、早年的生长发育状况、家庭暴力和虐待史、个性特征、学习成绩、工作表现、恋爱婚姻史等。

7. 家族史　二系三代有无精神疾病史。

【体检及精神检查】

1. 全身检查　系统全身检查及神经系统检查。

2. 精神检查　环境安静,家属与亲友不宜在场。适当掌握时间与进度,直接交谈与间接观察有机结合。合作患者的精神检查提纲如下所示。

(1) 一般表现:意识状态及损害程度,接触情况,生活情况(仪表、饮食、二便、睡眠、女患者的月经情况),注意力与定向力。

(2) 感知障碍:错觉,幻觉,感知综合障碍的种类、性质、强度、广度、出现时间、持续时间、频度,对社会功能的影响,与其他精神症状的关系等。

(3) 思维障碍:思维形式障碍(语量、语速、言语流畅性、连贯逻辑性、应答及时性、切题性),思维内容障碍(妄想的种类、性质、强度、广度、出现时间、持续时间、频度、对社会功能的影响、与其他精神症状的关系等),思维逻辑障碍,记忆力,智能,自知力。

(4) 情感障碍:情感反应是否与外界相协调,有无情感倒错,情绪是否稳定,有无情感淡漠表现等。

(5) 意志行为:意志行为障碍的种类、性质、强度、广度、出现时间、持续时间、频度、对社会功能的影响、与其他精神症状的关系等。

【诊断】　CCMD-3 精神分裂症的诊断标准如下所示。

1. 症状学标准　至少有下列 2 项,并非继发于意识障碍、智能障碍、情感高涨或低落,单纯型分裂症另规定:①反复出现的言语性幻听;②明显的思维松弛、思维破裂、言语不连贯或思维内容贫乏;③思维被插入、被撤走、被播散、思维中断或强制性思维;④被动、被控制或被洞悉体验;⑤原发性妄想(包括妄想知觉、妄想心境)或其他荒谬的妄想;⑥思维逻辑倒错、病理性象征性思维或语词新作;⑦情感倒错或明显的情感淡漠;⑧紧张综合征、怪异行为或愚蠢行为;⑨明显的意志减退或缺乏。

2. 严重标准　自知力障碍,并有社会功能严重受损或无法进行有效交谈。

3. 病程标准

(1) 符合症状标准和严重程度标准至少已持续 1 个月,单纯型另有规定。

(2) 若同时符合分裂症和情感性精神障碍标准时,分裂症状需继续满足分裂症的症状标准至少 2 周以上,方可诊断为分裂症。

4. 排除标准　排除器质性精神障碍及精神活性物质和非成瘾物质所致精神障碍。尚未缓解的分裂症患者,若又罹患本项中前述两类疾病,应并列诊断。

【鉴别诊断】　按国际、国内公认诊断标准系统(如 ICD-10、CCMD-3、DSM-Ⅳ等)进行。当症状不典型、不明确时需与下列疾病相鉴别:

1. 偏执性精神病 有偏执性格基础，妄想对象较固定，结构较严密，具有系统化倾向，情感较协调，人格完整，一般无幻觉，以上不同于精神分裂症。

2. 心境障碍 如出现幻觉、妄想症状时，往往是在严重心境障碍基础上出现的，多与心境及环境有密切联系。而精神分裂症多为情感与思维、行为和外部环境不协调。急性起病并表现兴奋躁动的精神分裂症外观与躁狂患者相似，情感反应以及与周围接触明显不同。躁狂患者情感反应与内心体验及周围环境协调有感染力。精神分裂症情感变化与环境不配合，且动作较单调、刻板，紧张木僵患者需与抑郁木僵患者鉴别，两者外表十分相似，但抑郁患者情感是低沉不是淡漠，在耐心询问下，与周围人仍可有情感上的交流，而紧张木僵患者不能引起情感上的共鸣或应答性反应，患者表现呆板、淡漠无情，有时常伴违拗。

3. 与器质性精神障碍鉴别 不管什么时候在作出精神分裂症诊断前，首先考虑有无中枢神经系统或躯体病变出现的可能性。注意躯体症状、体征及实验室检查，脑器质性及躯体疾病所出现的精神症状，并随着躯体病情变化而变化，当病变缓解或消除后，精神症状多缓解或消除。

4. 与创伤后应激障碍(PTSD)鉴别 PTSD是指突发性、威胁性或灾难性生活事件导致个体延迟出现或长期持续存在的精神障碍。其发生与生活事件密切相关，即闯入性症状、回避症状和警觉性增高症状。当出现幻觉、错觉、妄想时需与精神分裂症鉴别，但PTSD伴有明显情感反应，可以反复重现创伤体验，当创伤情景再现时各种精神症状加重。随着时间推移或生活环境改变，患者各种精神症状可逐步减轻，而精神分裂症没有这个特点。

5. 与神经症鉴别 精神分裂症早期有神经衰弱症状，但神经衰弱患者自知力是完整的，情感反应也强烈，并积极要求治疗。早期精神分裂症可有自知力，但不完整，没有相应情感反应和迫切治疗要求。强迫症：某些精神分裂症可出现强迫症状，但其不同于强迫性神经症特点，有内容离奇、荒谬和不可理解的特点，自知力一般不完整。患者摆脱强迫状态的愿望不强烈，被强迫症状纠缠的痛苦体验也不深刻。

【治疗原则】 早期发现、早期诊断、早期治疗，规律、全程、系统的综合性治疗计划，贯彻治疗的“个别化”原则。

1. 药物治疗 尽早实施有效地药物治疗，单一用药，小剂量开始，梯级加量，7～10天加至治疗量，足疗程、全程治疗。

非典型抗精神病药物可作为一线药物，利培酮4～6mg/d；奥氮平10～20mg/d。氯氮平200～400mg/d，每2周复查血常规，监测粒细胞水平。半年后每6个月复查1次。木僵或亚木僵的患者静脉滴注舒必利200～400mg/d，一般10天后可改为口服用药，静脉滴注与口服剂量的换算为1∶3。

(1) 急性期治疗：药物治疗消除患者急性期症状，抗精神病药物剂量达到治疗量后，持续4～6周。

(2) 巩固期治疗：患者急性期症状消失后，治疗剂量继续巩固治疗3～4个月。

(3) 维持期治疗：为防止患者复发，抗精神病药物继续治疗，剂量为治疗量的1/3～1/2，继续服用一段时间。若为首发的患者，维持期至少1～2年；若为2次或以上的复发，维持期应至少3～5年或长期服用。

2. ECT治疗、立体定向外科手术治疗

3. 心理治疗 支持心理治疗、认知治疗、心理咨询与技能训练、行为疗法、集体心理治疗、家庭治疗、精神分析疗法、音乐疗法等。

第四节 心境障碍

【病史采集】 全面的病史收集尤为重要，应注意以下特点。

1. 发病年龄

(1) 双相障碍一般在 45 岁以下居多,首次发作为躁狂相者年龄更早,在 20 岁左右。

(2) 抑郁症:青春期、更年期、老年期是三个相对集中的年龄段。

2. 病前心理社会因素

3. 躯体疾病　注意鉴别抑郁症与抑郁综合征。

4. 起病急缓

5. 确认躁狂或抑郁症状

6. 自杀观念或自杀企图

7. 过去史　①以往类似发作;②既往治疗;③间歇期的社会功能是否恢复到病前水平。

8. 个人史　酗酒或药物滥用情况,患者的性格特点。

9. 家族史　二系三代有无精神病病史。

10. 病程特征

【体检及精神检查】

1. 全身检查　系统全身检查及神经系统检查。

2. 精神检查　环境安静,家属与亲友不宜在场。注意双相障碍的两种基本发作方式:抑郁和躁狂。

【诊断要点】

(1) 临床特征:躁狂发作时,在情感高涨的背景上伴有思维奔逸及意志活动的增多。抑郁发作时,在情感低落的背景上,伴有思维迟缓和意志活动减少。

(2) 多数患者的思维和行为异常与高涨或低落的心境相协调。

(3) 躯体症状:躁狂发作时常伴有食欲增加、性欲亢进、睡眠需要减少。抑郁发作时常伴有早醒、食欲减退、体重下降、性欲减退及抑郁心境表现为昼重夜轻的节律改变。

(4) 病程特点:发作性病程,发作间歇期精神状态恢复病前水平。

(5) 既往有类似的发作,或病程中出现躁狂与抑郁的交替发作。

(6) 家族中特别是一级亲属有较高的同类疾病的阳性家族史。

(7) 躯体和神经检查以及实验室检查一般无阳性发现。

【诊断标准】

1. CCMD-3 躁狂发作诊断标准

(1) 症状学标准:①注意力不集中或随境转移;②语量增多;③思维奔逸、联想加快或意念飘忽的体验;④自我评价过高或夸大;⑤精力充沛、不感疲乏、活动增多、难以安静、不断改变计划或活动;⑥鲁莽行为;⑦睡眠需要减少;⑧性欲亢进。

(2) 严重标准:严重损失社会功能,或给别人造成危险或不良后果。

(3) 病程标准:符合症状标准和严重标准至少已持续 1 周。

(4) 排除标准:排除器质性精神障碍或精神活性物质所致的躁狂。

2. CCMD-3 的抑郁发作诊断标准

(1) 症状学标准:以心境低落为主,并至少有下列四项:①兴趣丧失、无兴趣感;②精力减退或疲乏感;③精神运动性迟滞或激越;④自我评价过低、自责或有内疚感;⑤联想困难或自觉思考能力下降;⑥反复出现想死的念头或有自杀、自伤行为;⑦睡眠障碍,如失眠、早醒、睡眠过多;⑧食欲降低或体重明显降低;⑨性欲减退。

(2) 严重标准:社会功能受损,或给本人造成痛苦或不良后果。

(3) 病程标准:符合症状标准和严重程度标准至少已持续2周。

(4) 排除标准:排除器质性精神障碍或精神活性物质所致抑郁。

3. CCMD-3 的恶劣心境诊断标准

(1) 症状学标准:持续存在心境低落,但不符合任何一型抑郁的症状标准,同时无躁狂症状。

(2) 严重标准:社会功能受损较轻,自知力完整或较完整。

(3) 病程标准:符合症状标准和严重标准至少已 2 年,在这 2 年里,很少有持续 2 个月的心境正常间歇期。

(4) 排除标准:心境变化并非躯体疾病或精神活性物质导致的直接后果,也非分裂症及其他精神病性障碍的附加症状。排除各型抑郁。排除抑郁性人格障碍。

【鉴别诊断】

1. 继发性心境障碍 脑器质性疾病、躯体疾病、某些药物和精神活性物质等均可引起继发性心境障碍,与原发性心境障碍的鉴别要点如下。

(1) 前者有明确的器质性疾病,或有服用某种药物或使用精神活性物质史,体格检查有阳性体征,实验室及其他辅助检查有相应指标的改变。

(2) 前者可出现意识障碍、遗忘综合征及智力障碍,后者除谵妄性躁狂发作外,无意识障碍、记忆障碍及智力障碍。

(3) 器质性及药源性心境障碍的症状随原发疾病的病情消长而波动。

(4) 某些器质性疾病所致躁狂发作,其心境高涨的症状不明显,而表现为易激惹、焦虑和紧张,或表现为欣快、易激惹、情绪不稳。

(5) 前者既往无心境障碍发作史,后者可有类似发作史。

2. 精神分裂症 精神分裂症的早期常出现精神运动性兴奋,或出现抑郁症状,或在精神分裂症恢复期出现抑郁,类似于躁狂或抑郁发作,其鉴别要点如下。

(1) 精神分裂症出现的精神运动性兴奋或抑郁状态,其情感症状并非原发症状;而心境障碍以心境高涨或低落为原发症状。

(2) 精神分裂症患者的思维、情感和意志行为等精神活动是不协调的,常表现言语凌乱、思维不连贯、情感不协调、行为怪异;急性躁狂发作可表现为易激惹、精神病性症状,亦可出现不协调的精神运动性兴奋,但是在情感症状的背景中出现,若患者过去有类似发作而缓解良好,或用情绪稳定剂治疗有效,应考虑诊断为躁狂发作。

(3) 精神分裂症的病程多数为发作进展或持续进展,缓解期常残留精神症状或人格的缺损;而心境障碍是间歇发作性病程,间歇期基本正常。

(4) 病前性格、家族遗传史、预后和药物治疗的反应等均可有助于鉴别。

3. 创伤后应激障碍 创伤后应激障碍常伴有抑郁,应与抑郁症鉴别,鉴别要点是如下。

(1) 前者常在严重的、灾难性的、对生命有威胁的创伤性事件如被强奸、地震、被虐待后出现,以焦虑、痛苦、易激惹为主,情绪波动性大,无晨重夕轻的节律性改变;后者可有促发的生活事件,临床上以心境抑郁为主要表现,且有晨重夕轻的节律改变。

(2) 前者精神运动性迟缓不明显,睡眠障碍多为入睡困难,有与创伤有关的噩梦、梦魇,特别是从睡梦中醒来尖叫;而抑郁症有明显的精神运动性迟缓,睡眠障碍多为早醒。

(3) 前者常重新体验到创伤事件,有反复的闯入性回忆,易惊。

4. 抑郁症与恶劣心境障碍 鉴别要点如下。

(1) 前者以内因为主,家族遗传史较明显;后者发病以心因为主,家族遗传史不明显。

(2) 前者临床上精神运动性迟缓症状明显,有明显的生物学特征性症状,如食欲减退、体重下降、性欲降低、早醒及晨重夜轻的节律改变,后者均不明显。

(3) 前者可伴有精神病性症状,后者无。

(4) 前者多为自限性病程,后者病期冗长,至少持续 2 年,且间歇期短。

(5) 前者病前可为循环性格或不一定,后者为多愁善感,郁郁寡欢,较内向。

【治疗原则】 全程综合性治疗,同时注意治疗的"个别化"原则。

1. 急性期

(1) 尽力减轻和缓解急性症状,缩短病程。

(2) 心境稳定剂或抗抑郁药应尽早使用。注意监测药物治疗不良反应。

(3) 一种心境稳定剂或抗抑郁药疗效不佳时可合并使用其他药物如抗精神病药等。

(4) 抗抑郁药疗效不理想时,可并用抗抑郁增效剂。

(5) 药物治疗无效或有禁忌证时,尽早考虑电抽搐治疗。

(6) 下列治疗和社会干预的目标是减少应激性生活事件。

(7) 以适合患者的方式提供健康教育。

2. 巩固治疗期

(1) 减少对患者的应激,改善症状,降低复发的可能性,增强患者适应社会生活的能力。

(2) 心理治疗。

(3) 应注意避免迫使患者完成高水平职业工作或实施社会功能,以防止增加症状波动的风险。

3. 维持治疗期与康复期

(1) 治疗目的:防止复发、恢复与维持良好社会功能,提高患者生活质量。

(2) 药物维持治疗:需要注意维持治疗并不能完全防止病情复发。导致复发的诱因可能是躯体疾病、明显的心理社会因素、服药依从性不良或药物剂量不足。复发的早期表现可能为出现睡眠障碍或情绪波动。长期的药物治疗计划应针对不良反应与复发风险两者权衡。

(3) 继续心理治疗及必要的危机干预。

【治疗】 双相障碍的治疗应遵循长期治疗的原则,由于双相障碍几乎终生以循环方式反复发作,其发作的频率远较抑郁障碍高。主要用心境稳定剂治疗。对双相障碍的抑郁发作的治疗,目前仍有争议,有的主张单独使用心境稳定剂治疗,也有的主张在使用心境稳定剂的基础上联合抗抑郁药物,一旦抑郁症状缓解,可继续予心境稳定剂维持治疗,同时逐渐减少,停止抗抑郁药物,避免转为躁狂。

1. 抗抑郁剂的治疗 抗抑郁剂是当前治疗各种抑郁障碍的主要药物,能有效解除抑郁心境及伴随的焦虑、紧张和躯体症状。虽然抗抑郁药在一定程度上能预防抑郁症的复发,但不能防止转向躁狂发作,甚至可能促发躁狂的发作,当使用抗抑郁药物发生转躁狂时,应立即按双相障碍治疗。

2. 心境稳定剂的治疗 心境稳定剂是指对躁狂或抑郁发作具有治疗和预防复发的作用,且不会引起躁狂与抑郁转相,或导致发作变频繁的药物。目前,比较公认的的心境稳定剂包括碳酸锂及抗癫痫药丙戊酸盐、卡马西平。其他一些抗癫痫药,如拉莫三嗪、托吡酯、加巴喷丁以及第二代抗精神病药物,如氯氮平、奥氮平、利培酮与喹硫平等,可能也具有一定的心境稳定剂作用。

3. 电抽搐治疗和改良电抽搐治疗 对于有严重消极自杀言行或抑郁性木僵的患者,电抽搐治疗应是首选的治疗;对使用抗抑郁药无效的患者也可采用电抽搐治疗。电抽搐治疗后仍需用药物维持治疗。改良电抽搐治疗适用范围较广,除可用于严重消极自杀,抑郁性木僵等患者外,还可适用于患有躯体疾病又不适于抗抑郁药的患者、年老体弱患者、甚至部分心血管疾病者也可使用。

4. 心理治疗。

【预防复发】

(1) 若第1次抑郁发作且经药物治疗临床缓解的患者,药物的维持治疗时间多数学者认为需6个月～1年；若为第2次发作，主张维持治疗3～5年；若为第3次发作，应长期维持治疗。多数学者认为维持治疗的药物剂量应与治疗剂量相同，亦有学者认为可略低于治疗剂量，但应嘱患者定期随访。

(2) 双相障碍的复发率明显高于单相抑郁障碍，若在过去的两年中，双相障碍患者每年均有1次以上的发作者，主张应长期服用锂盐预防性治疗。服用锂盐预防性治疗，可有效防止躁狂或抑郁的复发，且预防躁狂发作更有效。

(3) 心理治疗和社会支持系统对预防心境障碍的复发也有非常重要的作用，应尽可能解除或减轻患者过重的心理负担和压力，帮助患者解决生活和工作中的实际困难及问题，提高患者应对能力，并积极为其创造良好的环境，以防复发。

第五节　偏执性精神病

【诊断】 偏执性精神障碍可发生在有偏执性人格障碍基础的患者身上，他们常在成年早期就出现对他人或他人动机普遍的不信任和怀疑，并持续终身。早期症状可包括感到被人利用，怀疑朋友的忠诚或可信程度，易于鸡蛋里挑骨头，为琐事耿耿于怀，随时准备还击所感到的冒犯，临床上如果患者以系统性妄想为主要症状，内容比较固定，具有一定现实性，社会功能受损，病程持续3个月以上并排除相关疾病即可诊断此病。偏执狂的诊断：以系统妄想为突出症状，无幻觉。病情虽迁延，但无精神衰退。病程至少持续6个月。

【鉴别诊断】

1. 偏执狂与精神分裂症的鉴别　精神分裂症以原发性妄想为主，内容既不系统而又荒谬，对象往往泛化；可有幻觉，而且与妄想不一定有关。社会功能严重受损。随病程的迁延而导致精神衰退。

2. 偏执狂与心因性妄想症的鉴别　心因性妄想症是由于应激源长期存在或长时间处于困境中而诱发的症状，且妄想内容常与应激源有一定的联系，具有现实性和容易暴露的特点，预后良好。

3. 偏执状态的鉴别诊断　妄想具有系统性和相对的固定性，至少存在3个月，但要除外器质性精神障碍、心境障碍等。在急性器质性精神病，常可见到偏执症状。他们对自己周围发生的事情不能清楚地掌握了解，以至于产生误解甚至猜疑。如有妄想也比较短暂和片段。有时在老年病例呈现智力减退前也会出现一些偏执。严重抑郁症常会出现偏执，往往有自罪与迟缓的表现，以及一系列生物学症状。一般发病于中年以后。问题在于有时难以确定偏执症状是否继发于抑郁还是继发于偏执。如果情绪症状出现较早，且比偏执症状更重，那么抑郁是原发的可能性较大。躁狂症也可出现偏执症状，且妄想往往是夸大而不是被害。心境障碍多为发作性病程，社会功能虽明显受损，但治疗效果良好。与精神分裂症鉴别，在疾病早期有一定难度。偏执性精神障碍比精神分裂症少见，发病也比较晚，起病一般在成年中后期。心理社会功能损害情况较轻，损害常源于妄想信念。偏执状态的主要特点是存在一个或多个持续、系统且相对固定的妄想，并持续最少1个月。妄想可以是不荒诞的、在现实中可能发生的事情，如被骚扰、跟踪、被他人爱慕或欺骗等。患者行为、情感反应与妄想观念是一致的；没有幻觉或偶伴幻觉；病程虽长但智力良好。

【治疗】 此病治疗比较棘手，大多数患者不愿求医而多系强迫住院，难以建立良好医患关系，治疗依从性差。

1. 药物治疗　对偏执狂和偏执状态尚无特异性有效药物，但药物有利于情绪稳定，当出现兴奋、激动或影响社会治安行为时，可采用低剂量抗精神病药治疗。

2. 心理治疗　对偏执狂和偏执状态，心理治疗相当困难。建立良好的医患关系是治疗的前提。心理治疗针对的不是妄想性体验，而是这种发展体验的根源。如能早期治疗，可使一部分患者消除妄想，但多数情况下症状并不能缓解。改变患者的体验方式很难，生活状况往往也难以改变，尽管如此，心理治疗性谈话对患者是有益的，至少可帮助患者达到某种妥协。即使妄想仍然保持，但可使患者痛苦减轻，有些患者可变得对妄想能够容忍。

社会治疗性措施可以改善环境条件，使患者负担减轻。例如，诉讼狂的病程同它的产生一样，依赖于周围人们的行为态度。如果只按法律条文生硬地、缺乏理解地去处理，将会使妄想持续下去，相反，去除官僚作风则可抑制妄想的进一步发展。

心理治疗取得良好效果者少见。

【病程和预后】 偏执狂和偏执状态患者病程为缓慢进行性的，患者的社会功能保持相对较好，在一定范围内，只要不涉及妄想，患者通常具有良好的社会功能，无明显的精神衰退表现。有的可终生不愈。但年老后由于体力与精力日趋衰退，症状可有所缓解。个别患者经治疗后可有较好缓解。

第六节　神　经　症

一、焦虑性神经症

（一）广泛性焦虑

【病史采集】

(1) 患者以焦虑症状为主要临床相。

(2) 无明确客观对象和具体内容的提心吊胆、恐惧不安，或短暂的强烈恐惧，濒死感、失控感等。

(3) 显著的自主神经症状及精神运动性不安。

【体检及精神检查】

1. 全身检查　系统全身检查及神经系统检查。

2. 精神检查　患者无精神病性症状，无明确客观对象和具体内容的提心吊胆、恐惧不安，或短暂的强烈恐惧、濒死感、失控感等。发作时自主神经症状明显，自知力完整。

3. 量表检查　诊断量表与症状量表等。诊断量表如健康问题和疾病定量测试法等，症状量表如 MMRI 量表、HAMA、焦虑自评量表等。

【诊断标准】 广泛性焦虑的诊断要点如下。

(1) 符合神经症的诊断标准。

(2) 以持续的焦虑症状为原发的和主要的临床表现，焦虑症状的表现符合下述两项：①经常，持续的无明确对象和固定内容的恐惧与提心吊胆。②伴自主神经症状和运动性不安。

(3) 患者社会功能受损，因难以忍受又无法解脱而痛苦。

(4) 上述临床症状至少已 6 个月。

(5) 排除躯体疾病、兴奋药物过量、镇静催眠药或抗焦虑药的戒断反应、其他精神障碍伴发的焦虑。

【鉴别诊断】 本病应与以下疾病相鉴别。

(1) 恐惧症。

(2) 抑郁症。

(3) 强迫症。

(4) 精神分裂症。

(5) 躯体疾病:癫痫、心脏病发作、嗜铬细胞瘤、甲状腺功能亢进、自发性低血糖等继发的惊恐发作或焦虑。

【治疗原则】 常用的方法有药物治疗和心理治疗。对伴有惊恐障碍的焦虑症患者,以较快地改善和减轻患者的精神紧张和各种躯体不适感为首要目的。

【治疗】

1. 药物治疗 抗焦虑剂中苯二氮䓬类最常用,常用氯硝西泮 1~2mg、阿普唑仑 1~2mg,每日 1~2 次,肌内注射或口服。因该药具有成瘾性,增加减少剂量应在医生指导下进行;三环类抗抑郁剂:如丙咪嗪、氯米帕明对广泛性焦虑和惊恐发作均有效,两药剂量均为每次 25mg,每日 1~3 次,每 3 天增加 25mg,一般治疗剂量为 150~300mg;5-HT 再摄取抑制剂如氟西汀,每次剂量 20~40mg,日服 1 次。氟伏沙明、帕罗西汀、舍曲林等亦可选用。

2. 心理治疗 解释性心理治疗,放松治疗,行为治疗,认知治疗及催眠疗法可以选用。

【预后】 广泛性焦虑起病缓慢,病程多迁延,长期随访 41%~50%的病例痊愈好转。

(二) 惊恐障碍

【诊断要点】

(1) 符合神经症性障碍的共同特点。

(2) 惊恐发作须符合以下 4 项:①发作无明显诱因、无相关的特定情境,发作不可预测;②再发作间歇除害怕再发作外,无明显症状;③发作时表现强烈的恐惧、焦虑及明显的自主神经症状;常有人格解体、现实解体、濒死恐惧或失控感等痛苦体验;④发作突然开始,迅速达到高峰。发作时意识清晰,事后能回忆。

(3) 患者因难以忍受又无法解脱而感到痛苦。

(4) 1 个月内至少有过 3 次惊恐发作,或者首次发作后因害怕再次发作而产生的焦虑持续 1 个月。

(5) 排除其他精神障碍和躯体疾病,如二尖瓣脱垂、低血糖症、嗜铬细胞瘤、甲状腺功能亢进时继发的惊恐发作。

【治疗】 惊恐障碍的治疗目标是减少或消除惊恐发作,改善期待性焦虑和回避行为,提高生活质量。

1. 药物治疗 苯二氮䓬类药物治疗惊恐起效快,可选用阿普唑仑或氯硝西泮,但长期用药易导致依赖。三环类抗抑郁剂如氯米帕明治疗惊恐障碍效果最好。临床上常用苯二氮䓬类联合 $SSRI_S$ 治疗,患者惊恐的最初改善比单用 $SSRI_S$ 快,但到 5~6 周时无更多优势,此时可渐停苯二氮䓬类药物。

2. 认知行为治疗。

【预后】 惊恐障碍长期预后良好,40%的患者可共患抑郁症,此时可使惊恐发作预后变差;物质滥用,特别是酒滥用在惊恐障碍的患者中发生率增高;大约 7%的患者可能出现自杀。

二、强迫性神经症

【病史采集】

(1) 患者出现强迫症状,强迫思维如强迫性怀疑、联想、穷思竭虑、回忆等,有强迫动作或意向等。

(2) 患者有反强迫的特征,内心深感痛苦。

(3) 性格特征基础。

【体检及精神检查】

1. 化验检查　血、尿、便常规，肝肾功能，电解质，空腹血糖，免疫（甲、乙、丙肝炎，HIV抗体），甲状腺功能检查等。

2. 器械检查　心电图、心脏B超、胸片、脑电图、头颅CT或MRI、肝胆脾B超。

3. 量表检查　诊断量表与症状量表等。诊断量表如健康问题和疾病定量测试法（RTHD）等，症状量表如MMPI量表、HAMA、焦虑自评量表、SCL-90等。

【诊断要点】

（1）应符合神经症性障碍的诊断标准。

（2）患者至少应具有强迫思想（包括强迫观念、回忆或表象、强迫性对立观念、强迫性穷思竭虑、害怕丧失自控能力等）或强迫行为（包括反复洗涤、核对、检查或询问等）症状中的一项症状，或具有强迫思想和强迫行为症状同时存在的混合情况。

（3）患者的社会功能受损。

（4）患者的强迫症状至少持续3个月。

（5）排除其他精神障碍（如精神分裂症、抑郁症、恐惧症等）或器质性疾病，特别是基底核病变的继发强迫症状。

【鉴别诊断】　应与以下疾病相鉴别。

（1）精神分裂症出现的强迫症状。

（2）抑郁障碍（抑郁障碍与强迫障碍经常共存，对于急性发作的障碍，优先考虑首先出现的症状；如果两组症状都存在且都不占优势，最好将抑郁视为原发。对于慢性患者，单独存在的那组出现最频繁的症状应优先诊断）。

（3）恐惧症和焦虑症。

（4）脑器质性精神障碍。

【治疗】　强迫障碍是一组治疗比较困难的疾病，药物结合心理治疗效果较好。

1. 药物治疗　抗强迫作用的药物有氯米帕明和SSRI（氟西汀、氟伏沙明、帕罗西汀、舍曲林）。症状明显改善至少需持续8周治疗；用SSRI治疗强迫障碍的药物剂量比治疗抑郁症时大。对难治性强迫症可合用丙戊酸钠等心境稳定剂或小剂量抗精神病性药物，可能会取得一定疗效。

2. 行为治疗　暴露疗法和反应预防是治疗强迫症的有效行为治疗。

3. 心理治疗　支持性心理治疗、行为疗法等。

4. 精神外科手术　少数严重患者、药物及心理治疗无效患者。

【预后】　强迫症患者1/3首发于10～15岁，75%起病于30岁前，无明显原因，缓慢起病。就诊时病程已达数年之久，半数以上病例逐渐发展，病情波动，10%的病例有完全缓解的间歇期。常伴中度及重度社会功能障碍。病前人格健康，发作性病程，症状不典型，尤其伴随显著焦虑或抑郁，病程短者，预后好。病前有严重的强迫性人格障碍，症状严重而且弥散，童年起病，病程长，从未明显缓解者预后不良。病情严重者可出现自杀意念。45岁以上首发强迫症状者，此诊断须慎重。

三、恐　惧　症

【病史采集】

（1）患者对某些客体或处境有强烈恐惧，恐惧的程度与实际危险不相符。

（2）发作时有焦虑和自主神经症状。

（3）反复或持续的回避行为。

【体检及精神检查】

1. 全身检查 系统全身检查及神经系统检查。

2. 精神检查 患者无精神病性症状，对某些客体或处境恐惧，焦虑症状明显，发作时自主神经症状明显，自知力完整。

【诊断要点】

(1) 符合神经症障碍的共同特点。

(2) 以恐惧为主同时符合以下 4 项症状。

1) 对某些客体或处境有强烈恐惧，恐惧的程度与实际危险不相称。

2) 发作时有焦虑和自主神经紊乱的症状。

3) 出现反复或持续的回避行为。

4) 明知恐惧是过分的、不合理的、不必要的，但仍无法控制。

(3) 对恐惧的情景和事务的回避行为必须是或曾经是突出症状。

(4) 病程持续 1 个月以上。

(5) 导致个人痛苦及社会功能损害。

(6) 排除广泛性焦虑障碍、疑病症、抑郁障碍、精神分裂症。

【鉴别诊断】

1. 正常人的恐惧 关键看恐惧的合理性、发生的频率、恐惧的程度、是否伴有自主神经症状、是否明显影响社会功能、是否有回避行为。

2. 其他神经症性障碍 恐惧症和焦虑症都以焦虑为核心症状，但恐惧症的焦虑由特定的对象或处境引起，呈境遇性和发作性，而焦虑症的焦虑没有明确对象，常持续存在。

3. 抑郁障碍 某些抑郁障碍伴短暂恐惧，某些恐惧特别是广场恐惧也伴有抑郁心境，恐惧症与抑郁并存可加重恐惧。诊断根据当时每一个障碍是否达到诊断标准。若恐惧症状出现之前已经符合抑郁障碍的标准，抑郁障碍的诊断应优先考虑。

4. 颞叶癫痫 可表现为阵发性恐惧，但其恐惧并无具体对象，发作时的意识障碍、脑电图改变及神经系统体征可资鉴别。

【治疗原则】

1. 药物治疗 抗焦虑药、抗抑郁剂等控制焦虑或惊恐发作。药物对单纯恐惧一般没有效果，但可用苯二氮䓬类药物来暂时缓解单纯恐惧。SSRI 类如帕罗西汀、舍曲林等治疗社交焦虑障碍有效，三环类抗抑郁剂丙咪嗪和氯米帕明，单胺氧化酶抑制剂吗氯贝胺对恐惧症也有疗效，但药物的不良反应限制了应用。

2. 行为疗法 系统脱敏疗法、满灌疗法等。行为治疗为治疗恐惧症的首选方法。系统脱敏疗法、暴露冲击疗法对恐惧症效果良好。基本原则一是消除恐惧对象与焦虑恐惧反应的条件性联系；二是对抗回避反应。

【预后】 多数恐惧症患者病程迁延，有慢性化趋势，病程越长预后越差。儿童期起病，单一恐惧者预后较好，恐惧对象广泛的恐惧症预后较差。

四、躯体形式障碍

【病史采集】

(1) 患者的人格基础、社会心理因素、躯体因素、心理状态等。

(2) 多种多样、经常变化的躯体症状，可涉及躯体的任何系统或器官。

(3) 反复就医的经历，各种医学检查阴性均不能打消患者的疑虑。

【体检及精神检查】

1. 全身检查　系统全身检查及神经系统检查。

2. 精神检查　患者无精神病性症状，以多种多样、经常变化的躯体症状为主，焦虑明显，自知力完整。

【诊断】

(1) 符合神经症的诊断标准。

(2) 以躯体症状为主，至少有下列一项：

1) 对躯体症状过分担心（严重性与实际情况明显不相称），但不是妄想。

2) 对身体健康过分担心，但不是妄想。

(3) 反复就医或要求医学检查，但检查结果阴性和医生的合理解释，均不能打消其顾虑。

(4) 社会功能受损。

(5) 符合症状标准至少已 3 个月。

(6) 排除其他神经症性障碍、抑郁症、精神分裂症、偏执性精神障碍等

【鉴别诊断】

(1) 躯体疾病、各类躯体形式障碍的诊断要求病程至少要 3 个月以上，有的甚至要求 2 年以上，以便自然排出各类躯体疾病引起的躯体不适。

(2) 抑郁症常伴躯体不适症状，而躯体形式障碍也常伴抑郁情绪。抑郁症求治心情并不积极，且有抑郁症典型症状。

(3) 精神分裂症鉴别根据分裂症症状学标准并不困难。

(4) 焦虑及相关障碍。

【治疗】

1. 心理治疗　支持心理治疗、心理动力学治疗、认知治疗、森田治疗等。

2. 药物治疗　抗焦虑药、抗抑郁剂等，剂量宜小。

3. 对症治疗　针对躯体症状的治疗。

4. 其他治疗手段　频谱治疗、按摩治疗、体外反搏治疗等。

五、神 经 衰 弱

【诊断】　诊断神经衰弱需以下各条。

(1) 用脑后倍感疲倦的持续而痛苦的主诉；轻度用力后身体虚弱与极度疲倦的持续而痛苦的主诉。

(2) 至少存在以下 2 条：①肌肉疼痛感；②头昏；③紧张性头痛；④睡眠紊乱；⑤不能放松；⑥易激惹；⑦消化不良。

(3) 任何并存的自主神经症状或抑郁症状在严重程度和持续时间方面不足以符合本分类系统中其他障碍的标准。

【鉴别诊断】　首先应排除抑郁性疾病和焦虑障碍。精神分裂症患者早期可有类似神经衰弱症状，但痛苦感不明显，求治心不强烈。随着病程的发展和精神症状的出现，不难鉴别。

六、分离性障碍

【病史采集】

(1) 患者的人格基础、社会心理因素、躯体因素等。

(2) 对过去的记忆部分或完全丧失、身份意识障碍、即刻感觉障碍、身体运动控制障碍等症状。

(3) 患者的暗示性高低。

【体检及精神检查】

1. 全身检查 系统全身检查及神经系统检查。

2. 精神检查 患者无精神病性症状，以部分或完全丧失对过去的记忆、身份意识障碍、即刻感觉障碍、身体运动控制障碍等症状为主，暗示性较高，自知力完整。

【诊断要点】 确诊必须存在以下各点。

(1) 具有分离(转换)性障碍中各种障碍的临床特征。

(2) 不存在可以解释症状的躯体障碍的证据。

(3) 有心理致病的证据，表现在时间上与应激性事件、问题或紊乱的关系有明确的联系(即使患者否认这一点)。

【诊断】

(1) 有心理社会因素作为诱因，并至少有下列 1 项综合征：①癔症性遗忘；②癔症性漫游；③癔症性多重人格；④癔症性精神病；⑤癔症性运动和感觉障碍；⑥其他癔症形式。

(2) 无可解释上述症状的躯体疾病。

(3) 社会功能受损。

(4) 其病与应激事件之间有明确联系，病程多反复迁延。

(5) 排除器质性精神障碍、诈病。

【鉴别诊断】

(1) 癫痫大发作。

(2) 急性应激反应，无反复发作史预后良好。

(3) 诈病。

(4) 木僵。

(5) 器质性感觉和运动障碍。

(6) 出神和附体应与精神分裂症、多重人格、颞叶癫痫或头部外伤、精神活性物质中毒等鉴别。

【治疗原则】

1. 心理治疗 暗示治疗为主，恰当应用理疗和药物相结合的暗示治疗。

2. 药物治疗 抗抑郁剂、BZ、抗精神病药。

3. 心理社会康复

第七节 儿童少年期精神障碍

一、儿童少年行为和情绪障碍

(一) 注意缺陷与多动障碍

【诊断】 见《中国精神障碍分类与诊断标准》(CCMD-3)。

【症状标准】

1. 注意障碍 至少有下列 4 项：

(1) 学习时容易分心，听见任何外界声音都要去探望。

(2) 上课时很不专心听讲，常东张西望或发呆。

(3) 做作业拖拉，边做边玩，作业又脏又乱，常少做或做错。

(4) 不注意细节，在做作业或其他活动中常常出现粗心大意的错误。

(5) 丢失或特别不爱惜东西。

(6) 难以始终遵守指令,难以完成家庭作业或家务劳动等。

(7) 做事难以持久,常常一件事没做完,又去干别的事。

(8) 与他说话时,常常心不在焉,似听非听。

(9) 在日常活动中常常丢三落四。

2. 多动　至少有下列4项:

(1) 需要静坐的场合难以静坐或在座位上扭来扭去。

(2) 上课时常做小动作,或玩东西,或与同学讲悄悄话。

(3) 话多,好插嘴,别人问话未完就抢着回答。

(4) 十分喧闹,不能安静的玩耍。

(5) 难以遵守集体活动的秩序和纪律,如游戏时不能等待。

(6) 干扰他人的活动。

(7) 好与小朋友打斗,易与同学发生纠纷,不受同伴欢迎。

(8) 容易兴奋和冲动,有一些过火的行为。

(9) 在不适当的场合奔跑或登高爬梯,好冒险,易出事故。

【严重标准】　对社会功能产生不良影响。

【病程标准】　起病于7岁前(多在3岁左右),符合症状标准和严重标准至少已6个月。

【排除标准】　排除精神发育迟滞、广泛发育障碍、情绪障碍。

【鉴别诊断】

1. 精神发育迟滞　患者可伴有注意缺陷和活动过多,轻度精神发育迟滞患者在入读小学之初,尚未明确精神发育迟滞诊断以前,很容易被认为是注意缺陷与多动障碍。但注意缺陷与多动障碍患者通过治疗,注意改善以后,学业成绩能够提高,可达到与智力相当的水平。而精神发育迟滞的患者学业成绩始终与智力水平相符合,还同时有语言发育迟滞,判断能力、理解能力和社会适应能力都普遍性偏低。

2. 广泛发育障碍　PPD是指一组起病于婴幼儿时期的全面性精神发育障碍,主要为人际交往和沟通模式的异常,如言语和非言语交流障碍,兴趣与活动内容局限、刻板、重复。患儿的各种功能活动都具有广泛性的异常特征,但它们在程度上有所差异。症状在患者5岁时已很明显,以后可有缓慢的改善。多数患儿精神发育迟滞。以儿童孤独症最为常见。PPD在CCMD-3中包括6个诊断类型:即儿童孤独症、不典型孤独症、Rett综合征、童年瓦解性精神障碍、Asperger综合征、其他或未分类的PPD。孤独症患者多数伴有多动、冲动和注意障碍等症状,据此可以与注意缺陷与多动障碍相鉴别。

3. 情绪障碍　两者的区别在于情绪障碍患者的首发和主要症状是情绪问题,病程呈发作形式,持续时间较短。注意缺陷与多动障碍表现为长期持续性注意缺陷和活动过多。

4. 抽动障碍　患者主要表现为头面部、四肢或躯干肌群不自主的快速、短暂、不规则的抽动,如挤眉弄眼、耸肩、歪颈、挥手、蹬足和扭动等,也可以伴有不自主的发声抽动,易被误认为多动或顽皮。通过仔细的精神检查容易发现抽动症状的特点,但需注意抽动障碍患者约有20%合并注意缺陷与多动障碍。

5. 品行障碍　在CCMD-3中,品行障碍分为反社会性品行障碍和对立违抗性障碍。若患者同时具有反社会性行为、攻击性行为和对立违抗性行为的临床表现,持续半年以上,明显影响同伴、师生、亲子关系和学业,品行问题与发育水平明显不一致,也不是心理发育障碍、其他精神疾病或神经系统疾病所致,诊断为反社会性品行障碍。若患者在10岁以下,仅有对立违抗性行为,而没有反社会行为和攻击性行为,则诊断为对立违抗性障碍。

6. 精神分裂症　在精神分裂症早期患者可能表现为不遵守学校纪律、活动过多、上课注意力不集中、学习成绩下降等，容易与注意缺陷与多动障碍相混淆。但精神分裂症会逐渐出现精神分裂症的特征症状，如幻觉、妄想、情感淡漠、孤僻离群、行为怪异等，而注意缺陷与多动障碍不会出现这些症状，据此相鉴别。

【治疗】

1. 心理治疗及教育

(1) 行为治疗：可用于训练社交技能、学习技能及纠正不良行为。

(2) 社交技能训练：可采用直接指导、心理剧、行为治疗等方式。

(3) 学校技能训练：主要培养患儿集中注意力、精确作业、仔细检查的能力。

(4) 游戏治疗：采用游戏的形式，教儿童学会控制冲动、提高注意力，提高儿童的自尊。

(5) 家庭治疗：以整个家庭作为治疗对象，定期访谈，布置相应的家庭作业，学习怎样一起协商和解决问题，改善家庭中不适当的关系。

2. 药物治疗

(1) 中枢兴奋剂：是本病的首选药物，常用哌甲酯(利他林)，可以改善注意障碍、多动及冲动症状，常用量 10～20mg 早餐后服；亦可选用匹莫林 20～40mg/d。需注意：中枢兴奋剂仅限于 6 岁以上患者使用。药物于每日早晨上学前和中午口服，下午 4 时以后禁止使用。本类药物可能影响生长发育，每周六、日及节假日停用。

(2) 三环类抗抑郁剂：一般不作为首选药物，只有当中枢兴奋剂无效，或合并抑郁症、品行障碍或抽动障碍时选用。

(3) α_2-去甲肾上腺素能激动剂：可乐定能改善注意力不集中、多动和情绪不稳，也具有减少抽动症状的作用，适用于合并抽动症状、攻击行为、对立违抗行为以及失眠的注意缺陷与多动障碍患者。

3. 多向治疗　本疗法是近十多年来新型的一种治疗方式，即多种不同的治疗方式相结合，由心理学家、儿童精神病学家、特殊教育教师等同时进行。较单一药物治疗或行为矫正有更明显的效果，且疗效持久。

【预后】　多数患者的症状持续到少年期以后逐渐缓解，少数持续至成人。合并品行障碍者预后不良，可能出现少年期或成年期物质滥用和人格障碍。合并阅读困难和情绪障碍(如抑郁、焦虑)、有不良的家庭和社会心理因素、智力偏低者预后较差。

(二) 抽动障碍

【诊断】　若童年期开始出现运动抽动和发声抽动，排除其他原因所致，可诊断为抽动障碍。再根据病程、临床表现形式、是否伴有发声抽动来确定抽动障碍的临床类型。

【鉴别诊断】

1. 神经系统疾病　小舞蹈症、肝豆状核变性、癫痫性肌阵挛等神经系统疾病都有运动障碍，但这些疾病除了肢体或躯干的运动异常以外，多有相应的神经系统症状、体征、实验室检查的阳性发现，而且一般没有发声抽动，经相应治疗有效。

2. 强迫症　患者的强迫性动作与抽动障碍的运动抽动相似。但是，强迫症状是有意识的动作，患者主观上知道自己的动作无意义、不必要，有克服的愿望，由于这种自我强迫和反强迫的同时存在使患者感到焦虑和痛苦，部分强迫性动作继发于强迫性怀疑等强迫性思维，抽动障碍则缺乏这些特点，据此相鉴别。

3. 分离(转换)性障碍　儿童分离(转换)性障碍发作时可表现为抽动样或痉挛样的行为异常，但分离(转换)性障碍患者有确切的强烈的心理因素作为病因，症状变化与心理因素有关，去除心理因素，经过相应的心理治疗以后症状可完全缓解。抽动障碍虽然在应激情况下症状加重,但在没有心理因素的情况下同样有抽动症状发生。

4. 急性肌张力障碍 为抗精神病药物的副反应,表现为突发的局部肌群的张力增高,持续一段时间后暂时缓解,以颈面部为多,也可发生在肢体,有肯定的抗精神病用药史。抽动障碍的表现形式与急性肌张力障碍不一样,抽动是快速、重复、刻板的肌肉抽动,受意志控制,在短时间内可以暂时不发生,根据两者的特点容易做出鉴别。但是,当抽动障碍患者在使用氟哌啶醇治疗过程中出现急性肌张力障碍的药物副作用时,需要仔细检查和鉴别,以免将药物所致的急性肌张力障碍误认为抽动症状的加重而增加药物剂量,导致更严重的药物副作用。

【治疗】 根据临床类型和严重程度选用治疗方法。对短暂性抽动障碍或症状较轻者仅采用心理治疗。慢性运动或发声抽动障碍、Tourette 综合征、或抽动症状严重影响了日常生活和学习者,以药物治疗为主,结合心理治疗。若患者因心理因素起病,则应积极去除心理因素。

1. 药物治疗

氟哌啶醇:有效率 60%~90%。首次剂量 0.5~1mg,每天 1~2 次,观察 3~7 天若副反应不明显,且效果欠佳则增加剂量。在加量过程中应根据治疗效果和副反应调整剂量。治疗剂量范围 1~10mg/d。药物主要有镇静和锥外系副作用。

硫必利:有效率 76%~87%,其特点是锥体外系副反应较少,适用于 7 岁以上患者。常用剂量 50~100mg,每日 2~3 次。常见副反应为嗜睡、乏力、头昏、胃肠道不适、兴奋、失眠等。

可乐定:属 α_2-肾上腺素能受体激动剂,能激动突触前 α_2 受体,从而反馈性抑制中枢蓝斑区去甲肾上腺素的合成和释放,降低去甲肾上腺素能活性,减轻抽动症状的作用,有效率 50%~86%。治疗过程中极少数的症状可能短暂性加重,但继续用药症状却能逐渐改善。对合并注意缺陷与多动障碍,或因使用中枢兴奋剂治疗注意缺陷与多动障碍而诱发抽动症状者首选此药。口服制剂 0.1mg/片,开始剂量每日 0.05mg,分 2~3 次服用。常用剂量每日 0.05~0.075mg。耳后贴剂 2mg/片,每次半片~1 片,每 6 天 1 次。副反应有嗜睡、低血压、头昏、口干等。有心脏疾病者会出现心律失常或加重心律失常。在使用过程中应定期监测血压和心电图。

利培酮:已有报道证实利培酮治疗本病有效。用法:初始剂量 0.25~0.5mg,每天 2 次。若 1~2 周症状缓解不明显则缓慢增量,每 3~7 天增加 0.25~0.5mg。治疗剂量范围 0.5~6mg/d。药物主要有镇静和锥体外系副反应。

抗抑郁剂氯米帕明:适用于合并强迫症状的抽动障碍。用法:初始剂量 25mg/d,分 2 次口服。以后每 3~6 天增加剂量一次,每公斤体重每次增加 1mg。最大剂量 150mg/d,疗程 4 周以上。

2. 心理治疗 主要有家庭治疗、认知治疗和行为治疗。家庭治疗和认知治疗的目的是调整家庭系统,让患者和家属了解疾病的性质,症状波动的原因,消除人际环境中可能对症状的产生或维持有作用的不良因素,减轻患者因抽动症状所继发的焦虑和抑郁情绪,提高患者的社会功能。习惯逆转训练等行为治疗对矫正抽动症状也有一定疗效。

【预后】 短暂性抽动障碍预后良好,症状在短期内逐渐减轻或消失。慢性运动或发声抽动的症状迁延,但对生活、学习和社会适应能力影响不大。Tourette 综合征预后较差,需要较长时间服药才能控制症状。一旦停止治疗,症状又会复现,再次用药可以再度减轻症状。若合并注意缺陷与多动障碍、惊恐障碍、品行障碍、抑郁症和阅读困难等问题,对患者的日常生活、学业和社会适应能力影响较大。多数 Tourette 综合征患者在少年后期逐渐好转,少数持续到成年,甚至终身。

(三)儿童少年期情绪障碍

【诊断与鉴别诊断】 患者有上述临床表现之一,病程持续一个月以上,达到严重干扰患者的正常生活、学习和社交活动的程度，在排除了广泛性发育障碍、精神分裂症、情感性精神障碍、广泛性焦虑障碍以及其他原因所致焦虑和恐惧情绪以后可做出情绪障碍的诊断。

【治疗】 治疗原则是心理治疗为主，配合使用小剂量抗焦虑药或抗抑郁剂。

主要心理治疗方法有支持性心理治疗、家庭治疗和行为治疗。在支持性心理治疗中应当耐心倾听患者诉说自己的内心体验，对患者的痛苦适当地表示同情，指导患者去适应环境，增强克服情绪障碍的信心。其次，尽量消除环境中的不利因素，防止太多的环境变迁。家庭治疗目的是改变家庭成员的不良教养方式，让患者的父母尽量给予患者更多感情上的交流和支持。对于特定性恐惧障碍和社交焦虑障碍可选用暴露治疗、系统脱敏治疗等行为治疗方法。游戏治疗适用于年幼患者。

药物治疗常选用抗焦虑药，如地西泮、艾司唑仑等，也可选用三环类抗抑郁剂如多塞平、氯米帕明或丙咪嗪等。三环类抗抑郁剂的副作用有镇静、口干、多汗、视力模糊、震颤等，使用时应小剂量开始，缓慢增加剂量。当病情缓解后逐渐减少药物剂量，酌情停药，一般不需要长期用药。

【病程与预后】 多数病程较短暂，不会持续到成人期，预后良好。

二、儿童少年期心理发育障碍

（一）精神发育迟滞

【诊断要点】

(1) 智力比同龄人显著低下，标准智力测评的智商小于 70。

(2) 社会适应能力较相同文化背景的同龄人低下。可用标准的社会适应行为量表评定其水平。

(3) 起病于 18 岁以前。

(4) 部分患者有某些特殊的体态、面容、躯体疾病以及神经系统的体征。

(5) 辅助检查

1) 以标化的智力测评了解智商，目前国内常有的有：丹佛发育筛查测验（DDST）、贝利婴幼儿发展量表（BSID）、格塞尔发育量表（GDS）、中国韦氏幼儿智力量表（C-WYCSI）、中国韦氏儿童智力量表（C-WISC）、Peobody 图片词汇测验（PPVT）等。

2) 适应性量表：如儿童适应行为量表、婴儿-初中学生社会生活能力量表等，可评定其适应能力。

3) 某些病例还可进行 CT、MRI、内分泌水平的测评，染色体及遗传学检查，免疫学检查，病原学检查等，对明确某些患儿的病因有帮助。

(6) 对同时存在的其他精神病单独列出诊断，如儿童孤独症、精神分裂症等。

【治疗方案及原则】

(1) 病因治疗：对于某些病因已明确者可采用。如苯丙酮尿症，最好在出生后 3 周内开始给予低苯丙氨酸饮食；半乳糖血症，应及早停止服食乳类食物：克汀病应早期给予甲状腺素治疗等。

(2) 辅助性药物治疗：目前常用的药物有：脑复新（吡硫醇）、脑复康（吡拉西坦）、脑活素、叶酸等，其疗效不肯定。

(3) 对症治疗：患儿常常有兴奋、冲动、伤人、自伤等行为问题，可采用适量的抗精神病药物治疗。对部分伴有多动行为者，可给予中枢兴奋剂治疗，如利他林 5～10mg/d 等。

(4) 根据患儿病情的不同程度，采用不同的训练方法。

【预防】 以下几点对于预防精神发育迟滞的发生有重要意义。

(1) 加强婚前教育，避免有明显遗传疾病或近亲结婚生育，以减少遗传性疾病的发生。

(2) 提倡优生、优育，加强孕期保健。

(3) 作好儿童保健:提倡母乳喂养。

(4) 及时发现与处理可能影响胎儿或婴幼儿发育的各种因素,以减少对精神发育的损害。

(二) 儿童孤独症及其他广泛发育障碍

【诊断要点】

(1) 起病年龄在婴幼儿早期,一般在 3 岁以前,仅 Asperger 综合征可能在学龄期症状才会明朗化。

(2) 特殊的以社会交往障碍为主的临床表现。

(3) 量表评定:孤独症行为评定量表及儿童期孤独症评定量表可用于孤独症评定。社会适应量表可用于间接评估患儿的智力水平及社会适应能力发展情况。多种智力测验对于合作的患儿可用于测评其智力水平。

(4) 实验室检查:脑电图、脑地形图、CT、MRI、PET,以及遗传学、免疫学、病毒学等检查,可能有某些异常发现。但尚无肯定的诊断学意义。

【治疗方案及原则】

1. 培训教育　早期确诊,早期培训是治疗的关键。

2. 行为治疗　可与培训同时进行,效果更好。

3. 药物治疗　缺乏能够改变孤独症的病程,改善核心症状的药物。若患者伴随的精神神经症状明显,或威胁到自身或他人安全,或严重干扰患者接受教育和训练,影响日常生活,可使用药物对症治疗。

(1) 利培酮:2006 年获得美国食品药品管理局批准治疗 5～16 岁孤独症。药物能改善患者发脾气等易激惹症状、自伤和攻击行为。

(2) 中枢兴奋药物:适用于合并注意缺陷和多动症状患者。常用药物哌甲酯或苯异妥因。

(3) 抗癫痫药物:丙戊酸盐、卡马西平、硝西泮用于合并癫痫发作。

【预后】　本组障碍总体预后不佳,常常终身残疾。智力较正常且获得早期并坚持的培训教育者,有可能回归正常社会生活。

(赵玉环)